CUIDADOS DE
›› **ENFERMAGEM**

CB055897

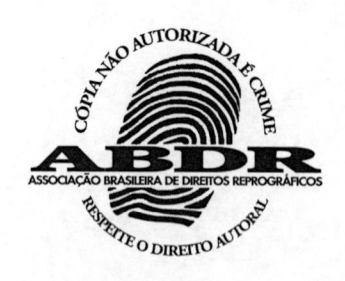

C837c Costa, Ana Lucia Jezuino da.
        Cuidados de enfermagem / Ana Lucia Jezuino da Costa, Sonia Cristina Fonseca Eugenio. – Porto Alegre : Artmed, 2014.
        xii, 232 p. : il. color. ; 28 cm.

        ISBN 978-85-8271-074-6

        1. Enfermagem – Cuidados. I. Eugenio, Sonia Cristina Fonseca. II. Título.

        CDU 616-083

Catalogação na publicação: Ana Paula M. Magnus – CRB 10/2052

ANA LUCIA JEZUINO DA COSTA
SONIA CRISTINA FONSECA EUGENIO

CUIDADOS DE ENFERMAGEM

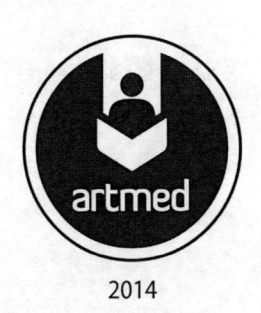

artmed

© Artmed Editora Ltda, 2014

Gerente editorial: *Letícia Bispo de Lima*

Colaboraram nesta edição:

Editora: *Verônica de Abreu Amaral*

Assistente editorial: *Danielle Oliveira da Silva Teixeira*

Processamento pedagógico: *Carla Paludo*

Leitura final: *Heloísa Stefan*

Capa e projeto gráfico: *Paola Manica*

Imagem da capa: *Monkey Business Images – Thinkstock*

Editoração: *Techbooks*

Reservados todos os direitos de publicação, em língua portuguesa, à
ARTMED EDITORA LTDA., uma empresa do GRUPO A EDUCAÇÃO S.A.
A série Tekne engloba publicações voltadas à educação profissional e tecnológica.
Av. Jerônimo de Ornelas, 670 – Santana
90040-340 – Porto Alegre – RS
Fone: (51) 3027-7000   Fax: (51) 3027-7070

É proibida a duplicação ou reprodução deste volume, no todo ou em parte, sob quaisquer formas ou por quaisquer meios (eletrônico, mecânico, gravação, fotocópia, distribuição na Web e outros), sem permissão expressa da Editora.

Unidade São Paulo
Av. Embaixador Macedo Soares, 10.735 – Pavilhão 5 – Cond. Espace Center
Vila Anastácio – 05095-035 – São Paulo – SP
Fone: (11) 3665-1100   Fax: (11) 3667-1333

SAC 0800 703-3444 – www.grupoa.com.br

IMPRESSO NO BRASIL
PRINTED IN BRAZIL

Autoras

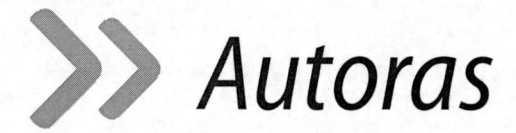

Ana Lucia Jezuino da Costa é graduada em Enfermagem pela Universidade do Estado do Rio de Janeiro (UERJ), mestre em Ciências da Enfermagem pela Universidade Federal do Rio de Janeiro (UFRJ). Especialista em Novas Metodologias do Ensino de Enfermagem (UFRJ) e em Ativadores de Processos de Mudança na Educação em Saúde (FIOCRUZ/SGTES/DEGES/MS), conta com vasta experiência em educação profissional e ensino a distância, com ênfase em formação profissional técnica, gestão pedagógica e controle social. Atualmente, coordena o Programa de Atualização para Técnicos em Enfermagem (PROTENF), pela Artmed Panamericana em parceria com a Associação Brasileira de Enfermagem (ABEn).

Sonia Cristina Fonseca Eugenio é graduada em Enfermagem e Obstetrícia pela Universidade do Grande Rio (UNIGRANRIO) e mestre em Enfermagem pela Universidade Federal do Estado do Rio de Janeiro (UNIRIO). Especialista em Enfermagem de Saúde Pública (UNIGRANRIO) e em Tecnologia Educacional (FANELT), conta com vasta experiência em cuidado em enfermagem, com ênfase em assistência, princípios e métodos de intervenção e prevenção. Atua como enfermeira no Hospital Estadual Getúlio Vargas (RJ) e como professora adjunta da UNIGRANRIO.

Prefácio

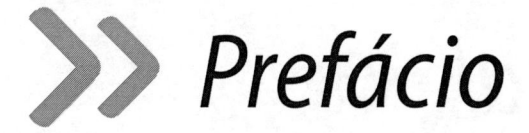

O presente livro aborda situações da prática da enfermagem diretamente relacionadas aos principais transtornos da rotina dos serviços de saúde, seja por falta de preparo e atenção dos profissionais, seja por problemas da gestão institucional.

Considerando esses aspectos, esta obra contribuirá para a formação de profissionais de enfermagem que procuram a qualificação técnica, uma vez que o ato de cuidar requer responsabilidade, destreza e conhecimento.

Inicialmente, apresentamos ao leitor o ambiente de trabalho do profissional de enfermagem, destacando os princípios norteadores do sistema de saúde, as principais áreas de atuação e as formas organizativas do movimento social e, consequentemente, dos profissionais envolvidos. Com enfoque no cuidado e nas práticas para redução de infecções nos ambientes de saúde, destacamos os principais procedimentos de enfermagem, bem como o tratamento de pacientes em situações específicas.

A presença de capítulos tanto técnicos quanto teóricos tem como objetivo articular conteúdo e prática, mesmo que, em alguns momentos, este tenha sido o maior desafio para a construção do livro. Ao olhar para a sala de aula e para as avaliações de desempenho nos serviços de saúde, observamos a dificuldade em materializar essa prática de forma justa e transparente. Por isso, destacamos os seguintes critérios de avaliação que permeiam a prática da enfermagem:

- planejamento;
- aspectos éticos e legais;
- procedimentos técnicos;
- sustentabilidade;
- biossegurança.

A partir desses critérios, foram descritos os aspectos avaliativos dos principais procedimentos realizados pela enfermagem, visto que qualificam o trabalho desses profissionais. Esses aspectos avaliativos devem ser adotados de acordo com as adaptações exigidas pela troca de experiências estabelecida dinamicamente em sala de aula. Assim, apresentamos a avaliação como estratégia de redução do risco de erros e de melhoria da qualidade dos cuidados.

Este livro é indicado para todos aqueles que acreditam que a enfermagem tem como referência o cuidado com o outro, com o meio ambiente e com o coletivo social, o que reflete diretamente na qualidade dos serviços de saúde.

As Autoras

Ambiente virtual de aprendizagem

Se você adquiriu este livro em ebook, entre em contato conosco para solicitar seu código de acesso para o ambiente virtual de aprendizagem. Com ele, você poderá complementar seu estudo com os mais variados tipos de material: aulas em PowerPoint®, quizzes, vídeos, leituras recomendadas e indicações de sites.

Todos os livros contam com material customizado. Entre no nosso ambiente e veja o que preparamos para você!

SAC 0800 703-3444

divulgacao@grupoa.com.br

www.grupoa.com.br/tekne

>> Sumário

capítulo 1 *Sistema de saúde 1*

Introdução 2
Princípios e diretrizes do sistema de saúde 2
Descentralização e hierarquização do sistema de saúde 5
Organização social em saúde 5
Mercado de trabalho 5
Juntando tudo 9

capítulo 2 *Tecnologias do cuidar 11*

Introdução 12
Saber cuidar e interação 12
Tecnologias do cuidar 15
Métodos de comunicação terapêutica na prestação da assistência 17
Ambiente de trabalho positivo 19
Juntando tudo 20

capítulo 3 *Higienização das mãos como prática essencial de saúde 23*

Introdução 24
Visualizando o invisível 25
Fatores relacionados às infecções hospitalares 26
Importância da higienização das mãos 26
Produtos utilizados na higienização das mãos 28
Boas práticas de higienização das mãos 30
Procedimento técnico de higienização das mãos 31
Juntando tudo 33

capítulo 4 *O ambiente terapêutico: unidade do paciente 35*

Introdução 36
Certezas e incertezas em um hospital 36
Cuidados com os pertences dos pacientes 36
Unidade de internação 37
Classificação das áreas físicas 39
Organização da unidade do paciente 39
Arrumação dos leitos hospitalares 40
Juntando tudo 43

capítulo 5 *Medidas de higiene do paciente* 45

Introdução 46
Necessidades de higiene 46
Cuidados com a pele 47
Banho do paciente 47
Higiene do couro cabeludo 53
Higiene da cavidade oral 56
Higiene feminina 59
    Órgãos que compõem a genitália feminina 59
Higiene masculina 62
Juntando tudo 64

capítulo 6 *Sinais vitais* 67

Introdução 68
Temperatura corporal 68
Valores normais da temperatura 69
Pulso 74
Locais de avaliação do pulso periférico 76
Respiração 78
Pressão arterial 82
Fatores que influenciam a pressão arterial 83
Sons de Korotkoff 85
Dor como quinto sinal vital 88
Sensibilização à dor 88
Localização da dor 89
Juntando tudo 91

capítulo 7 *Administração de medicamentos* 93

Introdução 94
Os certos imprescindíveis para uma prática segura 94
Administração de medicamentos por via oral 94
    Dosagem 96
Administração de medicamentos por via sublingual 96
Administração de medicamentos por via subcutânea 99
Administração de medicamentos por via intradérmica 102
Administração de medicamentos por via intramuscular 103
    Região deltóidea (músculo deltoide) 104
    Região dorsoglútea (músculo glúteo máximo) 105
    Região ventroglútea (músculo glúteo médio e mínimo) 106
    Região anterolateral da coxa (músculo vasto lateral) 106
Administração de medicamentos por via endovenosa 107
    Punção venosa em adultos 108
Administração de medicamentos por soroterapia 110
Administração de medicamentos por outras vias 111
    Via nasal 111
    Via dérmica 112
    Via ocular 113
    Via auricular 113
    Via vaginal 113
    Via retal 114
Juntando tudo 115

capítulo 8 *Hemoterapia e atribuições da enfermagem*   117

Introdução   118
Funções do sangue   118
Sistema ABO   118
Fator Rh   119
Hemoterapia   119
Critérios para ser doador   122
Situações impeditivas para doação de sangue   122
Condições que impedem definitivamente a doação de sangue   123
Hemotransfusão   123
Procedimento técnico para realização de hemotransfusão   124

Juntando tudo   127

capítulo 9 *Necessidades essenciais em nutrição*   129

Introdução   130
Nutrição   130
Via oral   130
Digestão dos alimentos   130
Absorção alimentar   132
Metabolismo dos alimentos   132
Armazenagem dos alimentos   133
Alimentação por sonda nasogástrica   134
Indicações ou finalidades   135
Terapia nutricional enteral   138
Vias de acesso   138
Preparo e orientação do paciente e da família   139
Cuidados com a via de administração da dieta   139
Introdução da sonda para nutrição enteral por via nasal ou oral   139
Nutrição parenteral   143
Vias   143
Administração da nutrição parenteral   144

Juntando tudo   146

capítulo 10 *Necessidades de oxigenação e cuidados com o sistema respiratório*   149

Introdução   150
Ventilação pulmonar   150
Perfusão pulmonar   150
Difusão e transporte de gases   151
Espirometria com estímulo   152
Mobilização das secreções pulmonares   152
Métodos de administração de oxigênio   152
Oxigenoterapia por cateter nasal   153
Oxigenoterapia por máscara de Venturi   153
Inalação   153
Oxigenoterapia por máscara facial simples   158
Máscara de reinalação parcial   160
Cateter transtraqueal   160

Juntando tudo   162

capítulo 11 *Necessidades de eliminação*   165

Introdução   166
Sistema urinário   166
Principais funções   166

Alterações da urina   167
    Terminologias relacionadas às alterações da cor e da quantidade da urina   167
    Terminologias relacionadas ao esvaziamento das vias urinárias   168
    Terminologias relacionadas à obstrução das vias urinárias inferiores   168
Sondagem vesical ou cateterismo vesical   168
    Cateterismo vesical intermitente ou de alívio feminino   169
    Cateterismo vesical de demora feminino   169
    Cateterismo vesical de demora masculino   174

Necessidade de eliminação intestinal   177

Atividade gastrintestinal   178
Fatores que afetam a evacuação normal   180
Avaliação das fezes   181
Colocação de supositórios   184

Juntando tudo   186

capítulo 12 — Cuidados com o paciente portador de lesões cutâneas ou feridas   187

Introdução   188
Tratamento das feridas   188

Ética no tratamento do paciente com feridas   189
Composição da pele   190
Funções da pele   191
Processo de cicatrização   192
    Fase inflamatória   193
    Fase proliferativa   194
    Fase de maturação   194
Tipos de cicatrização   194
Úlcera por pressão   195
    Fatores desencadeantes de úlceras por pressão   195
    Classificação   197
    Avaliação do grau de risco   198
    Aspectos a serem avaliados no desenvolvimento do curativo   198
    Execução da prática de realização do curativo   199

Limpeza das feridas   200

Tecnologias disponíveis no mercado   202
    Curativo com gaze umedecida em solução fisiológica a 0,9%   202
    Curativos hidrocoloides   203
    Curativos com filme transparente   204
    Curativos com alginato de cálcio   204
    Curativos com carvão ativado   205
    Curativos com sulfadiazina de prata   205
    Curativos com ácidos graxos essenciais (AGEs)   206
    Curativos com colagenase   206

Juntando tudo   207

capítulo 13 — Cuidados com o paciente terminal   209

Introdução   210
Morte nas instituições   210

Estágios da fase terminal de um paciente   211
Equipe de enfermagem e a morte   213
    Diagnóstico da morte   214
Preparo do corpo após a morte   214
    Descrição do procedimento técnico   215

Juntando tudo   216

Apêndice: Critérios e aspectos avaliativos dos principais procedimentos realizados pela enfermagem   **219**

capítulo 1

Sistema de saúde

SUS? Você certamente já ouviu e ainda ouvirá falar muito nessa sigla. O Sistema Único de Saúde (SUS) foi criado em 1988, com a promulgação da Constituição Federal do Brasil, tendo sido regulamentado pela Lei nº 8.080, de 19 de setembro de 1990, pela Lei nº 8.142, de 28 de dezembro de 1990, e mais recentemente pelo Decreto nº 7.508, de 28 de junho de 2011. É difícil entender o funcionamento do sistema de saúde brasileiro frente a sucessivas críticas da população, de profissionais e de gestores de saúde. Contudo, de acordo com avaliações de pesquisadores na área de acesso a serviços, o SUS brasileiro é um dos sistemas mais inclusivos do mundo.

Competência

Reconhecer os processos de organização do SUS como espaço privilegiado de trabalho em enfermagem e promoção da saúde individual e coletiva da população.

Objetivos de aprendizagem

>> Compreender os princípios norteadores do sistema de saúde brasileiro como base da prática profissional em saúde.
>> Verificar a importância do controle social para a eficácia do SUS e garantia dos direitos da população.
>> Identificar os espaços de atuação do profissional técnico de enfermagem na rede de serviços de saúde.

» Introdução

Um dos maiores sistemas públicos de saúde do mundo, o SUS é resultado de um direito social. Sua criação e seu funcionamento estão vinculados a seis princípios básicos de cidadania:

- todo cidadão tem direito ao acesso ordenado e organizado aos sistemas de saúde;
- todo cidadão tem direito a tratamento adequado e efetivo para seu problema;
- todo cidadão tem direito ao atendimento humanizado, acolhedor e livre de qualquer discriminação;
- todo cidadão tem direito a atendimento que respeite sua pessoa, seus valores e seus direitos;
- todo cidadão também tem responsabilidades para que seu tratamento aconteça da forma adequada;
- todo cidadão tem direito de exigir o comprometimento dos gestores da saúde para que os princípios anteriores sejam cumpridos.

Na interpretação da sociedade, o SUS é composto apenas das unidades públicas. Porém, quando se fala em sistema é preciso associar à ideia de rede, que se encadeia, objetivando prestar assistência em todos os níveis de complexidade para uma determinada população. Para isso, uma rede de saúde é composta por serviços de diferentes naturezas, quando se considera a origem de seus recursos (público, público-privado e privado), mas tudo integrado por políticas públicas, gerenciadas e sob o controle do Estado brasileiro.

Outra classificação que perpassa a rede de serviços é a complexidade do atendimento. Por exemplo, mesmo que, no cotidiano da prática em saúde, uma situação pareça simples, ela pode passar de baixa a alta complexidade rapidamente, de acordo com as evidências clínicas apresentadas pelo indivíduo assistido. Assim, é importante entender que a complexidade do atendimento direciona a porta de entrada no sistema. São cinco as entradas mais frequentes:

- Estratégia de Saúde da Família;
- Unidades Básicas de Saúde (UBS);
- ambulatórios de média e alta complexidade, também chamados de policlínicas;
- unidades de pronto atendimento;
- emergência hospitalar e pré-hospitalar.

Esse sistema ramificado e complexo é o lócus do trabalho dos profissionais de saúde. Por isso, seus princípios, diretrizes, organização e hierarquização devem ser entendidos com a finalidade de visualizar as possibilidades de trabalho existentes para os profissionais de enfermagem.

» Princípios e diretrizes do sistema de saúde

Ao falar de princípios, não se pode distanciar o tema do campo da ética e da moral. Boff (1999), ao discutir esses dois termos, expressa a dificuldade em distingui-los, porque o limiar que os separa é mínimo, uma vez que eles estão implicados e são indissociáveis. Ao se pensar que o ser humano precisa de parâmetros para manter uma convivência pacífica e respeitosa, pode-se afirmar que é essencial que alguns princípios éticos sejam acordados. A Declaração Universal dos Direitos Humanos é um dos maiores acordos de convivência realizados por grande parte dos povos do planeta.

> **PARA SABER MAIS**
>
> Para saber mais sobre a Declaração Universal dos Direitos Humanos, acesse o ambiente virtual de aprendizagem: www.grupoa.com.br/tekne.

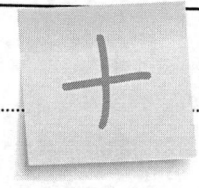

A Declaração Universal dos Direitos Humanos é um código de convivência que propõe uma temática ampla e difícil de ser atingida pela natureza humana, mas que tem o indivíduo como lócus de sua realização. O princípio adquire vida quando se transforma em uma prática humana. Pode-se, então, inferir que a **ética** está no campo das ideias e a **moral** está no campo da ação humana, ou seja, do potencial que o homem tem em transpor os princípios acordados nessa declaração para o campo da prática social.

Ainda sobre o sistema de saúde, é importante entender quais os princípios e as diretrizes que permeiam a sua organização e quais as ações de gestores, profissionais de saúde e controle social que o regulam. Assim, cabe mencionar que são três os princípios fundamentais do sistema de saúde:

- universalidade;
- equidade;
- integralidade.

Quando se fala do tratamento igual e justo socialmente, deve-se também ser equânime, reconhecendo o direito de cada cidadão aos serviços de saúde. A **equidade** não deve ser interpretada de forma linear, pois, em sociedades como a brasileira, existem grupos com maior acesso aos bens de consumo. Por isso, a equidade deve ser pensada e associada ao princípio de justiça para que grupos ou regiões com maior vulnerabilidade social sejam priorizados, tais como:

- portadores de necessidades especiais;
- crianças;
- idosos;
- gestantes;
- indivíduos que vivem em áreas com baixo índice de desenvolvimento humano (IDH).

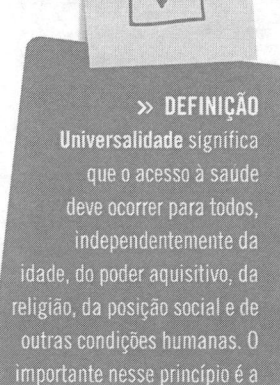

> **» DEFINIÇÃO**
> **Universalidade** significa que o acesso à saúde deve ocorrer para todos, independentemente da idade, do poder aquisitivo, da religião, da posição social e de outras condições humanas. O importante nesse princípio é a afirmação de que as políticas de saúde devem ser pensadas para todos sem qualquer tipo de discriminação

> **» PARA SABER MAIS**
>
> O IDH mede, de forma resumida, o grau de desenvolvimento econômico e a qualidade de vida oferecida à população. É elaborado pelo Programa das Nações Unidas para o Desenvolvimento (PNUD/ONU) e avalia as seguintes dimensões: renda, educação e saúde. Para saber mais, acesse o ambiente virtual de aprendizagem: www.grupoa.com.br/tekne.

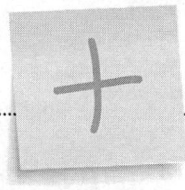

Ao trazer essas reflexões para a área da enfermagem, percebe-se que nem sempre é fácil operacionalizar esse princípio no cotidiano da assistência diante de pressões e solicitações de prioridades políticas que fogem ao controle do profissional. Porém, de qualquer forma, no microespaço da prática de enfermagem, é possível impedir privilégios com atitudes que incluem os excluídos por meio de um atendimento que facilite seu acesso.

> **IMPORTANTE**
> A busca por um sistema equânime representa o desenvolvimento de políticas de saúde que favoreçam a totalidade da população, mas que mantenham o foco da atenção nas diversidades, ou seja, nos indivíduos/grupos em risco social.

Dessa forma, expressões como "volte amanhã, não posso ajudá-lo" ou "isso não é da minha competência" devem sair do vocabulário do profissional quando se aborda o paciente/família/comunidade. Basta pensar em estratégias de solução que, por vezes, precisam ser articuladas com outros setores dentro e fora da saúde.

O princípio da **integralidade** está relacionado à organização do sistema de saúde, o que representa a oferta de ações de diferentes níveis de complexidade e a disponibilidade de tecnologias inerentes ao cuidado; portanto, envolve um olhar ampliado das necessidades de saúde da população. Esse princípio depende essencialmente do interesse político em gerir políticas econômicas, de saúde e sociais mais integradoras, que resultem na satisfação dos usuários do sistema de saúde. Para isso, é necessário o empenho em disponibilizar todos os tipos de serviços, do menos complexo ao mais complexo.

Articulando o princípio da integralidade com as atividades-fim do sistema de saúde, que é a assistência direta à clientela, os profissionais de saúde têm um papel importante na operacionalização do princípio da integralidade: entender o processo de referência e contrarreferência do SUS, ou seja, para onde encaminhar um indivíduo para que ele não fique sem a solução dos seus problemas de saúde. Romano (2011, p. 15) aponta que a integralidade do cuidado é uma característica da clínica ampliada e que a enfermagem não deve cuidar apenas da doença, mas do indivíduo de forma integral.

> **IMPORTANTE**
> Quanto ao princípio da integralidade no sistema de saúde, destacam-se quatro aspectos que devem ser considerados pela equipe de enfermagem:
> • a empatia;
> • o acolhimento;
> • a escuta;
> • o vínculo
> Todos esses aspectos são fundamentais à humanização da assistência em saúde.

Associados às diretrizes do SUS, na Lei Orgânica da Saúde, são propostos caminhos para alcançar esses três princípios fundamentais do sistema de saúde, que são:

- descentralização das ações de saúde;
- hierarquização do sistema;
- organização social.

>> Agora é a sua vez!

1. O Sistema Único de Saúde é resultado de um direito social. Qual é o principal objetivo dessa rede de serviços? Elenque três princípios básicos de cidadania que você considera essenciais ao funcionamento desse sistema. Justifique a sua escolha.
2. O sistema de saúde é regido por diretrizes fundamentais que garantem uma prática social íntegra e respeitosa. Entre essas diretrizes estão os princípios de universalidade e de equidade. Qual é a principal diferença entre esses dois princípios?
3. Quanto ao princípio de integralidade no sistema de saúde, cite os quatro aspectos que devem ser considerados pela equipe de enfermagem.

Respostas no ambiente virtual de aprendizagem: www.grupoa.com.br/tekne.

» Descentralização e hierarquização do sistema de saúde

As diretrizes do sistema de saúde estão detalhadas na Lei nº 8.080, de 19 de setembro de 1990, mas é importante entender como ocorre sua operacionalização no cotidiano das políticas de saúde. A discussão da descentralização partiu da necessidade de melhorar o acesso da população aos serviços de saúde, ou seja, quanto mais próximos do usuário, maior a possibilidade de resolver os problemas de saúde de uma região.

A delimitação de responsabilidades das esferas federal, estadual e municipal distingue as competências e evita a superposição de ações. Ao reordenar as competências, os municípios passam a responder pelas ações básicas de saúde que busquem a promoção da qualidade de vida e da saúde integral.

Ao descentralizar, é necessário que os serviços sejam organizados em nível de complexidade tecnológica crescente, dispostos em uma área geográfica delimitada, no âmbito dos municípios e consequentemente dos distritos sanitários, com a definição da população a ser atendida. No entanto, alguns serviços destacam-se por serem de referência estadual ou federal, tais como:

- Instituto Nacional de Oncologia (INCA);
- Instituto Nacional de Ortopedia (INTO);
- Instituto Nacional de Cardiologia (INC);
- Instituto Estadual de Hematologia.

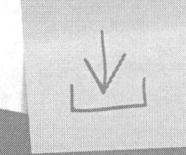

> » **DEFINIÇÃO**
> **Descentralização** consiste na transferência de atribuições, em maior ou menor número, de órgãos centrais para órgãos locais.

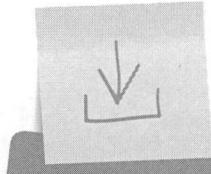

» Organização social em saúde

Outra diretriz importante é a participação do **controle social** na gestão pública de saúde, por meio da fiscalização dos recursos aplicados em saúde pelos governos federal, estadual e municipal, que devem ter um retorno que gere benefícios à população. A criação de conferências e de conselhos de saúde nesses níveis (Lei nº 8.142, de 28 de dezembro de 1990) não garante o controle sobre as ações e os desmandos existentes nas esferas de gestão e execução dos serviços, mas é uma ferramenta importante de participação e controle social. No entanto, sua efetividade depende dos níveis de informação, responsabilização e organização das políticas de saúde em cada esfera do governo.

Cabe notar que os profissionais da enfermagem – nos planos federal, estadual e municipal – são representados nos conselhos de saúde pelos diretores das entidades de classe dos profissionais de saúde. No conselho distrital ou em conselhos municipais de cidades de menor porte, é possível que, sem representação de entidade de classe, o profissional de saúde candidate-se à vaga de conselheiro. O Quadro 1.1 apresenta as entidades de classe de enfermagem e que funções elas exercem.

> » **DEFINIÇÃO**
> **Conferências de saúde** são encontros que reúnem representantes da sociedade civil e do governo com o intuito de definir a política de saúde, elaborando as diretrizes que devem orientar as ações de saúde em cada esfera governamental. Já **conselhos de saúde** são órgãos colegiados deliberativos e permanentes do SUS. Neles, participam 25% de gestores, 25% de profissionais de saúde e 50% de usuários.

» *Mercado de trabalho*

É nesse sistema de saúde universal, equânime e hierarquizado que os profissionais de enfermagem trabalham. As oportunidades de trabalho são múltiplas, desde a atenção básica até os serviços de alta complexidade. O técnico de enfermagem pode trabalhar no setor público, conveniado e privado (Quadro 1.2).

Quadro 1.1 » Entidades de classe de enfermagem e funções exercidas	
Associação Brasileira de Enfermagem (ABEn)	Fundada em 12 de agosto de 1926, é responsável pela criação das demais entidades de enfermagem para atender às exigências de fiscalização do exercício profissional e de gestão das reivindicações trabalhistas. Sua função é o desenvolvimento técnico-científico e cultural; portanto, todos os processos de desenvolvimento educacional dos profissionais de enfermagem são de competência da ABEn.
Conselhos de Enfermagem	Criados em 1973, os conselhos regionais fogem da concepção de representação de classe por serem autarquias federais vinculadas ao Ministério do Trabalho e à Previdência Social. Os Conselhos Federal e Regional de Enfermagem são órgãos normativos e disciplinadores dos profissionais da área. Sua ação está pautada na observância da Lei nº 7.498, de 25 de junho de 1986, que dispõe sobre a regulamentação do exercício de enfermeiros, auxiliares e técnicos de enfermagem, bem como da conduta ética desses trabalhadores.
Sindicatos	O objetivo das entidades sindicais é congregar trabalhadores de um mesmo segmento ou interesses comuns para defender interesses econômicos, profissionais, sociais e políticos. A categoria de enfermagem conta com as seguintes entidades sindicais: enfermeiro, técnicos e auxiliares de enfermagem, parteiras e Federação Nacional dos Enfermeiros (FNE).

A Figura 1.1 apresenta os espaços em que os profissionais de enfermagem podem exercer sua profissão. Como ilustrado nessa figura, o mercado de trabalho para os profissionais de enfermagem é amplo e promissor, mas é necessário estar atento às oportunidades de educação continuada ou permanente para manter-se sempre atualizado. O mundo do trabalho é ágil e cheio de novidades.

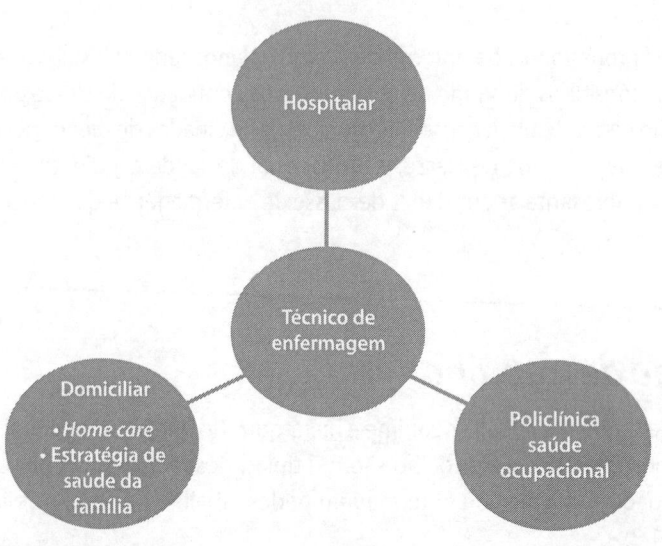

Figura 1.1 Diagrama dos espaços em que os profissionais de enfermagem podem exercer sua profissão.
Fonte: As autoras.

Quadro 1.2 » Oportunidades de trabalho para os técnicos de enfermagem

Setor público e conveniado	Estratégia de Saúde da Família
	Unidades de saúde ocupacional
	Unidades Básicas de Saúde (UBS)
	Policlínicas
	Hospitais gerais e de emergência
	Hospitais universitários
	Hospitais das Forças Armadas
	Hospitais especializados
	Maternidades e casas de parto
	Serviços de atendimento pré-hospitalar
	Unidades de pronto atendimento
	Centros de imagem
	Laboratórios de análises clínicas
	Creches
	Escolas
	Asilos
Setor privado	Hospital geral e de emergência
	Consultórios médicos
	Home care
	Clínicas geriátricas
	Laboratórios de análises clínicas
	Serviços de hemoterapia
	Clínicas oncológicas integradas
	Clínicas de hemodiálise
	Clínicas de tratamento hiperbárico
	Clínicas de tratamento renal
	Creches
	Escolas
	Asilos
	Saúde ocupacional nas empresas (enfermagem do trabalho)

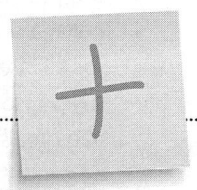

» PARA SABER MAIS

Para saber mais sobre as entidades de classe de enfermagem, acesse o ambiente virtual de aprendizagem: www.grupoa.com.br/tekne.

>> **PARA REFLETIR**

De que maneira o profissional de saúde pode se manter atualizado perante o mercado de trabalho?

>> **PARA REFLETIR**

Escolha o seu local de trabalho a partir de reflexões sobre a felicidade de estar nesse lugar.

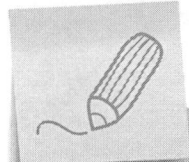

>> Agora é a sua vez!

4. Em que consiste a descentralização dos serviços de saúde? Reflita com os seus colegas sobre como isso poderia ser feito na sua cidade.
5. Cite algumas instituições de trabalho no setor público/privado nas quais o técnico de enfermagem poderia atuar.

Respostas no ambiente virtual de aprendizagem: www.grupoa.com.br/tekne.

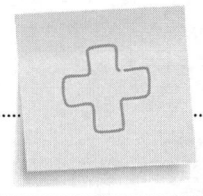

>> **CASO CLÍNICO**

Um profissional da equipe de enfermagem, convidado a trabalhar em uma clínica de idosos, soube que, durante a noite, a ordem era conter todos os idosos agitados. Ficou perplexo com a situação, preferindo conversar com os idosos ali internados, conseguindo, assim, administrar todas as medicações. Os mais agitados foram os últimos a ir para o repouso e ficaram na sala de televisão conversando e jogando cartas. O resultado desse novo relacionamento foi não precisar conter ninguém. Mas, no dia seguinte, durante a passagem de plantão, ele foi advertido pela mudança de conduta. O profissional argumentou que a agitação apresentada pelos idosos pode ser contornada com respeito às individualidades, diálogo e medicação prescrita. A partir da atitude do técnico de enfermagem, a direção fez mudanças no processo de cuidados dos idosos.

Após fazer a leitura complementar sobre a Declaração Universal dos Direitos Humanos sugerida neste capítulo, explique em que diretrizes dessa declaração o técnico de enfermagem se baseou para argumentar com a direção da clínica de idosos.

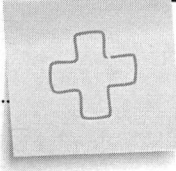

>> CASO CLÍNICO

Dona Maria chegou às 5 horas da manhã na UBS para pegar número de consulta. Sua filha, adolescente especial, mesmo com a medicação sob controle há meses, está muito agitada e, nos últimos dias, começou a queixar-se de dor no ouvido. Para surpresa dela, às 10 horas, ao dirigir-se ao guichê para marcar consulta, não havia vaga em nenhuma das agendas médicas. A auxiliar de enfermagem tentou conseguir um encaixe, mas não teve êxito. O jeito foi garantir uma agenda para 6 meses depois e orientar que Dona Maria procurasse um pronto atendimento. Dona Maria saiu dali com sua filha e percorreu mais três unidades até ser atendida.

Agora que você conhece os princípios e diretrizes do SUS, explique que princípios foram desrespeitados no caso da Dona Maria.

Quem foi o responsável pelo descumprimento dos direitos constitucionais de Dona Maria?

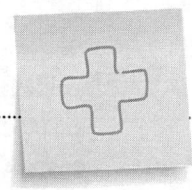

>> CASO CLÍNICO

Mario da Silva foi internado em uma clínica médica para tratamento de uma crise hipertensiva. Travestido, solicitou internação na enfermaria feminina, o que não foi consentido pela enfermeira do setor. Após esse incidente, a notícia se espalhou pela unidade, o que resultou em visitas de funcionários de outros setores que riam e faziam comentários sobre o ocorrido. Ao perceber a movimentação, o paciente deprimiu-se e, em consequência, houve alteração dos níveis pressóricos, agravando seu quadro clínico.

Frente à situação apresentada, que barreiras foram transgredidas pela equipe de enfermagem?

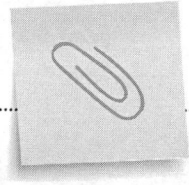

>> JUNTANDO TUDO

Este capítulo abordou os princípios norteadores do sistema de saúde brasileiro como base da prática profissional em saúde, verificando a importância do controle social para a eficácia do SUS e garantia dos direitos da população. Além disso, buscou identificar os espaços de atuação do profissional técnico de enfermagem na rede dos serviços de saúde.

REFERÊNCIAS

BOFF, L. *Saber cuidar*: ética do humano, compaixão pela terra. Petrópolis: Vozes, 1999.

BRASIL. *Constituição Federal (1988)*. Brasília: Presidência da República, 1988. Disponível em: <http://www.planalto.gov.br/ccivil_03/constituicao/constituicao.htm>. Acesso em: 22 nov. 2013.

BRASIL. *Decreto nº 7.508, de 28 de junho de 2011*. Regulamenta a Lei nº 8.080, de 19 de setembro de 1990, para dispor sobre a organização do Sistema Único de Saúde – SUS, o planejamento da saúde, a assistência à saúde e a articulação interfederativa, e dá outras providências. Brasília: Presidência da República, 2011. Disponível em: <http://www.planalto.gov.br/ccivil_03/_ato2011-2014/2011/decreto/D7508.htm>. Acesso em: 22 nov. 2013.

BRASIL. *Lei nº 8.080, de 19 de setembro de 1990*. Dispõe sobre as condições para a promoção, proteção e recuperação da saúde, a organização e o funcionamento dos serviços correspondentes e dá outras providências. Brasília: Presidência da República, 1990a. Disponível em: <http://www.planalto.gov.br/ccivil_03/leis/l8080.htm>. Acesso em: 22 nov. 2013.

BRASIL. *Lei nº 8.142, de 28 de dezembro de 1990*. Dispõe sobre a participação da comunidade na gestão do Sistema Único de Saúde (SUS) e sobre as transferências intergovernamentais de recursos financeiros na área da saúde e dá outras providências. Brasília: Presidência da República, 1990b. Disponível em: <http://www.planalto.gov.br/ccivil_03/leis/l8142.htm>. Acesso em: 22 nov. 2013.

ROMANO, R. T. *Enfermagem clínica*: a assistência humanizada e cuidados integrais a saúde do adulto e idoso. Rio de Janeiro: Senac Nacional, 2011.

UNITED NATIONS. Assembleia Geral das Nações Unidas. *Resolução 217 A (III)*. Paris: ONU, 1948. Disponível em: <http://portal.mj.gov.br/sedh/ct/legis_intern/ddh_bib_inter_universal.htm>. Acesso em: 22 nov. 2013.

LEITURAS RECOMENDADAS

BATTAGLIN, P.; LEANDRO, J. A.; MICHALISZYN, M. S. (Org.). *Saúde coletiva*: um campo em construção. Curitiba: Ibpex, 2006.

COSTA, A. L. J. da (Org.). *Educação permanente para o controle social do SUS*. Rio de Janeiro: Escola de Formação Técnica em Saúde Enfermeira Izabel dos Santos, 2009.

capítulo 2

Tecnologias do cuidar

O cuidar é a arte do fazer enfermagem, o que implica diretamente atitude, postura, leveza, delicadeza, compromisso e ética profissional, exigindo dos trabalhadores da enfermagem sensibilidade no desenvolvimento das ações. Boff (1999, p. 9) afirma que o cuidado é uma questão de atitude, que envolve a proteção ao ecossistema de forma dinâmica e interativa entre os seres vivos. Na visão do autor, o ser humano precisa reconstruir relações melhores de convivência.

A palavra cuidar tem uma amplitude de conceitos, mas que humano não cuidou de alguém? As diferentes formas do cuidar são percebidas e exercitadas de acordo com a visão de mundo e a sensibilidade de cada profissional, aliadas à necessidade da clientela atendida. No cotidiano da prática da enfermagem, alguns cuidados são executados apenas por um profissional, porém, de acordo com a lei que regula o exercício da profissão, é preciso observar os limites da ação dos profissionais que formam a equipe de enfermagem.

Competência

Reconhecer o cuidar como paradigma que fundamenta o processo de trabalho em enfermagem, para promoção da saúde individual e coletiva da população, tendo como princípios básicos o valor à vida, o respeito à dignidade humana e os direitos de cidadania.

Objetivos de aprendizagem

» Compreender o significado do cuidar como instrumento essencial do trabalho da equipe de enfermagem.

» Identificar os métodos de comunicação terapêutica mais adequados para a prestação da assistência humanizada de enfermagem.

» Desenvolver habilidades humanísticas por meio do cuidado do outro e de si mesmo no cotidiano do exercício da profissão.

>> Introdução

O cuidar implica colocar-se no lugar do outro, nas diversas situações, quer na dimensão pessoal ou social. É uma forma de estar com o outro, no que se refere a questões especiais da vida privada dos indivíduos e de suas relações sociais, tais como:

- nascimento;
- promoção e recuperação da saúde;
- envelhecimento, adoecimento e morte.

Compreender o valor do cuidado de enfermagem requer uma concepção ética que contemple a vida como um bem valioso. Isso começa pela valorização da própria vida para respeitar automaticamente a vida do outro, considerando toda sua complexidade e suas escolhas, inclusive a escolha da enfermagem como uma profissão.

A enfermagem exige que os profissionais tenham um entendimento sobre o mundo contemporâneo que envolve o ser humano dentro de um ecossistema, considerando que, para cuidar, deve-se atender o usuário respeitando a tríade **indivíduo**, **família** e **comunidade** em que vive. Contudo, só existe respeito a essa tríade quando o profissional de enfermagem, no ato diário do cuidar, vê no outro um grau de importância para a sua própria vida, quer no campo financeiro, no campo da realização profissional ou no campo das relações humanas.

>> Saber cuidar e interação

Existem cuidados de enfermagem que o técnico de enfermagem executa com autonomia e outros que necessitam de um trabalho em equipe, chamado de **interdisciplinar**, por envolver vários saberes e fazeres, para dar conta de atender à complexidade da máquina humana. Além disso, a formação de um profissional de saúde também é complexa, porque alia, entre outros aspectos, o manejo da mais alta tecnologia em constante evolução e a prática do humanismo. Assim, o cuidado é parte integrante da vida.

A História mostra que todo homem necessita de cuidados e que essa não é uma característica exclusiva dos seres humanos. No entanto, o cuidado materno instintivo destaca-se no processo de cuidar por ser o primeiro. Frente ao desenvolvimento das diferentes civilizações, o cuidado difundiu-se para a Humanidade, abrangendo também o cuidado a idosos, desabrigados, desamparados, inválidos pela guerra urbana, acidentados e aqueles que padecem de doenças.

> **>> IMPORTANTE**
> Os profissionais de saúde, em particular os da enfermagem, não cuidam de patologias, mas sim de indivíduos com uma história e uma família e que trazem seus costumes da comunidade a que pertencem.

>> PARA SABER MAIS

Diversos momentos históricos contribuíram de forma decisiva para a transformação do fazer em enfermagem, bem como da forma de realizar o cuidado. Para saber mais, acesse o ambiente virtual de aprendizagem: www.grupoa.com.br/tekne.

>> CURIOSIDADE

Os movimentos religiosos e sociais, com o surgimento das ordens religiosas e sociais, levaram as mulheres a trabalharem a caridade, a proteção e a assistência aos doentes. Esse período corresponde à fase religiosa da enfermagem, em que a caridade era fundamentada nos tratados e livros ligados à igreja (as atividades eram feitas sem fundamento científico, com base apenas na experiência de quem ministrava os cuidados).

A enfermagem ficou enclausurada nos hospitais religiosos durante anos, exercendo suas atividades de forma ainda empírica e desarticulada, desagregando-se ainda mais a partir dos movimentos da **Reforma Religiosa**. Os hospitais na época foram negligenciados, sendo considerados insalubres e um depósito de doentes, nos quais homens, mulheres e crianças utilizavam as mesmas dependências, amontoados em leitos coletivos.

Dessa forma, a enfermagem passou a ser considerada um serviço doméstico. Pela queda dos padrões morais que a sustentavam, mais conhecida como a fase da decadência da enfermagem, não mais ligada à fase religiosa, a prática da enfermagem tornou-se indigna e sem atrativos para as mulheres de padrões sociais elevados. Essa fase, que significou uma grave crise para a enfermagem, durou muito tempo. Foi apenas no limiar da revolução capitalista que alguns movimentos reformadores, que partiram principalmente de iniciativas religiosas e sociais, tentaram melhorar as condições do pessoal a serviço dos hospitais.

As práticas de saúde no mundo moderno analisaram as ações de saúde e, em especial, as de enfermagem sob a óptica do sistema político-econômico da sociedade capitalista. Ressalta-se o surgimento da enfermagem como atividade profissional institucionalizada. Essa análise inicia-se com a **Revolução Industrial** no século XVI e termina com o surgimento da enfermagem moderna na Inglaterra, no século XIX.

Enfermagem moderna

O avanço da medicina favoreceu a reorganização dos hospitais. É na reorganização da instituição hospitalar e no posicionamento do médico como principal responsável por essa reordenação que são encontradas as raízes do processo de disciplina e seus reflexos na enfermagem, ao ressurgir o período obscuro da enfermagem em que esteve submersa até então.

Naquela época, os profissionais viviam sob as piores condições em função da predominância de doenças infectocontagiosas e da falta de pessoas preparadas para cuidar dos doentes. Os ricos continuavam a ser tratados em suas próprias casas, enquanto os pobres, além de não terem essa alternativa, tornavam-se objeto de instrução e de experiências que resultariam em um maior conhecimento sobre as doenças em benefício da classe abastada.

É nesse cenário que a enfermagem passa a atuar, época em que Florence Nightingale foi convidada pelo Ministro da Guerra da Inglaterra para trabalhar como voluntária junto aos soldados feridos em combate na Guerra da Crimeia. O **período Florence Nightingale**, em 1891, leva esse nome em função da enfermeira que criou o conceito moderno de enfermagem: Florence Nightingale (1820-1910).

Florence é uma referência na enfermagem. Nascida em 12 de maio de 1820, em Florença, Itália, era filha de ingleses. Possuía inteligência incomum, tenacidade de propósitos, determinação e perseverança, o que lhe permitia dialogar com políticos e oficiais do Exército, fazendo prevalecer suas ideias. Dominava com facilidade idiomas como o inglês, o francês, o alemão, o italiano, além do grego e latim.

No desejo de consagrar-se enfermeira, vai em 1844 para Roma estudar as atividades das Irmandades Católicas. Em 1849, faz uma viagem ao Egito e decide servir a Deus. Decidida a seguir sua vocação, procura completar seus conhecimentos que julgava ainda insuficientes e visita o Hospital de Dublin, dirigido pelas Irmãs de Misericórdia, ordem católica de enfermeiras fundada 20 anos antes.

>> CURIOSIDADE (Continuação)

Em Paris, conhece as Irmãs de Caridade de São Vicente de Paulo, na Maison de La Providence.

Aos poucos, vai se preparando para a sua grande missão. Em 1854, Inglaterra, França e Turquia declararam guerra à Rússia: a Guerra da Crimeia. Com os soldados vivendo em estado de abandono e as taxas de mortalidade beirando 40%, Florence parte para Scutari (cidade italiana) com 38 voluntárias, entre religiosas e leigas vindas de diferentes hospitais. Algumas enfermeiras são despedidas por incapacidade de adaptação e principalmente por indisciplina. A mortalidade cai de 40% para 2%. Os soldados fazem dela o seu anjo da guarda, sendo imortalizada como a Dama da Lâmpada, porque, de lanterna na mão, percorria as enfermarias atendendo os doentes. Durante a guerra, contrai tifo e retorna da Crimeia em 1856.

Passa a dedicar-se com ardor a trabalhos intelectuais. Pelos trabalhos na Crimeia, recebe um prêmio do governo inglês e, graças a esse prêmio, consegue iniciar o que, para ela, era a única forma de mudar os destinos da enfermagem: uma escola de enfermagem em 1859.

> **>> IMPORTANTE**
> A humanização deve deixar de ser percebida como um ato de caridade para ser entendida como um ato de valorização dos diferentes sujeitos implicados no processo de produção de saúde, tanto de quem trabalha como de quem é cuidado/assistido. A humanização do cuidado, nessa perspectiva, é uma via de mão dupla.

A História demonstra que o cuidar sempre esteve presente nas diferentes dimensões do processo de viver, adoecer e morrer, mesmo antes do surgimento das profissões. O conceito de cuidar é extremamente discutido e varia de acordo com o autor, o que ocorre devido às diversas formas de se olhar o cuidador, o ser cuidado e o entorno.

A enfermagem, nos dias atuais, vê os indivíduos como seres totais (holísticos e/ou ecológicos) que possuem família e cultura e estão inseridos em uma comunidade. Eles têm passado, presente e futuro, bem como crenças e valores que influenciam e são influenciados pelas experiências de saúde e doença.

Outro aspecto relevante na enfermagem surge a partir da década de 1950, quando várias teorizadoras – como Virginia Henderson, Dorathea Orem, Jean Watson, Madeleine Leininger – buscam subsídios teóricos com o objetivo de concretizar a enfermagem como profissão de cunho científico e principalmente eternizar o cuidado como uma âncora no assistir ao indivíduo, à família e à comunidade de forma sistematizada e humanizada.

O Ministério da Saúde, preocupado com os rumos da saúde pública centrada na assistência curativa e hospitalocêntrica adotada nos últimos anos no Brasil, lançou, em 2004, a cartilha Humaniza SUS – Clínica Ampliada, que demonstra grande preocupação com a valorização do ser humano em todos os segmentos, tanto objetivos como subjetivos.

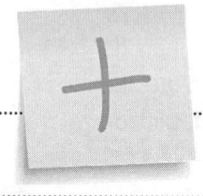

>> PARA SABER MAIS

Para mais informações sobre o Humaniza SUS, acesse o ambiente virtual de aprendizagem: www.grupoa.com.br/tekne.

Ver o indivíduo e não a doença faz parte dessa nova visão, que tem a sua materialização nos princípios de equidade e integralidade do sistema de saúde, que são transpostos no **Humaniza SUS** para o modelo da clínica ampliada. Assim, todos os profissionais de saúde devem basear sua prática nas seguintes dimensões:

- ter compromisso com o sujeito do cuidado, observando as singularidades, a fim de personalizar as ações de saúde;
- assumir a responsabilidade sobre os usuários dos serviços de saúde;
- buscar ajuda em outros setores, o que também é chamado de intersetorialidade;
- reconhecer os limites do conhecimento dos profissionais de saúde e das tecnologias por eles empregadas;
- assumir um compromisso ético.

A clínica ampliada propõe que o profissional de saúde desenvolva a capacidade de ajudar os indivíduos, não só a combater as doenças, mas a transformá-las, de forma que a doença, mesmo sendo um limite, não os impeça de viver outras situações em sua vida.

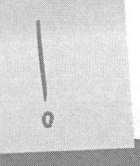

>> **IMPORTANTE**
Segundo o Ministério da Saúde (2010), o Humaniza SUS é uma Política Nacional de Humanização existente desde 2003 para efetivar os princípios do SUS no cotidiano das práticas de atenção e gestão, qualificando a saúde pública no Brasil e incentivando as trocas solidárias entre gestores, trabalhadores e usuários.

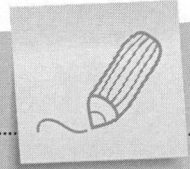

Agora é a sua vez!

1. Explique de que maneira a humanização do cuidado deve ser percebida nos serviços de saúde e qual é o papel do profissional de enfermagem nesse processo.
2. A partir da leitura da cartilha Humaniza SUS – Clínica Ampliada, criada pelo Ministério da Saúde e disponível no ambiente virtual de aprendizagem, discuta com os seus colegas sobre como as atitudes dos profissionais de saúde podem ajudar os pacientes a enfrentar suas limitações.

Respostas no ambiente virtual de aprendizagem: www.grupoa.com.br/tekne.

>> Tecnologias do cuidar

No cotidiano da prática da enfermagem, deve haver dinâmica e interatividade entre o cuidado e o cuidador. Devido à amplitude da palavra cuidado, pode-se dividi-la em dois momentos: um objetivo, por meio do desenvolvimento das habilidades técnicas, e o outro subjetivo, entendendo que, para exercer o cuidado, devem ser desenvolvidos cinco Cs:

- compaixão;
- competência;
- confiança;
- consciência;
- comprometimento.

O Quadro 2.1 apresenta os cinco Cs do cuidado subjetivo.

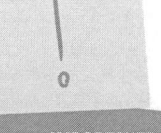

>> **IMPORTANTE**
A enfermagem não consiste apenas em administrar medicamentos ou aliviar o sofrimento dos indivíduos. É muito mais. Sua natureza não é percebida e as experiências dos profissionais, algumas vezes, não são consideradas. Fazer enfermagem é estar disponível para ver, ouvir, conhecer e experimentar sensações; em outras palavras, é cuidar do outro e cuidar de si próprio.

Quadro 2.1 » **Cuidado subjetivo**

Compaixão	• Compreende a relação vivida em solidariedade com a condição humana, compartilhando alegrias, tristezas e realizações. • É se doar para o outro de forma simples e compartilhada.
Competência	• Tem como base três dimensões distintas: conhecer, fazer e ser/atitudes. É entendida hoje como um saber agir responsável e reconhecido que implica mobilizar, integrar, transferir conhecimentos, recursos e habilidades que agreguem valor econômico à organização e valor social ao indivíduo. • A área da saúde envolve um custo extremamente elevado; assim, todos os profissionais devem estar imbuídos da responsabilidade social.
Confiança	• É geralmente considerada uma condição para o desenvolvimento da relação do cuidar, objetivando o conforto e/ou o bem-estar do paciente, promovendo a segurança e o respeito mútuo. • Quanto mais se pratica a enfermagem, mais se adquire a confiança prática, sempre em associação aos conhecimentos teóricos.
Consciência	• É a faculdade pela qual o indivíduo se distingue do mundo que o cerca. É a força que impede que o ser se confunda com o mundo e que o leva a agir pessoalmente face ao mundo. A consciência é o "eu", e o resto do mundo o "não eu". • Existe uma dicotomia entre a teoria e a prática da enfermagem. Assim, todo profissional, ao realizar um cuidado, deve estar consciente de que não pode ferir os princípios éticos que regem a profissão. • Existem diversos tipos de consciência. Destaca-se a consciência profissional, uma concepção da atividade profissional como um serviço prestado aos outros, uma atividade voltada para o bem comum (servir como profissional e não se servir da profissão no sentido individualista, em busca de fama, dinheiro, exclusivamente). • Ter consciência faz parte do homem, mas ela pode ser definida também como um estado de conhecimento moral. Por essa razão, o ser humano é livre para escolher entre acertar e errar.
Comprometimento	• Pode ser afetivo, instrumental e normativo. O comprometimento profissional e o comprometimento organizacional referem-se, respectivamente, ao envolvimento do indivíduo com sua profissão e com sua organização. • Um indivíduo comprometido afetivamente é aquele que está engajado emocionalmente com a sua profissão e com sua organização. O indivíduo comprometido normativamente é aquele que sente a obrigação de permanecer na sua profissão e na organização. Já o comprometido instrumentalmente é aquele cujo envolvimento estaria relacionado ou associado aos custos e às próprias conveniências.

Quando se fala da tecnologia do cuidado de enfermagem, pensa-se em maquinários de alta tecnologia e em cuidados avançados, como terapia intensiva, hemoterapia, quimioterapia, etc. Koerich et al. (2006, p. 180-181) cita a professora Elvira Felice de Souza, enfermeira que introduziu as técnicas de enfermagem de forma sistematizada e que contribuiu para o crescimento desse saber pela sua transformação em tecnologia. Ela afirma que a motivação maior em trabalhar com as técnicas em sua trajetória profissional deu-se porque, no seu entender, uma profissão só é valorizada e reconhecida pela sociedade quando utiliza seus próprios meios para atingir um fim.

A expressão **tecnologia do cuidado** envolve todas as técnicas, procedimentos, habilidades e conhecimentos utilizados pelo enfermeiro e pela equipe de enfermagem na realização do cuidado.

Os técnicos de enfermagem são profissionais comprometidos com o cuidado; assim, faz-se necessário construir uma relação com o ser humano atendido por eles, utilizando múltiplas opções tecnológicas para enfrentar os diferentes problemas de saúde em todos os níveis de assistência. Os profissionais de enfermagem detêm a alma da resolução dos problemas da saúde: o cuidado. Por meio dele, pode-se chegar à cura, à promoção e à proteção do indivíduo que necessita de algum tipo de auxílio pela educação.

A crescente transformação da área da saúde, decorrente da rapidez das informações trazida pela tecnologia, fez os profissionais de enfermagem buscarem atualizações de forma constante. Os técnicos de enfermagem devem iniciar a atualização pelo conhecimento da utilização da informática na área de saúde, hoje uma ferramenta importante principalmente nos registros dos cuidados prestados, o que facilita também o acesso às informações e ao conhecimento científico difundido no mundo virtual.

A elaboração e a aplicação de um modelo de cuidado constituem uma forma de tecnologia, pois são uma forma de ação, um modo de fazer o cuidado. Pode-se associar o modelo de cuidado com um processo tecnológico. Este seria classificado como uma **tecnologia leve-dura**, pois é estruturado em uma série de passos ou normas que o definem ou o orientam para a realização do cuidado.

Os modelos de cuidados de enfermagem mostram-se como tecnologias que podem produzir novas tecnologias, sejam elas leves, leve-duras ou duras, que englobam um conjunto de conhecimentos para qualificar e aprimorar a práxis da enfermagem. Como exemplo, o Ministério da Saúde lança desafios para os técnicos de enfermagem, como a tecnologia de acolhimento e a classificação de risco em saúde, desenvolvida em 2004. Esse procedimento acabou com as filas por ordem de chegada para dar lugar às necessidades dos usuários.

Hoje em dia, essa tecnologia de classificação de risco tem sido adotada tanto nas redes públicas como no setor privado, em todos os tipos de atenção à saúde. Outro fator importante nos dias atuais é perceber que o que liga o sujeito ao cuidado é o **vínculo**.

>> Métodos de comunicação terapêutica na prestação da assistência

A **comunicação** é um dos instrumentos básicos do cuidar em enfermagem, seja ela diretamente com o paciente ou no preparo de qualquer atividade do cotidiano da prática ou da vida. Para essa habilidade, são utilizadas a percepção e as formas de comunicação verbalizadas ou não dos pacientes, além de diversos sentidos, como:

- tato;
- olfato;
- audição;
- visão.

A comunicação é o processo de transmitir a informação e gerar compreensão de um indivíduo para outro. É importante destacar que, se não houver interesse e compreensão pelo outro, não acontece a comunicação, pois ela não se efetivou. A **comunicação verbal** é realizada por escrito e devidamente documentada por meio de protocolo, mas é composta pela palavra. A **comunicação não verbal** ocorre na troca de sinais como olhar, gesto, postura e mímica (Quadro 2.2).

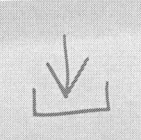

>> **DEFINIÇÃO**
Conceitua-se **tecnologia em enfermagem** como a aplicação sistemática de conhecimentos científicos para facilitação do processo de melhor atendimento aos indivíduos.

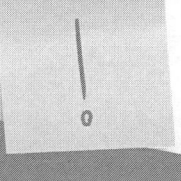

>> **IMPORTANTE**
A palavra-chave para os profissionais de enfermagem é **cuidado**. Não existe paciente fora da terapêutica do cuidado.

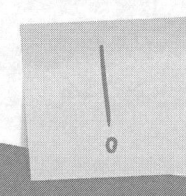

>> **IMPORTANTE**
A classificação de risco é um processo dinâmico de identificação dos pacientes que necessitam de tratamento imediato, de acordo com:
- potencial de risco;
- agravos à saúde;
- grau de sofrimento.

Quadro 2.2 » Tipos de comunicação

Comunicação verbal	• Comunicação oral: ordens, pedidos, conversas, debates, discussões. • Comunicação escrita: cartas, telegramas, bilhetes, letreiros, cartazes, livros, folhetos, jornais ou revista.
Comunicação não verbal	• Comunicação por mímica: muito realizada com paciente com limitações da fala ou deficiência auditiva – utilizam-se os gestos das mãos, do corpo, da face e até mesmo caretas para trocar informações, mantendo a interlocução. • Comunicação pelo olhar: os indivíduos costumam se entender pelo olhar. • Comunicação pela postura: o modo como o indivíduo se senta, o corpo inclinado para trás ou para frente, até mesmo a posição dos pés. Na maioria das vezes, trata-se do subconsciente transmitindo uma mensagem. • Comunicação por gestos: pode ser voluntária, como um beijo ou um cumprimento, mas também involuntária, como, por exemplo, mãos que não param de rabiscar ou de mexer em algo, o que é sinal de tensão e/ou nervosismo.

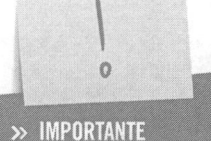

> **» IMPORTANTE**
> A ferramenta da comunicação não deve ser entendida como uma simples troca de mensagens. A comunicação é uma ação planejada e individualizada. Ela facilita a troca e auxilia o profissional na identificação das necessidades dos pacientes.

É pela comunicação que os indivíduos podem expressar o que e como são, relacionar-se e satisfazer suas necessidades. Essa interação pode influenciar diretamente o comportamento dos indivíduos, que reagirão com base em suas crenças, valores, história de vida, cultura e visão de mundo. Por isso, o relacionamento entre o técnico de enfermagem e o paciente adquire grande importância no processo de cuidar.

A comunicação é um processo que pode ser utilizado como instrumento de ajuda terapêutica. Para tanto, o técnico de enfermagem deve adquirir conhecimentos fundamentais sobre as bases teóricas da comunicação e criar habilidades de relacionamento interpessoal para agir positivamente na assistência ao paciente. Para que a comunicação possa fluir, a equipe de enfermagem deve:

- saber escutar;
- falar quando necessário;
- dar abertura para realização de perguntas;
- ser honesta e ética;
- mostrar respeito;
- dispensar tempo suficiente para a conversa;
- mostrar-se interessada pelo outro.

No decorrer da comunicação em suas etapas, podem ocorrer perturbações que prejudicam o processo, as quais são denominadas **ruídos**.

Além dessas dificuldades, existem outras que interferem no processo de comunicação, como as barreiras tecnológicas, psicológicas e de linguagem. Essas barreiras constituem verdadeiros ruídos na comunicação. As **barreiras tecnológicas** resultam de defeitos ou interferências nos canais de comunicação. São normalmente de natureza material, ou seja, resultam de problemas técnicos, como, por exemplo, uma televisão com ruído.

As **barreiras de linguagem** podem surgir em razão de gírias, regionalismos, dificuldades de verbalização e de escrita, gagueira, etc. As **barreiras psicológicas** provêm das diferenças individuais e podem ter origem em diversos aspectos do comportamento humano, tais como:

- seletividade: o emissor só ouve o que é do seu interesse ou o que coincida com a sua opinião;
- egocentrismo: o emissor ou o receptor não aceita o ponto de vista do outro ou corta a palavra do outro, demonstrando resistência para ouvir;
- timidez: a inibição de um indivíduo em relação ao outro pode causar gagueira ou voz baixa, quase inaudível;
- preconceito: ocorre a percepção indevida das diferenças socioculturais, raciais, religiosas, hierárquicas, de gênero, atitudes homofóbicas, entre outras;
- descaso: há indiferença para com as necessidades do outro.

> **» DEFINIÇÃO**
> Ruído é uma perturbação indesejável em qualquer processo de comunicação que pode provocar perdas ou desvios na mensagem. É tudo aquilo que afeta a transmissão das informações, ou seja, é um conjunto de barreiras, obstáculos, acréscimos, erros e distorções que prejudicam a compreensão da mensagem, seja ela sonora, visual, escrita, etc.

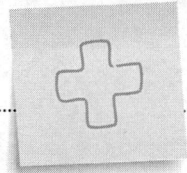

» CASO CLÍNICO

Ao cuidar de um paciente politraumatizado, que refere fortes dores nos membros inferiores, o técnico de enfermagem administrou a medicação prescrita ao paciente, que voltou a ter a mesma queixa após 15 minutos, manifestando-a de tempos em tempos. No meio do plantão, o profissional irritou-se, dizendo então que era "impossível estar com dor, uma vez que já havia feito todos os analgésicos possíveis". Agora, teria que aguentar.

Identifique o que prejudicou a comunicação entre paciente e profissional.

» Ambiente de trabalho positivo

O **ambiente de trabalho** é composto não somente de sua infraestrutura física e técnica, mas também dos indivíduos que o utilizam. São as pessoas que fazem a diferença, que contribuem ou não para um ambiente saudável e desejável. Assim, as atitudes são vitais para a mudança de um ambiente organizacional. Além disso, os gestores possuem uma influência decisiva na obtenção de um ambiente altamente positivo, por intermédio:

- da definição das políticas de recursos humanos;
- do que pode e não pode ser realizado;
- da oferta de condições físicas adequadas;
- do estímulo frequente à integração dos indivíduos e das equipes, pela clareza nas metas e nos objetivos;
- da transparência incondicional no que tange às comunicações e decisões empresariais.

Para a saúde, o ambiente de trabalho é prejudicado pelas suas características peculiares, podendo gerar conflitos. Por exemplo, se a equipe estiver rindo e feliz, mas a clientela estiver em sofrimento, isso pode gerar outro entendimento para a cena. Assim, devem-se buscar na administração alguns subsídios que possam ser utilizados para tornar o ambiente de trabalho agradável e positivo:

- os indivíduos estão cooperando e não competindo;

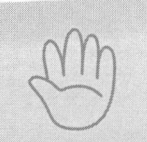

> **» ATENÇÃO**
> É preciso muito cuidado para evitar os ruídos na comunicação, ou seja, é necessário reconhecer os elementos que podem complicar ou impedir o perfeito entendimento das mensagens. Deve-se evitar a subjetividade de algumas mensagens, pois, muitas vezes, o emissor tem uma compreensão diferente da que foi captada pelo receptor.

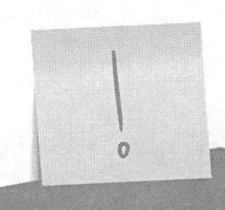

- o mau-humor, o pessimismo e a desesperança são rigorosamente combatidos, até porque, qualquer que seja a situação, tais sentimentos não resolvem o problema;
- a expressão é livre e franca, na linha horizontal e vertical da hierarquia;
- todos têm um volume de trabalho considerável e, mesmo assim, ajudam uns aos outros em prol da maior eficiência do grupo;
- cada um é respeitado e respeita os demais;
- tudo isso deve conter uma boa dose de humanidade, de intimidade e de informalidade nas relações para atingir os melhores resultados.

Na enfermagem, em particular por se trabalhar em regime de plantão, passam-se muitas horas do dia no trabalho, motivo pelo qual a qualidade do ambiente profissional tem grande impacto na qualidade de vida. Ser um indivíduo positivo e estar satisfeito com o que se faz também são ingredientes saudáveis para a qualidade do ambiente e da vida.

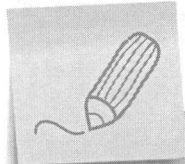

>> **IMPORTANTE**
É importante ressaltar que comportamentos como seletividade, egocentrismo, timidez, preconceito e descaso não podem fazer parte do exercício da enfermagem. Caso existam, podem gerar conflitos e ações judiciais.

>> Agora é a sua vez!

3. Qual é a importância da tecnologia do cuidado para a integração dos serviços de enfermagem?
4. Durante o processo de comunicação, algumas dificuldades podem prejudicar a interação entre profissional e paciente. Quais são essas dificuldades?
5. Cite alguns aspectos que devem ser considerados para que o ambiente de trabalho seja agradável e positivo?

Respostas no ambiente virtual de aprendizagem: www.grupoa.com.br/tekne.

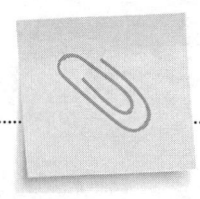

>> JUNTANDO TUDO

Este capítulo buscou compreender o significado do cuidar como instrumento essencial do trabalho da equipe de enfermagem, identificando os métodos de comunicação terapêutica mais adequados para a prestação da assistência humanizada de enfermagem. Além disso, buscou desenvolver as habilidades humanísticas por meio do cuidado do outro e de si mesmo no cotidiano do exercício da profissão.

REFERÊNCIAS

BOFF, L. *Saber cuidar*: ética do humano, compaixão pela terra. Petrópolis: Vozes, 1999.

BRASIL. Ministério da Saúde. Secretaria de Atenção à Saúde. *Política Nacional de Humanização*: formação e intervenção. Brasília: MS, 2010. (Cadernos HumanizaSUS, 1).

BRASIL. Ministério da Saúde. Secretaria-Executiva. Núcleo Técnico da Política Nacional de Humanização. *HumanizaSUS*: acolhimento com avaliação e classificação de risco: um paradigma ético-estético no fazer em saúde. Brasília: MS, 2004.

CONSELHO REGIONAL DE ENFERMAGEM DO RJ. *História da enfermagem*. Rio de Janeiro: COREN-RJ, [2000]. Disponível em: <http://www.medicinaintensiva.com.br/enfermagem-historia.htm>. Acesso em: 26 nov. 2012.

KOERICH, M. S. et al. Tecnologias de cuidado em saúde e enfermagem e suas perspectivas filosóficas. *Texto & Contexto Enfermagem*, Florianópolis, v. 15, p. 178-85, 2006.

LEITURAS RECOMENDADAS

PEDUZZI, M.; ANSELMI, M. L. O processo de trabalho de enfermagem: a cisão entre planejamento e execução do cuidado. *Revista Brasileira de Enfermagem*, Brasília, v. 55, n. 4, p. 392-398, jul./ago. 2002.

ROCHA, P. K. et al. Cuidado e tecnologia: aproximações através do modelo de cuidado. *Revista Brasileira de Enfermagem*, Brasília, v. 61, n. 1, p. 113-116, jan./fev. 2008.

RODRÍGUEZ, E. O.; TREVIZAN, M. A; SHINYASHIK, G. T. Reflexões conceituais sobre comprometimento organizacional e profissional no setor saúde. *Revista Latino-Americana de Enfermagem*, Ribeirão Preto, v. 16, n. 3, p. 484-488, maio/jun. 2008.

RUTHES, R. M.; CUNHA, I. C. K. O. Entendendo as competências para aplicação na enfermagem. *Revista Brasileira de Enfermagem*, Brasília, v. 61, n. 1, p. 109-12, jan./fev. 2008.

SALES, C. A. Compreendendo a linguagem de discentes de enfermagem sobre o cuidado. In: SIMPÓSIO BRASILEIRO DE COMUNICAÇÃO EM ENFERMAGEM, 8., 2002. *Anais...* [S. l.: s. n.], 2002.

SILVA, D. C.; ALVIM, N. A. T.; FIGUEIREDO, P. A. Tecnologias leves e cuidado em enfermagem. *Escola Anna Nery Revista de Enfermagem*, Rio de Janeiro, v. 12, n. 2, p. 291-298, jun. 2008.

SOUZA, M. L. et al. O cuidado em enfermagem: uma aproximação teórica. *Texto & Contexto Enfermagem*, Florianópolis, v. 14, n. 2, p. 266-270, abr./jun. 2005.

SOUZA, M. L.; SARTOR, V. V. B.; PRADO, M. L. Subsídios para uma ética da responsabilidade em enfermagem. *Texto & Contexto Enfermagem*, Florianópolis, v. 14, n. 1, p. 75-81, jan./mar. 2005.

WALDOW, V. R; LOPES, M. J. M.; MEYER, D. E. *Maneiras de cuidar, maneiras de ensinar*. Porto Alegre: Artmed, 1998.

capítulo 3

Higienização das mãos como prática essencial de saúde

A enfermagem é uma profissão na qual, durante as 24 horas de trabalho, fica-se muito próximo ao paciente. Como mencionado no Capítulo 2, o cuidado é o fundamento de sua ação. Cuida-se da saúde, do ambiente e da segurança de indivíduos; por isso, uma das maiores preocupações da equipe de enfermagem é fazer desse cuidar uma prática segura que não prejudique aqueles que estão sob a sua responsabilidade.

Competência

Adotar ações de enfermagem com segurança, livre de riscos, a partir da compreensão da epidemiologia das infecções hospitalares, respeitando as normas de precaução.

Objetivos de aprendizagem

» Reconhecer a epidemiologia das infecções hospitalares e sua relação com as práticas inseguras de higienização das mãos;

» Identificar a importância da higienização das mãos para o controle de infecções e redução da morbimortalidade em unidades de saúde;

» Desenvolver um procedimento de higienização simples para remover os microrganismos que colonizam a pele e as demais impurezas.

>> Introdução

O destaque dado ao hábito saudável de higienização das mãos deve-se aos índices elevados de **infecções hospitalares**. Considerada um dos maiores problemas dos serviços de saúde – por ser transmitida por pessoas, objetos ou equipamentos contaminados –, a infecção hospitalar tem como principais fontes de transmissão as mãos dos profissionais de saúde. Elas servem de veículo para os microrganismos, que podem migrar de uma área topográfica para outra no mesmo paciente ou de um paciente a outro, além de comprometer a saúde dos próprios profissionais e, por vezes, de seus familiares (Figura 3.1).

Assim, a lavagem das mãos representa para todos uma prática aprendida nos tempos de criança, quando as mães lembravam insistentemente que era preciso lavar as mãos, antes e depois da manipulação dos alimentos, antes das refeições, ao tocar a terra, ao usar o banheiro, etc. Portanto, em casa ou no trabalho, lavar as mãos é um procedimento simples, rápido e eficiente – desde que realizado de forma correta.

A **higienização das mãos** é a principal estratégia para a prevenção e o controle da contaminação. Nos ambientes de saúde, a observância desse hábito diminui expressivamente os níveis de infecções hospitalares. Deve ser uma ação rotineira, mas sua negligência é um risco tanto para quem cuida como para quem é cuidado.

>> PARA REFLETIR

A lavagem das mãos é o mesmo que higienização das mãos? No campo da saúde, o primeiro termo foi substituído por higienização das mãos em razão da abrangência desse procedimento. Lavar as mãos com sabão e água no domicílio é diferente de higienizar as mãos quando se cuida de alguém em uma unidade de saúde. Segundo a Agência Nacional de Vigilância Sanitária (Anvisa), de acordo com sua finalidade, a técnica de higienização das mãos pode ser:

- higienização simples das mãos;
- higienização antisséptica das mãos;
- fricção de antisséptico nas mãos;
- antissepsia cirúrgica ou preparo pré-operatório das mãos.

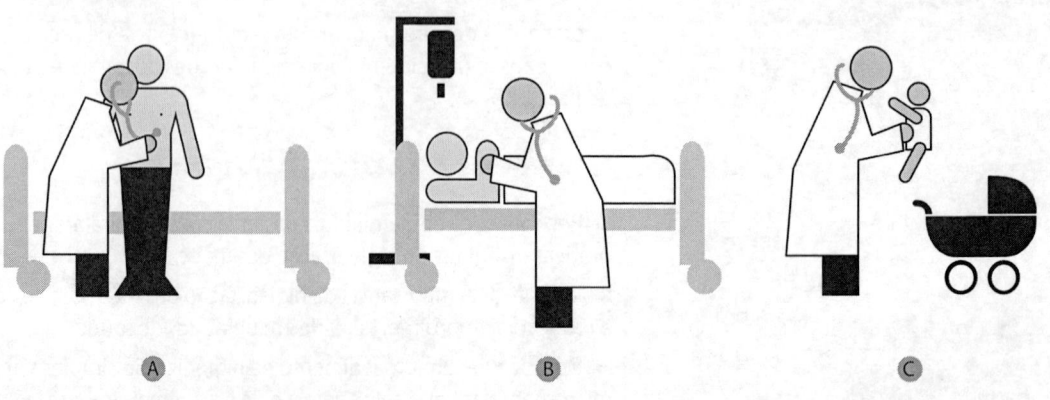

Figura 3.1 (A e B) Profissional examinando o paciente no hospital. (C) Profissional chegando em casa e pegando o filho no colo.
Ilustração: Gilnei Cunha.

» Visualizando o invisível

É difícil encontrar hoje algum profissional ou estudante da área de saúde que ainda não tenha noção da relação dessa prática com os índices de infecção hospitalar, mas, de qualquer forma, é bom lembrar e reforçar, pois pode existir algum cético que não acredite nisso. Afinal, os microrganismos não são vistos a olho nu e normalmente, ao olhar para as mãos, elas parecem limpas.

> ### » PARA REFLETIR
>
> Como desafio, passe um pouco de tinta guache nas mãos, deixe secar e depois lave. Você verá que, mesmo friccionando as mãos, só depois de muito tempo a tinta sai totalmente.

Da mesma forma que a tinta, os microrganismos que colonizam a palma das mãos, patogênicos ou não, podem permanecer aderentes à superfície da mão. Para a enfermagem, isso é preocupante pelas características do processo de trabalho, que exige proximidade e toque. Ao cuidar, toca-se nas pessoas, no mobiliário e em utensílios, o que requer a observância dos tempos corretos de higienização das mãos, a fim de que não sirvam de veículo de contaminação. A Figura 3.2 indica os momentos mais significativos para a higienização das mãos pelo profissional de saúde durante a prática de enfermagem.

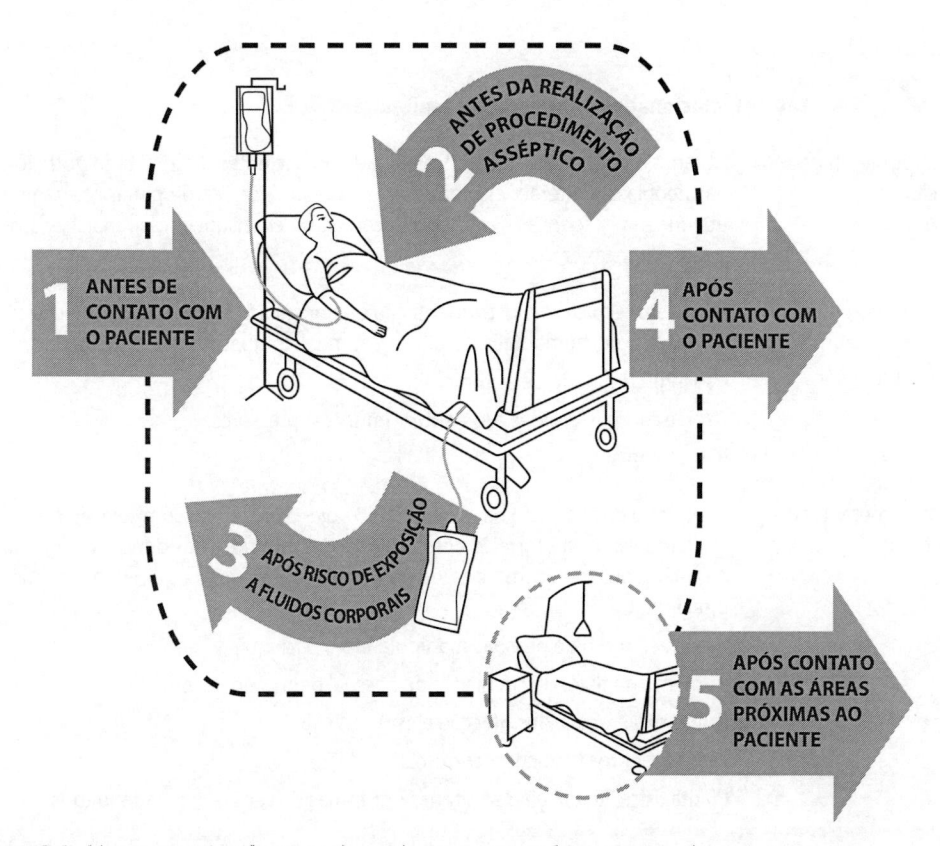

Figura 3.2 Momentos significativos do cuidar que exigem higienização das mãos.
Fonte: Tanure e Pinheiro (2010).

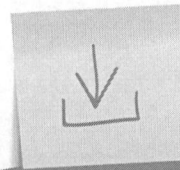

> **DEFINIÇÃO**
> Infecção hospitalar é aquela adquirida após a internação ou mesmo após a alta, quando estiver relacionada à internação ou ao procedimento hospitalar.

A ocorrência das infecções hospitalares é caracterizada pela dinâmica dos processos desenvolvidos na instituição:

- tipo de pacientes admitidos;
- fatores de risco a que os pacientes são expostos;
- características dos patógenos predominantes na instituição;
- qualidade da assistência dispensada;
- medidas de controle de infecção.

Como exemplo, infecções do trato urinário, infecções da ferida cirúrgica, pneumonias e bacteriemias primárias representam 80% das infecções hospitalares.

» Fatores relacionados às infecções hospitalares

Os fatores relacionados às infecções hospitalares são inerentes ao paciente, à agressão diagnóstica e terapêutica e ao ambiente hospitalar (Quadro 3.1).

» Importância da higienização das mãos

A pele consiste no revestimento externo do organismo, indispensável à vida, pois isola componentes orgânicos do meio exterior, além de impedir a agressão de agentes externos de qualquer natureza e de evitar a perda de água, eletrólitos e outras substâncias do meio interno.

Quadro 3.1 » Fatores relacionados às infecções hospitalares

Fatores inerentes ao paciente	Abrangem as condições e suscetibilidade do paciente: idade, estado nutricional, neoplasias, alterações bioquímicas e metabólicas, cardiopatias congênitas, queimaduras, doenças hematopoiéticas, diabetes, insuficiência renal, hepatopatias, doenças crônicas.
Fatores inerentes à agressão diagnóstica e terapêutica	Envolvem técnicas de instrumentação diagnóstica e terapêutica, como cateterismo, punção, hemodiálise, diálise peritoneal, traqueostomia, entre outras. Uso indiscriminado de antimicrobianos. Uso de corticosteroides e/ou outros imunossupressores. Radioterapia.
Fatores inerentes ao ambiente hospitalar	Ocorrem pela alteração na ecologia microbiana hospitalar com seleção de microrganismos multirresistentes, que são transmitidos aos doentes por meio das mãos, dos medicamentos, de germicidas, alimentos e equipamentos hospitalares. Grande número de pessoas manipulando o paciente. Aumento do fluxo de circulação de pessoal dentro do hospital. Falhas na assepsia, desinfecção e esterilização. Procedimentos técnicos incorretos. Planta física, instalações sanitárias e sistemas de ventilação inadequados.

Ela também oferece proteção imunológica, faz a termorregulação, propicia a percepção e tem função secretória. Além disso, a pele não é estática, e seu dinamismo mantém seu turgor e sua elasticidade.

Devido à sua localização externa, a pele é constantemente exposta aos diversos tipos de microrganismos ambientais. Com isso, a pele do ser humano é colonizada por diferentes tipos de bactérias e fungos. Um estudo sobre a quantificação da microbiota da pele dividiu as bactérias isoladas das mãos em duas categorias: transitória e residente.

A **microbiota transitória**, que coloniza a camada superficial da pele, sobrevive por curto período de tempo e é passível de remoção pela higienização simples das mãos, com água e sabão, por meio de fricção mecânica. É frequentemente adquirida por profissionais de saúde durante o contato direto com os pacientes (colonizados ou infectados), ambiente, superfícies próximas ao paciente, produtos e equipamentos contaminados.

A microbiota transitória consiste em microrganismos não patogênicos ou potencialmente patogênicos, como bactérias, fungos e vírus, que raramente se multiplicam na pele. No entanto, alguns podem provocar infecções devido ao manuseio inadequado durante a prática da assistência à saúde. Por exemplo, a utilização de torneiras que não precisam ser tocadas diminui o risco de recontaminação das mãos após a higienização (Figura 3.3).

A **microbiota residente**, que está aderida às camadas mais profundas da pele, é mais resistente à remoção apenas por água e sabão. As bactérias que compõem essa microbiota (p. ex., estafilococos coagulase-negativos e bacilos difteroides) são agentes menos prováveis de infecções veiculadas por contato. Além das microbiotas residente e transitória, existe um terceiro tipo de microbiota das mãos, denominada **microbiota infecciosa**. Nesse grupo, podem ser incluídos microrganismos de patogenicidade comprovada, que causam infecções específicas, como:

- abscessos;
- panarício;
- paroníquia;
- eczema infectado das mãos.

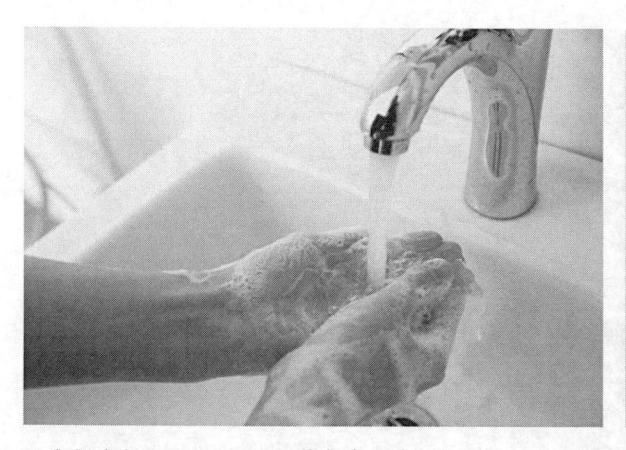

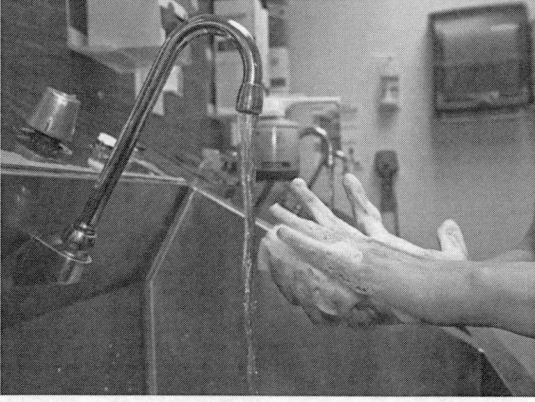

Figura 3.3 Acionamento com célula fotoelétrica. Acionamento por pedal/pé.
Fonte: Shutterstock.

> **DICA**
> Não tenha medo de tocar nas pessoas ou nas superfícies. Não se fixe na possibilidade de adquirir alguma doença. Apenas não se descuide do hábito saudável de lavar as mãos.

Staphylococcus aureus e estreptococos beta-hemolíticos são as espécies mais encontradas na microbiota infecciosa. Cabe lembrar ainda que fungos (p. ex., *Candida* spp.) e vírus (p. ex., vírus da hepatite A, B, C; vírus da imunodeficiência humana [HIV]; vírus respiratórios; vírus de transmissão fecal-oral como rotavírus; grupo herpes como varicela, vírus Epstein-Barr e citomegalovírus) podem colonizar, de forma transitória, a pele, principalmente polpas digitais após o contato com pacientes ou superfícies inanimadas, podendo ser transmitidos ao hospedeiro suscetível.

A Portaria nº 2.616, de 12 de maio de 1998, do Ministério da Saúde, e a RDC nº 50, de 21 de fevereiro de 2002, da Anvisa, estabelecem as ações mínimas que devem ser adotadas nas instituições de saúde com vistas à redução da incidência das infecções. Entre essas ações, está a infraestrutura apropriada para que as pessoas que transitam nesse ambiente tenham acesso a lavatórios e/ou pias adequadas, destacando, assim, a importância da higienização das mãos.

As infecções nos serviços de saúde hoje são responsáveis diretas pelo aumento do custo hospitalar, pela maior ocupação dos leitos hospitalares, pelo afastamento social dos indivíduos acometidos, pelo aumento do índice de morbimortalidade e pelo afastamento de funcionários do trabalho. Por esse motivo, todos são responsáveis por adquirir essa habilidade e torná-la rotineira durante o fazer profissional, tendo em vista sempre a segurança da população atendida, seguindo os cinco momentos principais para a utilização da higienização das mãos (Figura 3.4).

Produtos utilizados na higienização das mãos

O Quadro 3.2 apresenta o espectro antimicrobiano e as características de agentes antissépticos utilizados para a higienização das mãos.

As formulações alcoólicas têm sido indicadas como produto de escolha para a higienização das mãos (RDC nº 42 de 25 de outubro de 2010), se não houver sujeira visível. Elas promovem a redução microbiana em menos tempo de aplicação e causam menos irritação do que o uso de água e sabão, além de facilitar a disponibilidade em qualquer área do serviço de saúde.

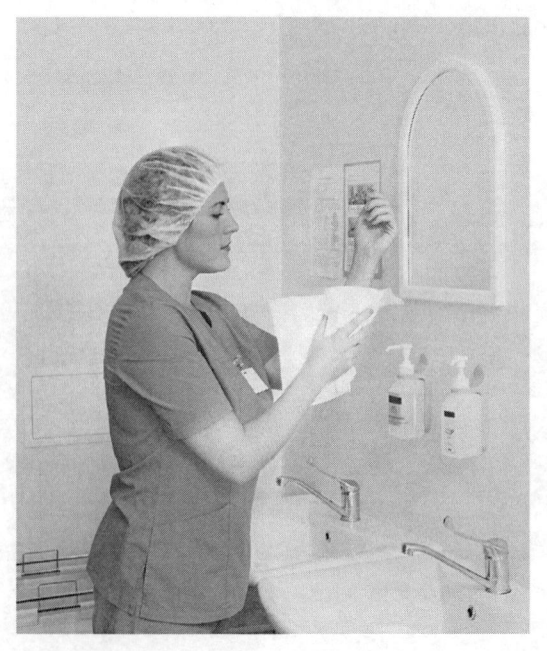

Figura 3.4 Higienização simples das mãos.
Fonte: Shutterstock.

Quadro 3.2 » **Agentes antissépticos utilizados para higienização das mãos**

Grupo	Bactérias gram-positivas	Bactérias gram-negativas	Micobactérias	Fungos	Vírus	Velocidade de ação	Comentários
Alcoóis	+++	+++	+++	+++	+++	Rápida	Concentração ótima: 70%; não apresenta efeito residual.
Clorexidina (2% ou 4%)	+++	++	+	+	+++	Intermediária	Apresenta efeito residual; raras reações alérgicas.
Compostos de iodo	+++	+++	+++	++	+++	Intermediária	Causam queimaduras na pele; irritantes quando utilizados na higienização antisséptica das mãos.
Iodóforos	+++	+++	+	++	++	Intermediária	Irritação de pele menor do que a de compostos de iodo. Apresentam efeito residual. Aceitabilidade variável.
Triclosan	+++	++	+	-	+++	Intermediária	Aceitabilidade variável para as mãos.

+++ excelente; ++ bom; + regular; – nenhuma atividade antimicrobiana ou insuficiente.

Fonte: Adaptado de CENTERS FOR DISEASE CONTROL AND PREVENTION. Guideline for hand hygiene in health-care settings: recommendations of the Healthcare Infection Control Practices Advisory Committee and HICPAC/SHEA/APIC/IDSA Hand Hygiene Task Force. MMWR v. 51, n. RR-16, p. 1-45, Outubro/2002.

A atividade antimicrobiana da **clorexidina** deve ser atribuída à ligação e à subsequente ruptura da membrana citoplasmática, resultando em precipitação ou coagulação de proteínas e ácidos nucleicos. A atividade antimicrobiana imediata ocorre mais lentamente do que os alcoóis, sendo considerada de nível intermediário, porém seu efeito residual, pela forte afinidade com os tecidos, torna a clorexidina a melhor escolha entre os antissépticos disponíveis.

A clorexidina apresenta boa atividade contra bactérias gram-positivas, menor atividade contra bactérias gram-negativas e fungos, mínima atividade contra micobactérias e não é esporicida. Tem atividade *in vitro* contra vírus envelopados (herpes simples, HIV, citomegalovírus, influenza e vírus sincicial respiratório), mas atividade substancialmente menor contra os vírus não envelopados.

A atividade antimicrobiana da clorexidina ocorre devido à penetração do iodo na parede celular, ocorrendo a inativação das células pela formação de complexos com aminoácidos e ácidos graxos insaturados, prejudicando a síntese proteica e alterando as membranas celulares.

O **iodóforo** tem atividade ampla contra bactérias gram-positivas e gram-negativas, bacilo da tuberculose, fungos e vírus (exceto enterovírus), possuindo também alguma atividade contra esporos. O iodóforo é rapidamente inativado em presença de matéria orgânica, como sangue e escarro, e sua atividade antimicrobiana também pode ser afetada por:

- pH;
- temperatura;
- tempo de exposição;

- concentração;
- quantidade/tipo de matéria orgânica;
- compostos inorgânicos presentes (p. ex., álcool e detergentes).

A ação antimicrobiana do **triclosan** ocorre pela difusão na parede bacteriana, inibindo a síntese da membrana citoplasmática, do ácido ribonucleico, de lipídeos e proteínas, resultando na inibição ou morte bacteriana. Ao escolher o produto para higienizar as mãos, o profissional deve considerar a necessidade de remover a microbiota transitória e/ou residente. Os produtos contendo antissépticos que exercem efeito residual na pele das mãos podem ser indicados nas situações em que há necessidade de redução prolongada da microbiota (cirurgia e procedimentos invasivos).

» Boas práticas de higienização das mãos

Para haver uma ótima atuação do profissional de enfermagem relativa às boas práticas de higienização das mãos, são necessários esforços de todos os membros da equipe de saúde, bem como dos seus gestores. Além da vontade de realizar o procedimento e do conhecimento individual, é preciso vontade política institucional referente ao fornecimento dos insumos necessários à prática de higiene das mãos. O material deve ser alocado o mais próximo possível do cuidado direto aos pacientes/familiares e/ou visitantes.

Essas adequações contribuem diretamente para a redução dos custos hospitalares, do tempo de hospitalização e do afastamento familiar, além de melhorar a qualidade do cuidado à clientela assistida, com a redução das infecções cruzadas e a consequente melhora da autoestima. O Quadro 3.3 apresenta os insumos necessários que não podem faltar nas unidades básicas de saúde (UBSs) para o desenvolvimento desse procedimento.

Entre os equipamentos necessários que não podem faltar nas UBSs para a higienização das mãos, está o **lavatório:** sempre que houver paciente (acamado ou não), examinado, manipulado, tocado, medicado ou tratado, é obrigatória a provisão de recursos para a higienização das

Quadro 3.3 » Insumos necessários para a higienização das mãos	
Água	Nos serviços de saúde, deve ser pura, sem partículas contaminantes, de acordo com as disposições da Portaria nº 518/GM, de 25 de março de 2004, que estabelece os procedimentos relativos ao controle e à vigilância da qualidade da água a ser consumida. Para tal, os reservatórios devem ser limpos e desinfetados, com realização de controle microbiológico semestral.
Sabão	O tipo mais apropriado é o líquido, porque seu recipiente é fechado e cada pessoa retira a quantidade necessária, dispositivo que diminui o risco de contaminação (ANVS nº 481, de 23 de setembro de 1999). Já o sabão em barra fica exposto e é utilizado por várias pessoas, o que favorece a colonização por bactérias e, em consequência, aumenta os riscos de infecções cruzadas.
Papel-toalha	O tipo deve ser suave, ter ótimas propriedades de secagem e não dispensar partículas. Deve-se utilizar, no máximo, duas folhas para evitar o desperdício e preservar o meio ambiente.
Lixeira para descarte do papel-toalha	O recipiente deve ter tampa articulada com acionamento de abertura sem a necessidade do uso das mãos.

mãos (por meio de lavatórios ou pias) para o uso da equipe de assistência. Nos locais de manuseio de insumos, amostras, medicamentos e alimentos, também é obrigatória a instalação de lavatórios/pias.

Os lavatórios ou pias devem possuir torneiras ou comandos que dispensem o contato das mãos para o fechamento. Deve ainda existir a provisão de sabão líquido, além de recursos para a secagem das mãos. No lavabo cirúrgico, o acionamento e o fechamento devem ocorrer com cotovelo, pé, joelho ou célula fotoelétrica. Para os ambientes que executem procedimentos invasivos, cuidados a pacientes críticos ou nos quais a equipe de assistência tenha contato direto com feridas, deve existir, além do sabão (já citado), a provisão de antisséptico junto às torneiras de higienização das mãos.

Para cada situação, o profissional deve escolher corretamente o produto, de forma a facilitar o seu trabalho e preservar a textura natural da sua pele. O Quadro 3.4 apresenta as indicações da Anvisa para que o procedimento de higienização das mãos seja efetivo.

Procedimento técnico de higienização das mãos

A finalidade da **higienização simples das mãos** é remover os microrganismos que colonizam as camadas superficiais da pele, assim como o suor, a oleosidade e as células mortas, retirando a sujidade propícia à permanência e à proliferação de microrganismos. O procedimento tem uma duração de 40 a 60 segundos (Figura 3.5).

> » **IMPORTANTE**
> Antes de iniciar qualquer uma dessas técnicas, é necessário retirar joias (anéis, pulseiras, relógio), pois, sob tais objetos, podem se acumular microrganismos.

Quadro 3.4 » **Indicações da Anvisa para eficácia da higienização das mãos**

Indicação do uso de água e sabão	Higienizar as mãos com água e sabão nas seguintes situações: quando as mãos estiverem visivelmente sujas ou contaminadas com sangue e outros fluidos corporais; ao iniciar e terminar o turno de trabalho; antes e depois de ir ao banheiro; antes e depois das refeições; antes do preparo de alimentos; antes do preparo e da manipulação de medicamentos.
Indicação do uso de preparações alcoólicas	Higienizar as mãos com preparação alcoólica (sob a forma gel ou líquida com 1 a 3% glicerina) quando elas não estiverem visivelmente sujas, em todas as situações descritas a seguir: antes do contato com o paciente; após o contato com o paciente; antes de realizar procedimentos assistenciais e manipular dispositivos invasivos; antes de calçar luvas para inserção de dispositivos invasivos que não requeiram preparo cirúrgico; após risco de exposição a fluidos corporais; ao mudar de um sítio corporal contaminado para outro, limpo, durante o cuidado ao paciente.

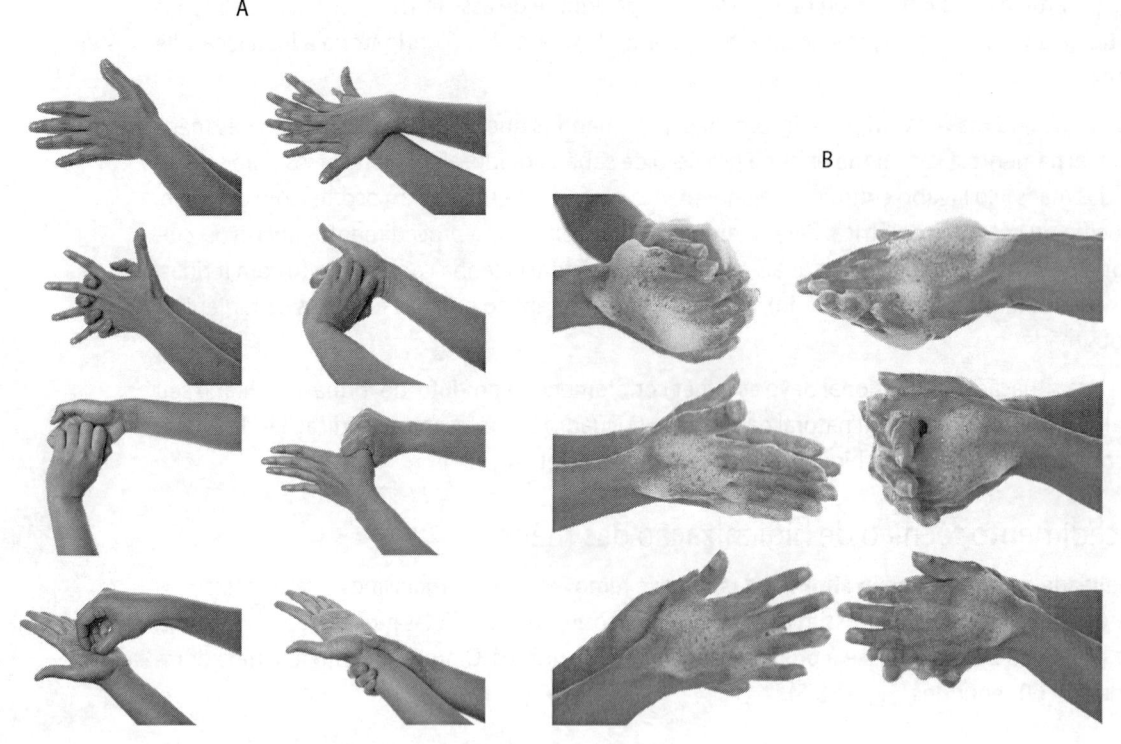

Figura 3.5 (A) Etapas da higienização das mãos com álcool a 70% e (B) com água e sabão.
Fonte: Shutterstock.

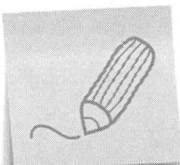

>> Agora é a sua vez!

1. Lavagem das mãos é o mesmo que higienização das mãos? Explique.
2. Qual é o produto de escolha para a higienização das mãos?
3. Cite os insumos necessários que não podem faltar nas UBSs para a prática de higienização das mãos.

Respostas no ambiente virtual de aprendizagem: www.grupoa.com.br/tekne.

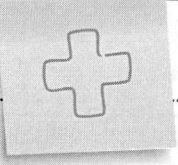

>> CASO CLÍNICO

S. R. H., de 65 anos, foi hospitalizado em uma unidade de terapia intensiva (UTI) com suspeita de infarto agudo do miocárdio. No momento da internação, não havia evidência clínica e/ou dado laboratorial de infecção. Passou 30 dias no hospital, foi submetido a cateterismo cardíaco, cateterismo gástrico e cateterismo vesical. No sétimo dia após a alta, apresentou febre e ardência ao urinar. Ao retornar ao hospital, foi constatada infecção urinária por *Escherichia coli*.

O que pode ter acontecido com esse paciente?

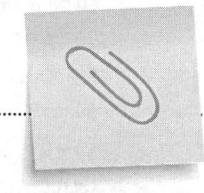

>> JUNTANDO TUDO

Este capítulo buscou reconhecer a epidemiologia das infecções hospitalares e sua relação com práticas inseguras de higienização das mãos, bem como a importância da higienização das mãos para o controle de infecções e redução da morbimortalidade em unidades de saúde. Além disso, buscou desenvolver o procedimento de higienização simples para remover os microrganismos que colonizam a pele e demais impurezas.

REFERÊNCIAS

AGÊNCIA NACIONAL DE VIGILÂNCIA SANITÁRIA. *Higienização das mãos em serviços de saúde*. Brasília: ANVISA, 2007. Disponível em: <http://www.anvisa.gov.br/hotsite/higienizacao_maos/index.htm>. Acesso em: 10 dez. 2012.

AGÊNCIA NACIONAL DE VIGILÂNCIA SANITÁRIA. *Resolução RDC nº 50, de 21 de fevereiro de 2002*. Dispõe sobre o Regulamento Técnico para planejamento, programação, elaboração e avaliação de projetos físicos de estabelecimentos assistenciais de saúde. Brasília: ANVISA, 2002.

AGÊNCIA NACIONAL DE VIGILÂNCIA SANITÁRIA. *Resolução RDC nº 42, de 25 de outubro de 2010*. Dispõe sobre a obrigatoriedade de disponibilização de preparação alcoólica para fricção antisséptica das mãos, pelos serviços de saúde do País, e dá outras providências. Brasília: ANVISA, 2010.

AGÊNCIA NACIONAL DE VIGILÂNCIA SANITÁRIA. *Resolução RDC nº 481, de 23 de setembro de 1999*. Estabelece os parâmetros de controle microbiológico para os produtos de higiene pessoal, cosméticos e perfumes conforme anexo dessa Resolução. Brasília: ANVISA, 1999.

BRASIL. Ministério da Saúde. *Portaria nº 2.616, de 12 de maio de 1998*. Dispõe sobre a regulamentação das ações de controle de infecção hospitalar no país. Brasília: MS, 1998.

BRASIL. Ministério da Saúde. *Portaria nº 518/GM, de 25 de março de 2004*. Estabelece os procedimentos e responsabilidades relativos ao controle e vigilância da qualidade da água para consumo humano e seu padrão de potabilidade, e dá outras providências. Brasília: MS, 2004. Disponível em: <http://dtr2001.saude.gov.br/sas/PORTARIAS/Port2004/GM/GM-518.htm>. Acesso em: 24 nov. 2013.

CENTERS FOR DISEASE CONTROL AND PREVENTION. Guideline for hand hygiene in health-care settings: recommendations of the healthcare infection control practices advisory committee and HICPAC/ SHEA/APIC/IDSA hand hygiene task force. *MMWR*, v. 51, n. RR-16, p. 1-45, 2002.

TANURE, M. C.; PINHEIRO, A. M. *SAE*: Sistematização da Assistência em Enfermagem: guia prático. 2. ed. Rio de Janeiro: Guanabara Koogan, 2010.

LEITURAS RECOMENDADAS

AGÊNCIA NACIONAL DE VIGILÂNCIA SANITÁRIA. *Resolução RDC nº 13, de 28 de fevereiro de 2007*. Aprova o regulamento técnico para produtos de limpeza e afins harmonizado no âmbito do Mercosul através da Resolução GMC nº 10/2004, que consta em anexo a presente Resolução. Brasília: ANVISA, 2007.

FONTANA, R. T. As infecções hospitalares e a evolução histórica das infecções. *Revista Brasileira de. Enfermagem*, Brasília, v. 59, n. 5, p. 703-706, set./out. 2006.

SANTOS, F. M.; GONÇALVES, V. M. S. Lavagem das mãos no controle da infecção hospitalar: um estudo sobre a execução da técnica. *Revista Enfermagem Integrada*, Ipatinga, v. 2, n. 1, p. 152-163, jul./ago. 2009.

capítulo 4

O ambiente terapêutico: unidade do paciente

Unidade de internação é o conjunto de elementos destinados à acomodação do paciente para o tratamento e/ou a recuperação nos diversos cenários da saúde. Ela deve conter enfermarias ou quartos com banheiros privativos, sala de utensílios ou expurgo, posto de enfermagem, copa, rouparia, local para descanso e banheiro para os funcionários.

Competência

Reconhecer a unidade do paciente como um ambiente terapêutico, que garante segurança e bem-estar para o paciente, família e equipe multidisciplinar.

Objetivos de aprendizagem

» Conhecer os aspectos que envolvem a segurança e o bem-estar do paciente no momento da admissão em uma unidade hospitalar;

» Proporcionar ao paciente um ambiente adequado à sua rápida recuperação;

» Oferecer à equipe de enfermagem condições para um bom desempenho de suas funções.

» Introdução

O paciente fica a maior parte do tempo no espaço entre o quarto/enfermaria e o posto de enfermagem, mas outros espaços destinados à equipe de saúde fornecem condições para que o cuidado a ser prestado seja efetivo e de qualidade. Além disso, a recepção do paciente na unidade de internação consiste em um processo de acolhimento, cujo primeiro contato entre paciente-profissional de saúde-família tem como prioridade estabelecer um vínculo de confiança e terapêutico.

Nesse momento, as normas da unidade de saúde devem ser apresentadas ao paciente e familiares, devendo-se discorrer sobre o direito de aceitar ou recusar qualquer procedimento do cuidar, desde que ele tenha sido esclarecido por um dos membros da equipe de saúde. É do interesse de todos que o paciente seja um sujeito do cuidar, participando ativamente das decisões relativas ao seu tratamento.

Para entrar na unidade do paciente, é preciso passar pelo serviço de internação, que, no processo de admissão, colhe as primeiras informações. Trata-se de uma porta de entrada que deve ter profissionais que recepcionem de forma acolhedora, além de um aspecto limpo, confortável e agradável. A primeira apresentação pode ser o início de um tratamento bem-sucedido.

» Certezas e incertezas em um hospital

Qualquer indivíduo, ao entrar em um hospital, traz algumas incertezas sobre o diagnóstico, o sucesso do tratamento e, principalmente, sobre o processo de viver ou morrer. Muitas dúvidas passam pela cabeça do paciente. Alguns querem saber detalhes sobre a dinâmica do hospital, enquanto outros preferem se distanciar, deixando que alguém da família faça os questionamentos necessários à sua estadia nesse ambiente. Uma das perguntas recorrentes é sobre onde deixar os pertences, ou seja, se podem ficar com o paciente ou se é melhor levá-los para casa.

» Cuidados com os pertences dos pacientes

O cuidado com os pertences do paciente deve ser considerado uma importante ação de enfermagem. Nos casos de internação prolongada ou não, o indivíduo pode portar objetos pessoais – como relógios, pulseiras, brincos, colares, carteiras com dinheiro, anéis, próteses dentárias, roupas, calçados, cartões de crédito e outros acessórios –, que devem ser guardados em locais próprios e de responsabilidade da unidade de internação ou de quem o atendeu primeiro, como por exemplo:

- serviços de emergência, como o Serviço de Atendimento Móvel de Urgência (SAMU);
- clínica da família;
- hospital geral/hospital especializado;
- unidade de pronto atendimento.

As unidades devem possuir cofres ou setores apropriados para o recebimento desse tipo de material. A enfermagem deve relacionar os pertences em duas vias e armazená-los em sacos plásticos devidamente identificados com o número do prontuário, nome do paciente, enfermaria/quarto e leito de permanência hospitalar. Em caso de transferência de unidade hospitalar ou de enfermaria, na presença da família, deve ser assinada a segunda via e arquivada em local previamente determinado para comprovação futura, se necessário (Figura 4.1).

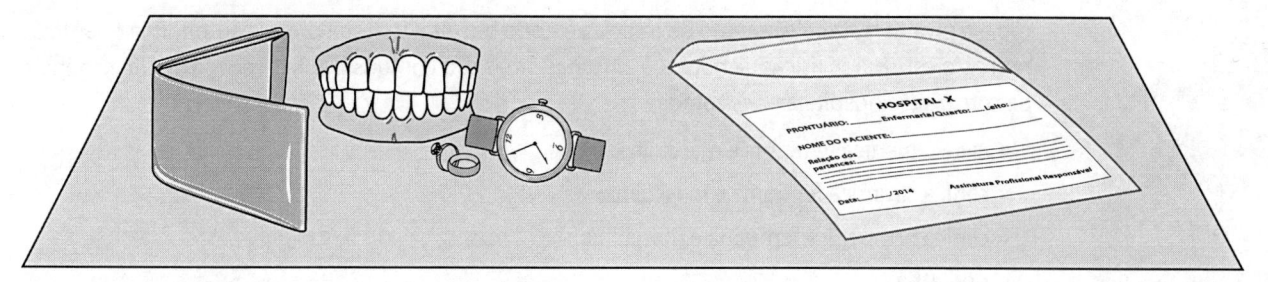

Figura 4.1 Arrolamento dos pertences do paciente.
Ilustração: Gilnei Cunha.

» Unidade de internação

A unidade de internação vai apresentar alterações na área física dependendo da forma de agrupar os pacientes, o que pode ser feito em quartos individuais, boxes (mais apropriados para os setores fechados) ou enfermarias, de acordo com o tipo de complexidade e as especialidades, como a unidade de terapia intensiva (UTI) e a ortopedia. Já a unidade do paciente é o conjunto de espaço e móveis destinados ao cuidado direto ao paciente, devendo conter, entre outros, os itens apresentados no Quadro 4.1.

A unidade do paciente deve apresentar facilidades adequadas à prestação da assistência de enfermagem de qualidade. O ambiente hospitalar será sempre considerado por pacientes e familiares um local estranho e desconfortável, local onde se trabalha com um dos aspectos mais sensíveis do ser humano: a saúde. Por isso, deve-se fazer do ambiente o mais agradável e harmônico possível, até mesmo incentivando o relacionamento interpessoal entre os pacientes de uma mesma enfermaria/quartos ou formando grupos de interesses e fragilidades.

A enfermagem existe para atender (e não servir) às necessidades de saúde de indivíduos, famílias e comunidades quando em risco de saúde. Entende-se aqui que a saúde não é de responsabilidade apenas pessoal, e sim um conjunto de ações públicas, políticas, sociais e individuais para a preven-

Quadro 4.1 » **Itens da unidade do paciente**

Mobiliários	Cama hospitalar com colchão
	Mesa de refeição
	Mesa de cabeceira equipada com comadre e/ou patinho e material de higiene pessoal
	Cadeira
	Escada com dois degraus
	Painel composto por saída de oxigênio (verde), saída de ar comprimido (cinza) e vácuo (amarelo)
	Roupas de cama
	Lata de lixo com tampa e pedal
	Armário para guardar pertences, como roupas
	Escova de dente
Comunicação	Campainha para entrar em contato com a equipe de enfermagem sempre que necessário

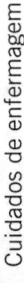

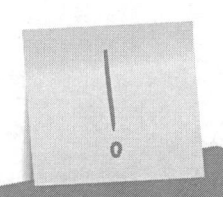

> **» IMPORTANTE**
> Entre os métodos para monitoramento da eficácia dos procedimentos de limpeza mais utilizados, está a inspeção visual das superfícies, porém, em âmbito hospitalar, ela não é um método confiável devido à quantidade de patógenos, fungos e bactérias existentes no ar ambiente.

> **» ATENÇÃO**
> A enfermagem deve se preocupar com os mobiliários mais próximos dos pacientes – como grades das camas, suportes de soro, monitores, etc. –, pois são os principais responsáveis pela maior parte das infecções.

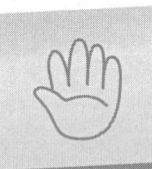

ção e o pronto restabelecimento do indivíduo. Todo hospital tem sua própria autonomia quanto às rotinas e estruturas físicas, sendo que algumas áreas são comuns por fazerem parte da exigência da construção hospitalar, tais como:

- clínica médica feminina e masculina;
- clínica cirúrgica feminina e masculina;
- clínica ortopédica feminina e masculina;
- pediatria.

A **limpeza hospitalar** na maioria das instituições não passa por processos de validação para medir sua real eficácia, o que resulta em riscos para pacientes e profissionais de saúde. Na visão de Ferreira e colaboradores (2011), a limpeza é rotineiramente monitorada por auditorias visuais. O uso da visão é um método de verificação mais estético do que quantificador de microrganismos existentes no ambiente.

Hoje em dia, estão disponíveis alguns métodos de controle para verificar a limpeza. Um deles é a aplicação de corante fluorescente às superfícies com a avaliação do corante residual após a limpeza. Para a determinação do número de colônias aeróbias, um organismo indicador é a detecção de trifosfato de adenosina (ATP).

A manutenção da limpeza no ambiente de cuidado deve ser entendida como um fator importante no controle das infecções e na segurança do paciente, pois as superfícies do ambiente hospitalar contaminadas são fatores de risco que contribuem para o aumento das doenças causadas por agentes patogênicos. O Quadro 4.2 apresenta a limpeza concorrente e a limpeza terminal.

Cabe salientar que a enfermagem é responsável pela limpeza dos materiais pertencentes ao cuidado de enfermagem, como bombas de infusão, monitores, oxímetros de pulso, ventiladores mecânicos, etc. Já o serviço de limpeza é responsável pela higienização de todos os tipos de pisos, paredes e mobiliários, incluindo cama, mesa de cabeceira, mesa de refeição, escada com dois degraus, cadeira, teto, entre outros.

Quadro 4.2 » Limpeza concorrente e limpeza terminal

Limpeza concorrente	Realizada diariamente, consiste na lavagem e desinfecção do mobiliário com a finalidade de proporcionar conforto, bem-estar e segurança aos pacientes, diminuindo o risco de infecção. Utiliza-se álcool a 70% e sabão se necessário.
	É o processo de limpeza diária de toda a unidade de saúde.
	É iniciado sempre da área mais limpa para a mais suja, do mais distante para o mais próximo, utilizando movimento único, em um só sentido, para a limpeza de todas as superfícies.
Limpeza terminal	É o procedimento de limpeza e/ou desinfecção de todas as áreas da unidade de saúde, com o objetivo de reduzir a sujidade e consequentemente a população microbiana, diminuindo a possibilidade de contaminação do ambiente hospitalar ou de cuidado.
	Esse tipo de limpeza é indicado sempre que houver alta, óbito, transferência ou permanência prolongada no leito pelo paciente.
	Se o leito continuar vago, não se deve dispor as roupas de cama e sim escrever dia e horário da limpeza.
	Quando o paciente der entrada no serviço de internação, deverá ser comunicado logo de imediato ao setor correspondente, para o preparo da cama aberta.

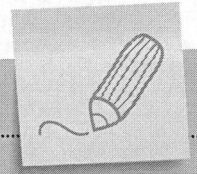

Agora é a sua vez!

1. Que cuidados com os pertences do paciente devem ser tomados pela equipe de enfermagem?
2. Diferencie a limpeza concorrente da limpeza terminal.

Respostas no ambiente virtual de aprendizagem: www.grupoa.com.br/tekne.

» Classificação das áreas físicas

A limitação das áreas com base nos riscos de contaminação serve de orientação para que todos que transitam dentro de uma unidade hospitalar observem as medidas de prevenção de risco a partir de medidas de proteção individual e coletiva. Existem três tipos de áreas:

- críticas;
- semicríticas;
- não críticas.

As **áreas críticas** são aquelas em que existe maior risco de infecção. Nelas, são realizados procedimentos assépticos e invasivos, ou são internados pacientes com sistema imunológico deprimido. Também são áreas que, por sua especificidade, não devem conter microrganismos, como, por exemplo, salas de cirurgias, centro obstétrico, UTI, sala de hemodiálise, UTI adulto, pediátrico e neonatal, laboratório de análises clínicas, banco de sangue, cozinha, lactário e lavanderia.

As **áreas semicríticas** são aquelas ocupadas por pacientes com doenças infecciosas de baixa transmissibilidade e doenças não infecciosas, isto é, áreas utilizadas por pacientes que não exijam cuidados intensivos ou de restrições, como, por exemplo, ambulatórios, enfermarias, quartos e berçários.

As **áreas não críticas** são todas as áreas hospitalares não ocupadas por pacientes, como, por exemplo, escritórios, depósitos, administração, direção de enfermagem, direção médica e departamento de gestão de pessoas.

» Organização da unidade do paciente

O ambiente de permanência do paciente deve ser limpo, acessível e esteticamente cuidado. Entre os equipamentos disponíveis nessa unidade, a **cama**, por ocupar um espaço considerável, requer um tratamento especial por parte da enfermagem. No hospital, o preparo da cama deve ser realizado com lençóis limpos, esticados e bem apresentados, com o objetivo de promover a saúde física e emocional do paciente.

Assim, a apresentação da cama hospitalar é um cartão de visita que reflete a qualidade dos serviços prestados naquele lugar, servindo de código sobre a dinâmica de ocupação do leito. A garantia de mecanismos para proporcionar a segurança ao paciente e dos indivíduos que circulam nesse espaço representa uma forma de diminuir os riscos de acidentes, principalmente aqueles relacionados às quedas. A prevenção está em atitudes simples, tais como:

- manter a grade da cama sempre elevada;
- instalar barras de segurança nos banheiros;
- impedir a circulação no quarto quando o chão estiver molhado ou delimitar a área, impedindo que as pessoas pisem e escorreguem;
- manter a campainha ao alcance do paciente, evitando que fique caída no chão;
- caso haja fios soltos, solicitar conserto ao serviço de manutenção;
- evitar que os objetos fiquem espalhados no chão do quarto ou que os equipamentos fiquem posicionados nas áreas de passagem para o banheiro.

Arrumação dos leitos hospitalares

No ambiente hospitalar ou de assistência de enfermagem, que pode ser domiciliar, os leitos são organizados de acordo com a finalidade vigente. Existem quatro tipos diferentes de arrumação de cama:

- cama aberta;
- cama fechada;
- cama com paciente acamado;
- cama de operado.

A **cama aberta** é preparada quando o leito está ocupado por pacientes que podem se locomover ou quando se aguarda a chegada de um novo paciente. Já a **cama fechada** é realizada sempre que o leito estiver vago, o que facilita sua liberação para nova internação. A **cama com paciente acamado**, impossibilitado de sair do leito, exige a presença de dois profissionais de enfermagem para a devida arrumação, a fim de garantir a segurança do paciente. Prepara-se a **cama de operado** quando o paciente é encaminhado ao setor de cirurgia ou quando se está aguardando o paciente em pós-operatório imediato. É mais realizada no setor de recuperação pós-anestésica (RPA). A Figura 4.2 apresenta alguns tipos de cama.

Algumas normas devem ser respeitadas por todos os integrantes das equipes de enfermagem, como estar sempre atento, pois o leito deve ser trocado quantas vezes forem necessárias de acordo com a solicitação e/ou necessidade do paciente. Além disso, deve-se organizar a cama de acordo com as finalidades mencionadas, podendo ser aberta, fechada, com paciente acamado ou operado.

É importante promover o arejamento do ambiente, abrindo portas e janelas ou de acordo com a rotina determinada pelo hospital. É essencial utilizar sempre lençóis limpos, secos, sem rugas/pregas ou migalhas, com o objetivo de minimizar a pressão dos ossos proeminentes sobre o colchão, diminuindo o risco das úlceras por pressão. Se for necessária a reutilização dos lençóis, deve-se esticar bem a roupa de cama, recolher as migalhas de pão ou biscoitos e os fios de cabelo.

Antes da arrumação do leito, o profissional deve solicitar a higienização do colchão e do travesseiro com álcool a 70% e verificar seu nível de conservação, solicitando a substituição sempre que necessário, tendo em vista a promoção e proteção da saúde dos pacientes. Cabe ressaltar que nunca

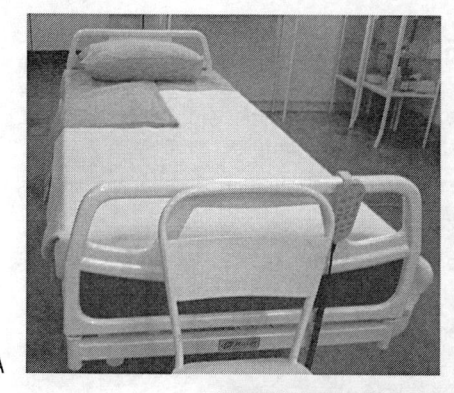

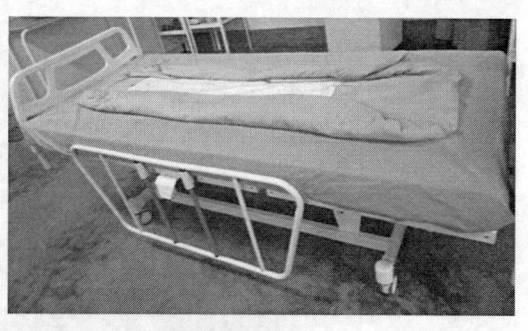

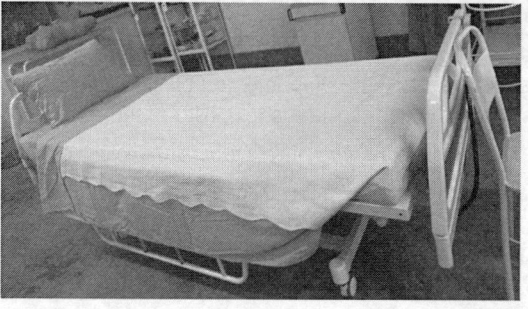

Figura 4.2 Exemplos de arrumação de cama: (A) cama aberta, (B) cama de operado e (C) cama fechada.
Fonte: As autoras.

se deve sacudir as roupas de cama e/ou encostá-las no chão. Para arrumação da cama aberta ou fechada, alguns materiais são necessários, tais como:

- toalha de banho;
- toalha de rosto;
- fronha;
- lençol protetor do colchão;
- impermeável;
- traçado;
- lençol protetor do paciente;
- cobertor;
- colcha;

A técnica de arrumação de cama fechada compreende inicialmente reunir todos os materiais. Em seguida, coloca-se a cadeira nos pés da cama, e o travesseiro é colocado sobre o assento da cadeira. As roupas de cama são então depositadas no espaldar da cadeira, respeitando a seguinte ordem:

- colcha;
- cobertor;
- lençol protetor do paciente;
- traçado;
- impermeável;
- lençol protetor do colchão.

O Quadro 4.3 apresenta as sequências para arrumação dos diferentes tipos de cama.

>> **IMPORTANTE**
Ao trocar a roupa de cama em qualquer circunstância, não se deve esquecer de realizar a desinfecção do colchão com álcool a 70%.

Quadro 4.3 » **Sequência para arrumação dos diferentes tipos de cama**

Cama fechada	Dispor o lençol protetor do colchão fazendo o canto da cabeceira, dos pés e lateral da cama. Estender o oleado e o traçado e prendê-los juntos.
	Colocar o lençol protetor do paciente deixando o barrado junto à cabeceira.
	O cobertor deve ficar a menos de 40 cm da cabeceira.
	Estender a colcha rente à cabeceira, prendendo junto as três peças nos pés da cama e deixando soltas as laterais.
	Colocar a fronha no travesseiro, deixando-o junto à grade da cabeceira.
	Colocar a cadeira no lugar, passar para o outro lado e repetir a sequência.
	Antes de sair, certificar-se de que deixou a unidade do paciente em ordem.
	Dobrar as roupas de cama no seguinte sentido: duas vezes no sentido da largura e uma vez no sentido do comprimento. Colocá-las no espaldar da cadeira com as pontas laterais voltadas para o lado oposto ao seu corpo.
	Quando não houver *hamper*, improvisar com a colcha que retirou da cama.
	Nunca dispor a roupa de cama no chão.
Cama aberta	Seguir a mesma sequência da cama fechada, deixando o lençol protetor do paciente virado sobre o cobertor e a colcha na parte da cabeceira. O travesseiro deverá ser colocado sobre a cama.
Cama com paciente acamado	Colocar as roupas de cama no espaldar da cadeira e virar o paciente para o lado oposto ao lado em que vai iniciar a técnica, sempre auxiliado por outro profissional da equipe de enfermagem.
	Dobrar as peças de modo a deixá-las expostas na metade do colchão e estender as roupas limpas seguindo a mesma sequência.
	Voltar o paciente para o lado limpo (a cama será terminada pelo outro profissional que está do outro lado) e retirar a roupa suja, colocando-a no *hamper*.
	Terminar a arrumação da cama, deixar a unidade em ordem e o paciente confortável.
Cama de operado	Nessa cama, as roupas deverão estar limpas e, se indicado, deve solicitar-se a limpeza da unidade.
	Em seguida, colocar as roupas de cama no espaldar da cadeira. O cobertor é obrigatório, e não opcional.
	Arrumar a cama respeitando a mesma sequência anterior.
	Ao término, deixar lateralmente uma dobra próxima à cabeceira de acordo com a possibilidade de entrada do paciente no leito.
	Deixar o travesseiro preso à cabeceira da cama ou no assento da cadeira, respeitando os princípios e o tipo de anestesia a que o paciente foi submetido.
	Deixar na unidade cuba rim, gazes, aparelho de pressão arterial, estetoscópio clínico e, ao lado da cama, o suporte de soro ou de parede.

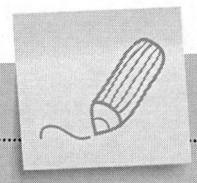

Agora é a sua vez!

3. Quais são os quatro tipos diferentes de arrumação de cama?

Respostas no ambiente virtual de aprendizagem: www.grupoa.com.br/tekne.

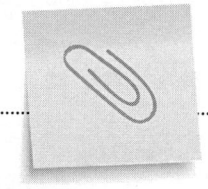

JUNTANDO TUDO

A unidade do paciente é um local que deve transmitir segurança e bem-estar. O foco de sua arrumação tem base no conforto, na prevenção de infecção/infestações, na segurança e na estética. No ambiente hospitalar, o profissional de enfermagem é o responsável pela preservação desses aspectos.

Apesar do distanciamento da equipe de enfermagem por ações desse tipo, hoje em dia, os princípios da hotelaria hospitalar vêm evidenciando que os detalhes da arrumação de uma unidade do paciente funcionam como uma carta de apresentação, diferenciando qualitativamente a unidade de saúde.

REFERÊNCIA

FERREIRA, A. M. et al. Condições de limpeza de superfícies próximas ao paciente em uma unidade de terapia intensiva. *Revista Latino-Americana de Enfermagem*, Ribeirão Preto, v. 19, n. 3, p. 557-564, maio/jun. 2011.

LEITURAS RECOMENDADAS

AGÊNCIA NACIONAL DE VIGILÂNCIA SANITÁRIA. *Segurança do paciente em serviços de saúde*: limpeza e desinfecção de superfícies. Brasília: ANVISA, 2010.

POTTER, P. A.; PERRY, A. G. *Guia completo de procedimentos e competências de enfermagem*. Rio de Janeiro: Elsevier, 2012.

capítulo 5

Medidas de higiene do paciente

O ambiente em que cada pessoa escolhe viver expressa suas características, que vão desde o posicionamento dos utensílios até a escolha por designs mais ou menos agressivos, porém muito próprios do indivíduo. Ao adoecer e precisar de um hospital, o indivíduo se depara com um ambiente de cores básicas e com cheiro peculiar, o qual transmite sensações de alegria, dor e morte. São experiências diferentes que interferem significativamente nas atitudes das pessoas que passam pelo hospital, mas uma coisa é certa: a maioria dos indivíduos quer distância do ambiente hospitalar ou, quando isso é inevitável, quer permanecer nele o menor tempo possível.

Competência

Realizar cuidados de higiene corporal com o paciente nos diversos cenários do cuidado, visando o conforto e o bem-estar físico, tendo como foco a superação de limitações e o estímulo ao autocuidado.

Objetivos de aprendizagem

» Reconhecer o ambiente hospitalar como espaço de promoção da ação terapêutica, considerando conforto, estética e prevenção de riscos.

» Reconhecer as práticas de higiene como estratégias fundamentais na promoção da saúde do indivíduo hospitalizado.

» Realizar os procedimentos técnicos com base na fundamentação teórica de cada etapa estabelecida.

>> Introdução

Hoje em dia, existe um grande empenho para tornar o ambiente hospitalar agradável e terapêutico, ou seja, mais próximo do conforto domiciliar. Desde a cor das paredes até a mobília escolhida, a tentativa é fazer a estética do ambiente transmitir uma sensação de bem-estar, sem arriscar a saúde do paciente. Mas nem sempre foi assim.

No século XVII, o hospital era visto como carceragem para excluir os pobres e doentes do convívio social. Na verdade, não havia a intenção da cura; eram cenários de morte, que iniciavam no momento do distanciamento desse doente de sua família e de todos os sentidos de cidadania.

No século XVIII, ocorreram mudanças com o advento da construção de hospitais militares, altamente disciplinares, para atender às mudanças de uma nova ordem econômica. Os avanços científicos trouxeram possibilidades de cura, e a morte passou a ser enfrentada por médicos e equipe de enfermagem, havendo preocupação com o diagnóstico e com o cuidar dos indivíduos portadores de disfunções orgânicas.

>> CURIOSIDADE

No século XVIII, o cuidado de enfermagem consistia em dar banho nos pacientes, especialmente aqueles que tinham doenças transmissíveis e estavam febris, fazer curativos, incluindo aplicação de compressas, oferecer alimentos e dieta líquida e proporcionar conforto físico e espiritual a todo paciente, sobretudo ao moribundo (MUSSI, 2005).

Hoje, o conceito de hospital segue a lógica de conforto, estética e funcionalidade para que a assistência aos pacientes seja realizada de forma eficaz e eficiente. Dentro desse espaço, são previstas medidas de segurança e de acessibilidade para todos que ali transitam. Outra característica do hospital atual, com base na legislação do sistema de saúde, é transformar-se em lugar de interação/integração entre pacientes, profissionais de saúde, família e comunidade, além de materializar os princípios de igualdade e universalidade do atendimento.

Na Política Nacional de Humanização da Assistência do SUS (BRASIL, 2004, 2010), o paciente é o principal usuário do sistema, devendo receber a melhor atenção e um atendimento de qualidade. Assim, o hospital, de acordo com uma das diretrizes dessa política, deve promover uma ambiência acolhedora e confortável, bem como atender à complexidade de funcionamento, propondo soluções para as necessidades técnicas e humanísticas, a fim de satisfazer as demandas das inovações tecnológicas e de saúde da população.

>> Necessidades de higiene

Associada à estrutura física e aos recursos tecnológicos, a terapêutica do cuidar desenvolvida pela equipe de enfermagem representa uma parcela expressiva da recuperação do paciente em ambiente hospitalar. É normal ouvir depoimentos sobre o bem-estar após um banho de aspersão ou no leito ou mesmo sobre a sensação de liberdade e leveza ao levantar após vários dias de restrição na cama. Para que o ambiente hospitalar seja terapêutico, são necessários profissionais de saúde que desenvolvam ações que promovam o conforto diário dos pacientes.

A partir dessa visão de bem-estar, estética e prevenção de infecções, são descritos procedimentos importantes (como a manutenção dos hábitos diários de tomar banho e escovar os dentes) para que o paciente sinta-se vivo e digno de cuidados apropriados durante sua hospitalização. Os cuidados higiênicos não podem ser vistos como um cuidado menor, mas como de grande complexidade e responsabilidade para a equipe de enfermagem, por envolver o toque, a privacidade, a sexualidade e os hábitos diários de indivíduos fragilizados pela doença. Portanto, além da técnica, existe uma relação de intimidade e cumplicidade de quem cuida com quem é cuidado.

>> Cuidados com a pele

O termo **higiene** diz respeito à limpeza e ao asseio. O banho tem uma trajetória histórica interessante, pois ao longo do tempo serviu como ritual de purificação religiosa ou tratamento de saúde, no convívio social ou de celebração. No Brasil, o banho diário é considerado uma herança dos povos indígenas. Assim, a enfermagem deve avaliar o grau de dependência dos pacientes para determinar o tipo de banho.

A enfermagem deve ajudar o paciente a adquirir novos hábitos de higiene, conscientizando-o da sua importância na saúde física e emocional, respeitando individualidades, crenças e tabus, estabelecendo uma relação de vínculo e confiança mútua. Como a pele é o maior órgão do corpo, é necessário protegê-la dos riscos produzidos pelo meio ambiente, tais como:

- substâncias químicas irritantes;
- microrganismos;
- parasitas;
- acidentes mecânicos;
- temperaturas elevadas.

A pele reflete o bom estado geral do organismo. Ao avaliar a pele, deve-se considerar a idade, porém todos os tipos de pele necessitam de nutrição e hidratação adequadas. Os técnicos de enfermagem, entendendo que a idade interfere em diferentes aspectos da pele, devem estabelecer um procedimento técnico para a higiene corporal individualizada considerando a necessidade de cada paciente.

>> Banho do paciente

O profissional de enfermagem responsável pelo banho deve criar um vínculo com o paciente no sentido de promover um momento para o diálogo, a fim de que ele possa expressar seus sentimentos, e estimular sua participação no cuidado. Também é importante que, nesse momento, seja realizada uma inspeção, observando modificações na textura da pele, como edema, hiperemia, protuberâncias e lesões. Os objetivos do banho são:

- estimular a circulação corporal, a limpeza e o bem-estar;
- incentivar a mobilidade por meio de exercícios ativos e passivos do paciente, melhorando o padrão respiratório;
- observar a pele e seus anexos, bem como as condições nutricionais, de locomoção e movimento.

Para a realização de banho de leito, são necessárias roupa de cama, duas luvas de banho ou de procedimento, bem como duas toalhas de banho e uma de rosto. É importante separar também bolas de algodão, compressas de banho ou gazes, sabão líquido ou saboneteira e bacia (para o banho na cama parcial ou completo). Deve-se ter à disposição jarro, cuba rim, material para higiene oral

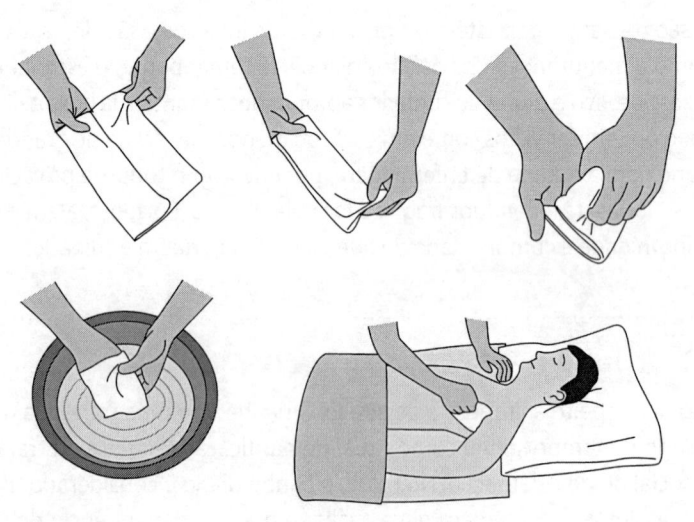

Figura 5.1 Banho de leito.
Ilustração: Gilnei Cunha.

e geral (hidratante para pele, desodorante, etc.) e comadre, separando pijama ou roupas limpas e *hamper*. A Figura 5.1 mostra um profissional de enfermagem preparando o banho de leito.

O Quadro 5.1 apresenta o resumo da técnica dos diversos tipos de banho, bem como a respectiva fundamentação teórica.

Quadro 5.1 » **Tipos de banho**

Técnica	Fundamentação teórica
Explicar o procedimento ao paciente, mostrando como ele pode ajudar durante o cuidado.	Mantém o paciente tranquilo e orientado para o autocuidado.
Rever a prescrição quanto a restrições de movimentação e posicionamento do leito.	Previne lesões acidentais durante o banho.
Se o banho for de chuveiro, fixar o horário de uso das instalações, caso não seja possível um banheiro privado.	Evita espera e diminui a fadiga do paciente.
Manter a privacidade do paciente. Preparar o ambiente fechando portas, janelas e desligando ventiladores, se houver.	Ajusta a temperatura e a ventilação do quarto. O ambiente deve ser mantido quente, pois o paciente será parcialmente descoberto.
Estimular a independência do paciente sempre que possível durante o banho. Oferecer auxílio quando necessário.	Valoriza o que o paciente pode fazer. Incentiva a participação dele nos cuidados e promove sensação de conforto.
Manter a segurança, deixando as grades laterais da cama suspensas quando estiver longe da cabeceira (principalmente no caso de pacientes inconscientes ou com grau elevado de dependência). Caso precisar se ausentar do ambiente, deixar o botão da campainha próximo ao paciente.	Evita acidentes mecânicos.

(Continua)

Quadro 5.1 » **Tipos de banho** (*Continuação*)

Soltar as roupas de cama, iniciando pelas partes mais distantes até chegar às mais próximas.	Usa a mecânica corporal com maior amplitude para os movimentos.
Banho na cama em paciente com grau de dependência total ou parcial	
Oferecer a comadre ao paciente, providenciar a toalha e a compressa de banho.	O paciente se sentirá mais confortável se fizer as necessidades fisiológicas antes do banho.
Lavar as mãos e preparar o material, colocando-o na mesa auxiliar na ordem de uso. Colocar as roupas de cama no espaldar da cadeira.	Reduz a transmissão de microrganismos.
Se estiver em enfermaria, colocar o biombo em volta da cama do paciente.	Evita a exposição do paciente, mantendo a privacidade.
Baixar as grades laterais da cama e auxiliar o paciente na adoção de uma posição confortável.	Aproxima o paciente do profissional e facilita o cuidado.
Iniciar o cuidado pelo lado da cama mais acessível aos materiais.	Facilita o cuidado.
Erguer a cabeceira da cama, realizar a higiene oral com ou sem auxílio.	Evita que o paciente aspire líquido.
Baixar a cabeceira da cama, despir o paciente sem o expor e retirar colcha, travesseiros e cobertores.	Proporciona conforto e mantém a privacidade do paciente.
Iniciar a higiene pelo rosto, olhos, pavilhão auricular externo e parte anterior do pescoço. O cuidado com os olhos deve começar com a limpeza do ângulo interno para o canto externo, usando uma gaze para cada olho.	O sabão pode irritar os olhos. Lavar com água morna. Secar os olhos com movimentos delicados.
Colocar a toalha sob o braço distal, apoiando-o sobre a palma da mão, iniciando-se a higiene do punho até as axilas, quantas vezes forem necessárias, tendo-se o cuidado de não expor o paciente. Secar e retirar a toalha.	Evita a exposição total das partes do corpo do paciente durante o banho. O uso do sabão facilita a remoção de resíduos e bactérias.
Massagear o braço limpo no sentido do retorno venoso e fazer movimentos ativos e passivos conforme necessário.	Estimula a circulação, o tônus muscular e movimenta as articulações.
Fazer a higiene no braço proximal da mesma forma, passando em seguida à massagem.	Completa a higiene dos membros superiores. Deve-se evitar tocar novamente na área limpa.
Colocar a toalha embaixo do lençol de cima e sobre o tronco do paciente, procedendo a higiene do tórax anterior até a região pubiana, avaliando a condição da pele, das mamas e contorno umbilical e cicatrizes.	Movimentos firmes ao longo do corpo estimulam a circulação. A toalha mantém o corpo aquecido e a privacidade. As secreções e a sujidade tendem a acumular-se nas rugas ou pregas da pele.
Secar o tórax anterior e retirar a toalha, mantendo o paciente coberto com seu lençol protetor.	Evita friagem e exposição das partes do corpo.

(*Continua*)

Quadro 5.1 » **Tipos de banho** (*Continuação*)

Solicitar que o paciente se posicione em decúbito ventral ou lateral, de acordo com suas condições, dispor a toalha sobre o lençol protetor do paciente (quando em posição ventral) ou sobre o lençol protetor do colchão (quando em decúbito lateral), continuando a higiene da região posterior do pescoço até a região glútea, dando especial atenção às proeminências ósseas, região sacrococcígea e condição da pele, mantendo o paciente sempre coberto.	Permite uma visão mais ampla da área a ser higienizada. Deve-se observar áreas de proeminências ósseas e realizar massagem de conforto no sentido do tórax posterior à região sacra.
No caso de pacientes inconscientes, semiconscientes (unidade de terapia intensiva) ou impossibilitados de se manterem em decúbito lateral ou ventral, será necessário outro profissional de enfermagem para auxiliar na realização do banho.	Mantém a segurança do paciente.
Massagear com hidratante a região que vai do tórax posterior à região glútea, observando as proeminências ósseas. Nas regiões de proeminências ósseas com hiperemia não reativa, promover a descompressão do local e a hidratação sem fricção.	O excesso de hidratação pode causar maceração da pele; portanto, usar com moderação. Aplicar a escala de Braden (Ver Quadro 12.3).
Retirar a toalha, solicitando que o paciente fique em decúbito dorsal, ou posicioná-lo. Incentivar para que vista a roupa limpa ou vesti-lo se não tiver condições. Atentar para não encostar a roupa limpa na porção suja.	Reduz a transmissão de microrganismos.
Cobrir o tórax e o abdome com a parte superior do lençol móvel. Expor as pernas, dobrando a toalha ao meio. Manter o períneo coberto.	Evita exposição desnecessária.
Trocar a água da bacia e iniciar a higiene da perna distal do paciente, segurando-a sobre a palma da mão, colocando a toalha embaixo dela e o lençol protetor do paciente entre as pernas.	Dá continuidade ao procedimento, mantém a higiene, evita molhar o lençol protetor do colchão e não expõe os órgãos genitais do paciente.
Fazer movimentos longos e firmes do tornozelo para o joelho e do joelho para a coxa.	Estimula o retorno venoso.
Secar e retirar a toalha e proceder a higiene da perna proximal, da mesma forma que a anterior, mantendo o paciente protegido.	Dá continuidade ao procedimento, mantém a higiene, evita molhar o lençol protetor do colchão e não expõe os órgãos genitais do paciente.
Limpar o pé, lavar entre os dedos e avaliar a necessidade de cortar unhas. Secar bem. Se a pele estiver ressecada, passar hidratante.	Diminui secreção e umidade entre os dedos. Se o paciente for diabético, hidratar o pé, e não entre os dedos.
Repetir as etapas anteriores com a perna e o pé proximal.	—
Cobrir o paciente com lençol móvel, levantar a grade lateral para segurança e trocar a água do banho.	A diminuição da temperatura corporal pode causar desconforto. A água limpa reduz a transmissão de microrganismos.

(*Continua*)

Quadro 5.1 » **Tipos de banho** (*Continuação*)

Baixar a grade lateral e auxiliar o paciente a se colocar em decúbito ventral. Colocar a toalha no sentido longitudinal.	Expõe apenas o dorso e os glúteos.
Lavar, retirar o sabão e secar o dorso, do pescoço para os glúteos, com movimentos longos e firmes, com atenção para as dobras da pele ao redor dos glúteos e ânus.	A proximidade com o ânus pode abrigar secreções fecais e aumentar o risco de infecção.
Trocar a água da bacia.	Evita a transmissão de microrganismos do ânus para a genitália.
Auxiliar o paciente a posicionar-se em decúbito ventral ou lateral. Cobrir o tórax e o abdome com o lençol móvel e as pernas com a toalha de banho. Expor somente a genitália (se o paciente puder ajudar ou realizar sozinho, oferecer os materiais e permanecer junto ao paciente). Lavar e retirar todo o sabão e secar o períneo, com especial atenção para as dobras ou pregas da pele.	Mantém a privacidade do paciente. Pacientes com dependência parcial preferem realizar sozinhos a higiene da genitália.
Aplicar loção hidratante ou óleo no corpo, se indicado.	Evita o ressecamento ou fissuras na pele.
Auxiliar ou realizar a troca da roupa individual.	—
Pentear os cabelos do paciente. Algumas mulheres podem querer se maquiar.	Proporciona boa aparência e aumenta a autoestima.
Arrumar a cama do paciente.	Proporciona limpeza do ambiente.
Retirar a roupa de cama suja e colocá-la no saco de roupa ou *hamper*.	Nunca colocá-la no chão. Evita que a roupa torne-se mais suja e aumente os níveis de infecção.
Limpar e repor o material de banho. Deixar o botão da campainha próximo ao paciente e manter o ambiente limpo e confortável.	Mantém a unidade em ordem.
Retirar as luvas, lavar as mãos e realizar as anotações no prontuário.	Reduz a transmissão de microrganismos.
Banho de aspersão	
Verificar se o banheiro está limpo. Recomendar a técnica de higiene de acordo com as normas da instituição. Se possível, colocar um tapete de borracha debaixo do chuveiro e uma toalha no chão ou tapete antiderrapante do lado de fora do box.	A higiene corporal previne a transmissão de infecção. Tapetes evitam acidentes mecânicos.
Oferecer os produtos de higiene individual, deixar as roupas limpas próximas.	—
Auxiliar o paciente no banho, se necessário.	Mantém a segurança do paciente.

(*Continua*)

Quadro 5.1 » **Tipos de banho** (*Continuação*)

Ensinar o paciente a utilizar o botão da campainha.	O paciente prefere privacidade na hora do banho. Se a segurança não for comprometida, sair do banheiro, mas não do quarto.
Ligar o chuveiro e regular a temperatura da água antes de o paciente entrar no chuveiro.	Evita queimaduras devido às temperaturas altas das águas de banho.
Solicitar que o paciente use as barras de segurança do box sempre que entrar ou sair do chuveiro.	Previne acidentes mecânicos.
Voltar ao banheiro quando o paciente solicitar e bater à porta antes de entrar.	Mantém a privacidade do paciente.
Auxiliar o paciente a se secar.	É importante não deixar umidade na pele, principalmente nas regiões com pregas ou rugas e entre os dedos dos pés.
Auxiliar o paciente, se necessário, a vestir as roupas limpas e os chinelos (em casa, os pacientes podem vestir roupas comuns; nos hospitais, utilizam camisolas ou pijamas).	Mantém o paciente aquecido.
Auxiliar o paciente a ir para a cama e colocá-lo em posição confortável no leito.	—
Voltar ao banheiro, recolher as roupas sujas, colocá-las em saco plástico ou *hamper*. Desprezar os materiais descartáveis em local apropriado.	Evita a transmissão de infecção.
Lavar as mãos e registrar o procedimento.	Reduz a possibilidade de infecção.

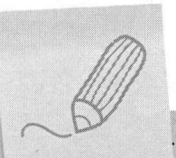

» Agora é a sua vez!

1. Cite os principais riscos que ameaçam a saúde da pele. Em seguida, liste exemplos para cada um deles.
2. Que fator deve ser considerado no primeiro momento da avaliação da pele do paciente para um procedimento técnico de higiene corporal individualizada?
3. É correto afirmar que, durante a realização do procedimento de banho no leito, o profissional de enfermagem deve aplicar técnicas específicas após avaliar as condições clínicas do paciente e a prescrição médica?

Respostas no ambiente virtual de aprendizagem: www.grupoa.com.br/tekne.

>> Higiene do couro cabeludo

No cotidiano, em dias de calor intenso ou após vários dias sem lavar o cabelo, sente-se alívio ao tomar banho e lavar a cabeça graças à sensação de limpeza. Isso também acontece com o paciente internado depois de dias deitado no leito sem poder fazer essa atividade simples, que agora depende do planejamento e da disponibilidade de um profissional de enfermagem. Ao planejar essa ação, o profissional de enfermagem deve aproveitar o momento para a realização da avaliação do formato e do tamanho do crânio.

>> CURIOSIDADE

O crânio é **normocefálico** quando seu formato é redondo e simétrico proporcionalmente ao tamanho do corpo. Na **hidrocefalia**, acontece uma obstrução da drenagem do líquido cerebrospinal, resultando em acumulação excessiva de líquido, aumento da pressão intracraniana e dilatação da cabeça.

A **doença de Paget do osso** (osteíte deformante), doença esquelética com aumento da formação e da reabsorção óssea, amolece, espessa e deforma o osso. O contorno da cabeça também pode apresentar **acromegalia**, causada pela produção excessiva de hormônio do crescimento pela hipófise após a puberdade, criando ossos cranianos aumentados e espessados.

A higiene dos cabelos e do couro cabeludo, além de conservar a hidratação dos cabelos, ajuda a manter uma aparência saudável e promove o bem-estar. Para a maioria dos indivíduos, basta lavá-los uma vez por semana, sendo que alguns pacientes têm a necessidade de ajustar esse cuidado de higiene, dependendo do tipo de cabelo e das condições de saúde. O técnico de enfermagem deve entender que a higiene do couro cabeludo também estimula a circulação e melhora a nutrição do epitélio.

A doença ou a incapacidade permanente ou temporária podem impedir que o paciente realize a higiene dos cabelos e do couro cabeludo. Por si só, o cuidado diário dos cabelos, sem o simples cuidado de penteá-los, pode rapidamente embaraçá-los. O couro cabeludo é ricamente vascularizado e irrigado, motivo pelo qual cortes no couro cabeludo ou o uso de cosméticos podem alterar ou danificar os fios. Algumas doenças e também os hormônios interferem no crescimento, na distribuição e no padrão de perda dos pelos (Figura 5.2).

O Quadro 5.2 apresenta os objetivos do cuidado e o material necessário para higiene do couro cabeludo.

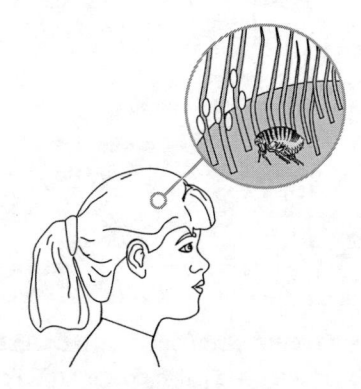

Figura 5.2 Doenças que afetam o couro cabeludo.
Ilustração: Gilnei Cunha.

Quadro 5.2 » Objetivos do cuidado e material necessário para higiene do couro cabeludo	
Objetivos do cuidado	• Avaliar as condições do couro cabeludo e dos pelos • Identificar os motivos das alterações de distribuição e da perda dos pelos, solidarizando-se com o paciente • Verificar a textura e oleosidade dos pelos • Avaliar o couro cabeludo à procura de lesões, inflamação, pediculose ou infecção
Material necessário	• Toalhas de banho e de rosto • Pente ou escova do paciente • Xampu, condicionador e creme para pentear; se o paciente não tiver esses produtos, usar sabão líquido ou sabão neutro da unidade • Duas bolas de algodão para tamponar os ouvidos • Um jarro com água morna • Uma bacia redonda • Uma cuba redonda • Um balde • Manta de banho • Coxim à prova d'água • Sacos de lixo • Secador de cabelo

A Figura 5.3 apresenta detalhes do banho no leito.

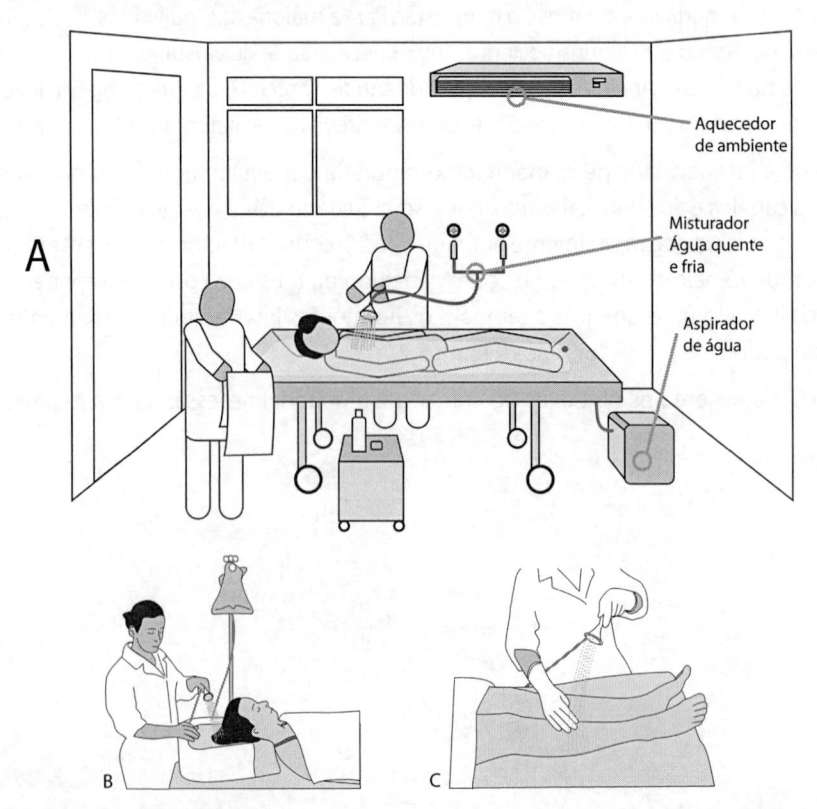

Figura 5.3 (A) Abstração da categoria central: propondo um modelo assistencial de enfermagem para o banho no leito, na perspectiva do processo avaliativo do paciente. Fonte: Adaptada de Scielo, 2006. (B) Higiene do couro cabeludo e (C) dos membros inferiores.
Ilustração: Gilnei Cunha.

O Quadro 5.3 apresenta a técnica e a fundamentação teórica para a higiene do couro cabeludo e dos cabelos na cama.

Quadro 5.3 » **Higiene do couro cabeludo e dos cabelos na cama**

Técnica	Fundamentação teórica
Lavar as mãos.	Reduz a transmissão de microrganismos.
Explicar ao paciente o procedimento a ser realizado.	Consegue a colaboração e mantém a tranquilidade do paciente.
Reunir o material e levá-lo até o paciente, dispondo-o de maneira adequada.	Facilita a execução da técnica.
Colocar o coxim à prova d'água sob os ombros, pescoço e cabeça do paciente. Colocar o paciente em decúbito ventral com a cabeça e os ombros na parte superior da cama. Colocar a manta de banho com a extremidade dentro do balde. Colocar a bacia redonda sob a cabeça do paciente.	Evita sujar a roupa de cama e proporciona posição de conforto ao paciente.
Colocar as bolas de algodão nos ouvidos do paciente.	Evita a entrada de água nos ouvidos e consequentemente o desconforto.
Colocar uma toalha enrolada sob o pescoço e outra nos ombros.	Proporciona conforto e evita que o paciente se molhe.
Usar a água em aproximadamente 43 ou 44°C.	Evita queimadura do rosto e couro cabeludo.
Com a jarra de água, jogar cuidadosamente a água nos cabelos até que fiquem completamente molhados.	A água ajuda na distribuição do xampu nos cabelos e no couro cabeludo.
Colocar um pouco de água do jarro na cuba redonda e realizar a higiene com xampu ou sabonete, quantas vezes forem necessárias.	Deve-se massagear o couro cabeludo para ativar a circulação.
Observar as condições dos cabelos e do couro cabeludo (presença de lesões, descamação ou parasitas).	Após a observação, implementam-se as ações de enfermagem relacionadas ao problema detectado.
Enxaguar os cabelos, retirando todo o sabão.	Retirar todo o sabão para não haver irritação do couro cabeludo.
Aplicar condicionador ou creme de enxaguar, se necessário, e novamente enxaguar os cabelos.	Evita o ressecamento dos cabelos e facilita o ato de pentear ou escovar os cabelos.
Envolver a cabeça do paciente com a toalha de banho. Secar o rosto, o pescoço ou os ombros, se necessário.	Dá continuidade à higiene, protege o paciente da friagem e umidade.
Secar os cabelos com a segunda toalha, se a anterior estiver muito úmida, ou com secador.	Estimula o conforto e segurança do paciente, evita a friagem.
Retirar as bolas de algodão dos ouvidos do paciente.	Estimula o conforto e segurança do paciente.

(Continua)

Quadro 5.3 » **Higiene do couro cabeludo e dos cabelos na cama** (*Continuação*)

Pentear ou escovar os cabelos.	Estimula o cuidado com a aparência.
Deixar o paciente em posição confortável e a unidade em ordem.	Estimula o conforto e segurança do paciente.
Retornar todo o material utilizado para o local apropriado de acordo com a rotina da cada serviço. Desprezar a roupa suja em sacos plásticos ou *hamper*. Lavar as mãos.	Mantém a limpeza do ambiente e evita a transmissão de microrganismos.
Registrar o procedimento e as possíveis alterações relacionadas ao procedimento.	Documenta todas as reações do paciente referentes ao cuidado prestado.

» Higiene da cavidade oral

A **cavidade oral** é responsável pela entrada do alimento no sistema digestório e uma via de condução aérea do sistema respiratório. A cavidade oral é uma passagem curta que envolve lábios, palato, bochechas e língua. Ela contém dentes, gengivas, língua e glândulas salivares. A má conservação da cavidade oral afeta diretamente a saúde do indivíduo. Os lábios estão na parte anterior da cavidade oral, área de comunicação entre a pele externa e a mucosa interna da cavidade oral.

Na parte superior da boca, encontra-se o palato, que é dividido em duas partes: o palato duro, anterior e constituído por osso de coloração mais esbranquiçada, e o palato mole, um arco muscular móvel de cor rosada, sendo que, do seu meio, projeta-se a úvula. Na parte inferior da boca, encontra-se a mandíbula, que se apresenta em forma de ferradura. A língua é uma massa muscular estriada que tem a propriedade de mudar sua forma, por isso, reforça a função da mastigação, deglutição, limpeza dos dentes e produção da fala. Também é responsável pelo sentido do paladar.

As glândulas salivares secretam a saliva, que é um líquido claro que umedece e lubrifica o bolo alimentar, limpa e protege a mucosa. Os adultos possuem 32 dentes permanentes, sendo 16 em cada arcada, com a gengiva envolvendo-os. As infecções nos dentes e nas gengivas afetam a digestão e podem servir de foco de infecções responsáveis por algumas doenças bacterianas, tais como:

- endocardite;
- artrite;
- outras infecções digestivas e respiratórias.

Uma nutrição equilibrada e a ingestão de água em quantidade suficiente servem como prevenção para os dentes e as gengivas. A introdução de hábitos saudáveis de higiene oral deve ser estimulada desde o nascimento, com a finalidade de reduzir o risco de doenças da gengiva e de cáries dentárias, o que resulta em menos pacientes edentados (sem dentes na cavidade oral). O Quadro 5.4 apresenta os problemas comuns da cavidade oral.

> » **IMPORTANTE**
> Escovar os dentes e a língua reduz a permanência dos resíduos alimentares na cavidade oral, que é um ambiente favorável à proliferação de bactérias. Favorece também a circulação e a nutrição da gengiva.

> » **CURIOSIDADE**
> Estomatite é a inflamação da boca, glossite é a inflamação da língua e gengivite é a inflamação das gengivas. Halitose refere-se ao mau hálito, e queilose, à fissura nos lábios.

Quadro 5.4 » Problemas comuns da cavidade oral	
Doenças periodontais (piorreia)	• Enfermidades inflamatórias, infecciosas e transmissíveis que acometem o periodonto, composto por tecidos que circundam, protegem e sustentam os elementos dentários. • A doença envolve a destruição das gengivas e de outras estruturas de suporte, com sangramento, inflamação e retração das gengivas, acarretando perdas de dentes e/ou implantes dentários. • Cerca de 60 espécies diferentes de microrganismos fazem parte da flora bacteriana residente em humanos, sendo a placa bacteriana, ou biofilme dental, a responsável pelas enfermidades periodontais e pelas cáries.
Cáries dentárias	• São uma infecção dependente de sacarose, geralmente causada por ácidos produzidos por *Streptococcus* (chamado *mutans*). O desenvolvimento das placas causa a destruição do esmalte dos dentes.

A higiene oral, diária e completa, é suficiente e eficiente para combater a formação de placa bacteriana, evitando cáries dentárias e doenças periodontais. Esse hábito é necessário para manutenção de um sorriso saudável, que corresponde a dentes limpos e livres de resíduos e qualquer sensibilidade, sem halitose e saburra na língua. Para isso, todos precisam criar hábitos saudáveis, como:

- usar fio dental;
- escovar os dentes com creme dental indicado;
- fazer bochecho com enxaguatório bucal;
- realizar limpeza da língua.

A Figura 5.4 apresenta as etapas de uma escovação eficaz.

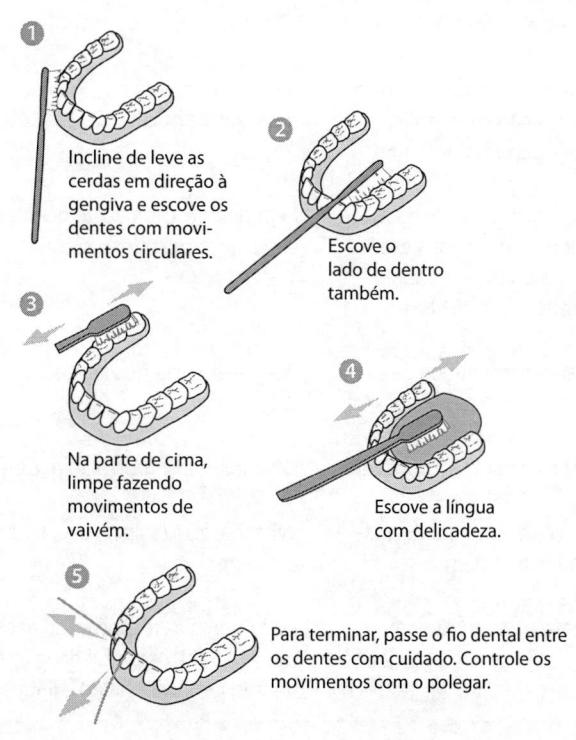

① Incline de leve as cerdas em direção à gengiva e escove os dentes com movimentos circulares.

② Escove o lado de dentro também.

③ Na parte de cima, limpe fazendo movimentos de vaivém.

④ Escove a língua com delicadeza.

⑤ Para terminar, passe o fio dental entre os dentes com cuidado. Controle os movimentos com o polegar.

Figura 5.4 Etapas de uma escovação eficaz.
Ilustração: Gilnei Cunha.

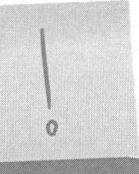

> » **IMPORTANTE**
> Os objetivos do cuidado são avaliar o grau de dependência ou independência dos pacientes para realizar a higiene oral e as condições que podem alterar os tecidos da cavidade oral, tais como:
> • uso de medicamentos quimioterápicos;
> • desidratação;
> • cirurgias da cavidade oral;
> • respiração oral;
> • falta de higiene.

A higiene oral nos pacientes dependentes totais requer alguns materiais como a escova de dentes do paciente ou espátulas envolvidas por gazes. Deve-se ter à disposição um copo com água fresca, canudo, se necessário, e creme dental ou solução dentifrícia. Separar gaze embebida em solução bicarbonatada a 2% ou clorexidina não alcoólica, uma cuba rim e toalha de rosto.

O Quadro 5.5 apresenta a técnica e a fundamentação teórica da higiene oral em pacientes com dependência total de escovação.

Quadro 5.5 » Higiene oral em pacientes com dependência total de escovação

Técnica	Fundamentação teórica
Explicar o procedimento ao paciente.	Facilita a técnica e a colaboração do paciente.
Lavar as mãos e preparar o material.	Diminui a infecção cruzada.
Levar o material para o quarto ou enfermaria e colocá-lo sobre a mesa de cabeceira ou mesa auxiliar.	Facilita a mecânica corporal e evita erros posturais.
Lateralizar a cabeça do paciente ou elevar a cabeceira, se não houver contraindicação.	Evita broncoaspiração.
Colocar a toalha de rosto sobre o tórax do paciente, protegendo a roupa de cama e o pijama/camisola do paciente.	Evita molhar a roupa de cama e a de uso pessoal.
Envolver a gaze na espátula ou escova de dentes e umedecê-la com solução antisséptica. Deixar a cuba rim sob o queixo do paciente.	A cuba rim deve ficar próxima para receber a água do enxágue bucal.
Abrir a boca do paciente com o auxílio da mão enluvada e, delicadamente, friccionar a espátula envolta em gaze ou a escova de dentes nos dentes, gengiva, língua e bochechas.	Repetir o procedimento quantas vezes forem necessárias, trocando as gazes da espátula.
Secar os lábios, hidratar com manteiga de cacau ou óleo vegetal.	Previne fissuras dos lábios.
Retirar a toalha e deixar o paciente acomodado.	Proporciona conforto ao paciente.
Retirar as luvas e lavar as mãos. Retirar os materiais e deixar a unidade em ordem.	Evita infecção cruzada e mantém a harmonia do ambiente.
Registrar o procedimento na evolução de enfermagem.	Documenta as respostas do paciente durante o procedimento, sensibilidade e condições dos lábios, dentes, gengivas, hálito e língua dos pacientes.

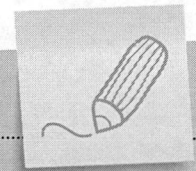

Agora é a sua vez!

4. Cite alguns procedimentos que proporcionam maior conforto ao paciente durante a higiene do couro cabeludo e dos cabelos na cama.
5. Durante a higiene oral em pacientes com dependência total de escovação, qual procedimento é fundamental para evitar a infecção cruzada?

Resposta no ambiente virtual de aprendizagem: www.grupoa.com.br/tekne.

» Higiene feminina

A mulher precisa estar segura e confiante quanto à higienização da genitália, pois a possibilidade de apresentar odores desagradáveis e fluxos genitais gera insegurança e desconforto.

A umidade da pele por longo tempo leva à maceração das células, em especial nos tecidos próximos à genitália e à raiz da coxa. Principalmente em mulheres obesas e que produzem muito suor, esses fatores contribuem para o aumento do número de bactérias que colonizam a pele, favorecendo, com isso, a formação de odores desagradáveis.

Conforme a FEBRASGO, a microflora vulvar é constituída por bactérias de diferentes espécies, que residem na pele da vulva, no introito vaginal e na cavidade vaginal (Federação Brasileira das Associações de Ginecologia e Obstetrícia, 2009). Essas bactérias vivem em harmonia, mas podem, em situações especiais, tornar-se patogênicas (p. ex., quando há estresse, pode ocorrer uma baixa na imunidade e surgir a leucorreia).

Existem mecanismos endógenos, próprios das mulheres, que ajudam na manutenção do ecossistema vulvovaginal, mas o excesso para mais ou para menos, relacionado à higienização genital, pode interferir nos mecanismos de defesa, promovendo desequilíbrios locais e consequentemente infecções localizadas da genitália externa ou interna.

Órgãos que compõem a genitália feminina

O sistema reprodutor feminino é composto por órgãos internos e externos. Ovários, tuba uterina, útero, introito vaginal, hímen, grandes lábios, pequenos lábios, uretra, glândula de Bartholin e clitóris são as estruturas encontradas no sistema reprodutor feminino. Os órgãos externos desse sistema permitem a entrada do esperma no organismo, além de protegerem os órgãos genitais internos contra a entrada de microrganismos infecciosos (Figura 5.5).

As pacientes acamadas, na maioria das vezes, são idosas, e certamente são as que mais sofrem com a dependência completa da higiene externa, procedimento que fere a imagem corporal e é uma invasão do espaço corporal, agredindo a privacidade. Todos os enfermeiros e técnicos de enfermagem devem manter a individualidade, respeito, segurança e privacidade ao realizar a técnica

> **» IMPORTANTE**
> Os objetivos do cuidado são identificar as pacientes com dependência parcial ou total da higiene externa e avaliar a possibilidade de infecções do trato genital, urológico ou reprodutor, além de registrar as alterações percebidas durante a técnica.

> **» ATENÇÃO**
> Segundo a Federação Brasileira das Associações de Ginecologia e Obstetrícia (FEBRASGO), a perda de sangue e/ou corrimento pelo introito vaginal e a perda de urina são situações frequentes no cotidiano feminino, independentemente de haver alguma doença associada a essas manifestações (FEDERAÇÃO BRASILEIRA DAS ASSOCIAÇÕES DE GINECOLOGIA E OBSTETRÍCIA, 2009).

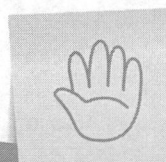

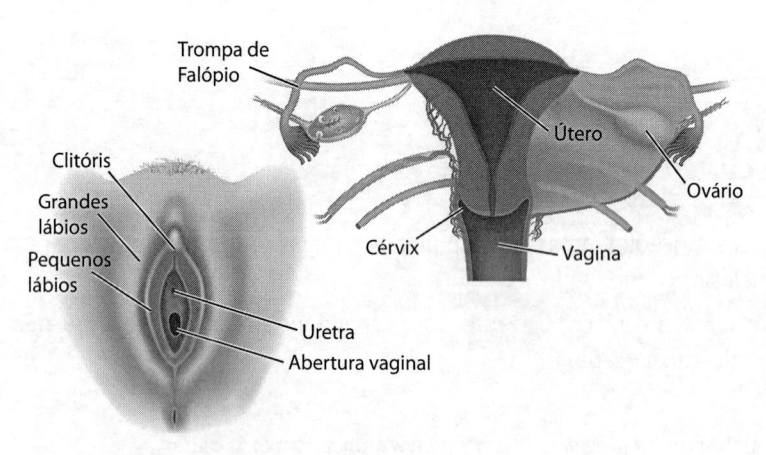

Figura 5.5 Órgãos que compõem a genitália feminina.
Fonte: Shutterstock.

> **DICA**
> Segundo o fabricante, as toalhas umedecidas são feitas com tecido macio e superabsorvente que proporciona uma higiene profunda. Contêm extrato de calêndula, girassol e manteiga de carité, ricos em ácidos graxos e ômega 6, substâncias que nutrem, hidratam e melhoram a elasticidade da pele.

de higiene externa. As pacientes devem ser estimuladas quanto à importância do autocuidado e à realização do procedimento sempre que possível.

A área a ser higienizada compreende os órgãos externos da vulva e da genitália, que são o monte pubiano, pele da vulva, raiz das coxas, região perianal e compartimento médio, composto pela parte interna dos grandes lábios e dos pequenos lábios até o introito vaginal. A higienização diária deve ser feita de duas a três vezes ao dia, dependendo da estação do ano e das condições da paciente.

Para a realização da higiene externa feminina, alguns materiais são necessários, como bacia de banho, jarro com água na temperatura de 41 a 43°C e balde para receber água suja. Devem ser separadas compressas de gazes ou de banho, sabão líquido neutro, toalha de banho, além de lençol. Deve-se ter à disposição papel higiênico, comadre e luvas de procedimento. O Quadro 5.6 apresenta as técnicas e a fundamentação teórica para a higiene externa feminina.

Quadro 5.6 » Higiene externa feminina

Técnica	Fundamentação teórica
Explicar o procedimento à paciente.	Ajuda a amenizar a ansiedade de ambas as partes.
Se a paciente estiver em enfermaria, colocar o biombo ou fechar a porta do quarto.	Mantém a privacidade da paciente.
Dispor os materiais na cabeceira ou mesa auxiliar e colocar a mesa voltada para os pés da cama.	Cuidado ergonômico com o profissional.
Posicionar o leito de acordo com a altura do profissional.	Facilita a mecânica corporal.
Baixar a grade lateral direita da cama, colocar a paciente em posição litotômica e acomodar a comadre sob a região glútea.	Facilita o acesso a genitália. Evita que molhe a cama.
Cobrir a paciente com o lençol de tratamento dobrado em triângulo e deixar uma ponta cobrindo a genitália, duas para cada lado e a outra sobre o tórax da paciente.	Evita exposição desnecessária das partes do corpo da paciente e mantém a privacidade.

(Continua)

Quadro 5.6 » **Higiene externa feminina** (*Continuação*)

Colocar a bacia e o papel higiênico na mesa de cabeceira ou mesa auxiliar e as compressas de banho dentro da bacia.	Facilita a técnica.
Calçar as luvas de procedimento e dobrar a ponta do lençol móvel para cima da paciente sobre o abdome.	Diminui a transmissão de microrganismos e mantém a privacidade da paciente.
Usar a mão dominante e, com movimento delicado, afastar as pernas; em seguida, lavar cuidadosamente as pregas da pele. Limpar sempre na direção do períneo para o ânus. Iniciar do lado mais distante para o mais próximo, repetir o procedimento do lado oposto, usando quantas compressas de banho forem necessárias. Enxaguar e secar com cuidado e movimentos delicados.	Especificamente em relação à pele da vulva, a barreira cutânea é facilmente rompida por diversos fatores. As pregas da pele podem conter secreções e abrigar microrganismos infecciosos.
Com o polegar e o indicador da mão dominante, separar grandes e pequenos lábios, expondo clitóris, meato urinário e introito vaginal. Molhar o monte púbico em seguida, com movimentos circulares suaves no sentido descendente (monte púbico/ânus). Retirar completamente o sabão com água morna.	O sentido descendente evita a contaminação da secreção retoanal fecaloide na vulva e vagina.
Secar completamente a região com auxílio delicado da toalha de banho.	Evita umidade e proliferação fúngica.
Retirar a comadre e desprezar a água no balde, pedir que a paciente estenda as pernas, colocando-a em posição de Sims esquerdo.	Essa posição facilita o acesso à região anal para continuação da higiene.
Limpar a região anal iniciando pela retirada de material fecal com o papel higiênico. Lavar na direção da vagina para o ânus com movimentos únicos. Desprezar a compressa de banho. Repetir o movimento quantas vezes forem necessárias, sempre com compressas limpas.	O material fecal contém grande quantidade de bactérias; assim, a remoção mecânica previne infecção.
Lavar a área e secar com a toalha de banho.	Remove todo o sabão e permite avaliação da área ao redor do ânus e períneo.
Trocar as luvas, desprezar todos os materiais de consumo em local apropriado e a água suja do balde no vaso sanitário. Retirar as luvas.	As mãos são veículo importante de transmissão de infecção cruzada. As luvas úmidas e com presença de material infectante podem contaminar grades, maçanetas de porta, etc.
Calçar outro par de luvas, auxiliar a paciente a se vestir e assumir uma posição confortável no leito, mantendo-a coberta.	Promove conforto.
Recolher as roupas sujas e guardar as sobras dos materiais nos armários.	Mantém a unidade em ordem.
Retirar as luvas e posicionar a grade lateral da cama. Deixar o ambiente em ordem.	Previne infecção e proporciona segurança para a paciente.
Durante o cuidado, inspecionar a genitália externa e a pele ao redor, próxima à região que foi limpa.	Secreções espessas podem mascarar lesões cutâneas.
Lavar as mãos e realizar as devidas anotações no prontuário.	Assegura uma documentação dos cuidados.

» Higiene masculina

As estruturas genitais masculinas incluem externamente o pênis e escroto e internamente os testículos, epidídimo e ducto deferente. O órgão masculino exerce duas funções diferentes: eliminação urinária e sexual. O corpo peniano divide-se em glande, coroa da glande, uretra, prepúcio e frênulo (Figura 5.6). Para a higiene externa, devem ser reunidos os mesmos materiais utilizados na higiene feminina.

O Quadro 5.7 apresenta as técnicas e a fundamentação teórica para os cuidados com a genitália masculina.

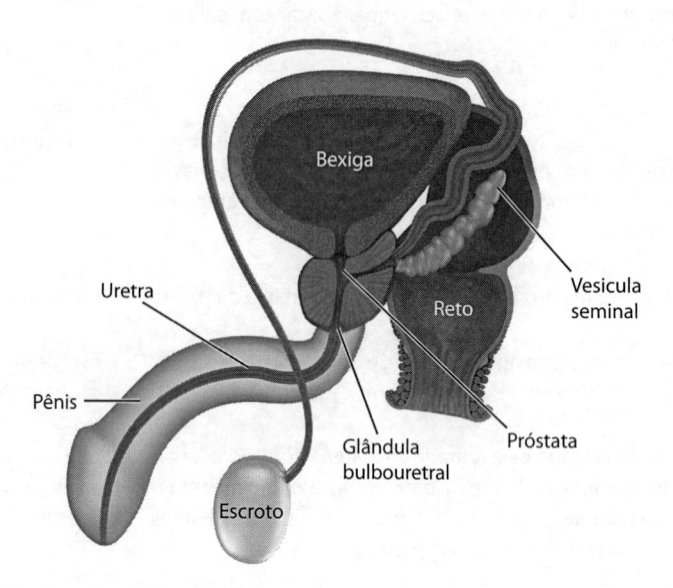

Figura 5.6 Órgãos que compõem a genitália masculina.
Fonte: Shutterstock.

Quadro 5.7 » Cuidados com a genitália masculina

Técnica	Fundamentação teórica
Colocar a comadre sob os glúteos do paciente.	Evita que molhe a roupa de cama.
Cobrir o paciente colocando o lençol de tratamento disposto em triângulo sobre ele, com uma ponta entre as pernas, uma ponta para cada lateral da cama e a outra sobre o tórax do paciente.	Evita a exposição do paciente e mantém sua privacidade.
Levantar a grade lateral. Encher a bacia com água a uma temperatura entre 41 e 43°C aproximadamente.	Previne a queda do paciente e a temperatura da água evita acidente térmico (queimadura).
Colocar a bacia e o papel higiênico na mesa de cabeceira e as compressas de banho dentro da bacia.	Facilita a técnica.
Baixar a grade lateral direita da cama e calçar as luvas de procedimento.	Evita o contato direto do profissional com microrganismos.

(Continua)

Quadro 5.7 » **Cuidados com a genitália masculina** (*Continuação*)

Técnica	Fundamentação teórica
Levantar a ponta do lençol de tratamento do abdome do paciente. Com movimentos delicados, sem causar desconforto, elevar o pênis e colocar uma compressa abaixo dele.	Evita a umidade da região inguinal.
Sempre com movimentos gentis, segurar o pênis com o auxílio de uma gaze. Caso o paciente não seja circuncidado, retrair o prepúcio no sentido do corpo peniano.	O uso de gaze diminui a sensibilidade e, com isso, reduz a possibilidade de o paciente ter uma ereção. O esmegma, que é uma secreção que abriga microrganismos, acumula-se sob o prepúcio.
Limpar a extremidade do pênis iniciando pelo meato urinário. Com movimentos circulares, limpar do meato para fora. Desprezar a compressa e repetir o movimento com outra compressa limpa até se certificar de que ficou limpo.	A direção da higiene será da região de menor contaminação para a de maior contaminação, evitando que microrganismos penetrem na uretra.
Retirar todo o sabão da região e secar.	Evita desconforto e umidade.
Deixar o prepúcio retornar à sua posição anatômica.	Evita desconforto e edema da glande.
Higienizar o corpo do pênis com movimentos circulares delicados, porém firmes, de cima para baixo. Limpar com critério a região abaixo do pênis.	O órgão pode ficar acidentalmente ereto; nesse caso, desviar a atenção do paciente com outros assuntos. Essa região acumula maior quantidade de microrganismos.
Enxaguar e secar o pênis e solicitar que o paciente afaste as pernas.	A abdução das pernas facilita a higiene do escroto.
Limpar o escroto. Levantá-lo delicadamente e limpar as pregas da pele subjacente. Retirar todo o sabão e secar com a toalha de banho.	Essa região acumula maior quantidade de microrganismos.
Retirar a comadre e voltar com a ponta do lençol de tratamento sobre o períneo do paciente; em seguida, colocá-lo em posição de Sims esquerdo.	Mantém a privacidade do paciente e facilita a visualização do ânus.
Higienizar a região anal iniciando pela retirada de material fecal com o papel higiênico. Lavar em direção ao ânus com movimentos únicos. Desprezar a compressa de banho. Repetir o movimento quantas vezes forem necessárias, sempre com compressas limpas.	O material fecal contém grande quantidade de bactérias; assim, a remoção mecânica previne infecção.
Lavar a área e secar com a toalha de banho.	Remove todo o sabão e permite avaliação da área ao redor do ânus e períneo.
Trocar as luvas para desprezar todos os materiais de consumo em local apropriado e a água suja do balde no vaso sanitário. Retirar as luvas.	As mãos são veículo importante de transmissão de infecção cruzada. As luvas úmidas e com presença de material infectante podem contaminar grades, maçanetas de porta, etc.
Calçar outro par de luvas, auxiliar o paciente a se vestir e a assumir uma posição confortável no leito, mantendo-o coberto.	Promove o conforto.
Recolher as roupas sujas e guardar as sobras dos materiais nos armários.	Mantém a unidade em ordem.
Durante o cuidado, inspecionar a genitália externa e a pele ao redor, próxima à região que foi limpa.	Secreções espessas podem mascarar lesões cutâneas.
Retirar as luvas e registrar a realização do procedimento.	Assegura uma documentação dos cuidados.

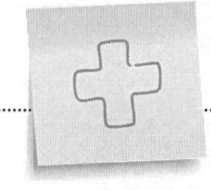

>> CASO CLÍNICO

Trazida por familiares, Francine, 16 anos, mudou-se faz 15 dias para as ruas do Rio de Janeiro e passou a usar drogas ilícitas. Ao exame físico, encontra-se com pediculose, urinada e evacuada.

Como membro da equipe de enfermagem, que medidas tomar?

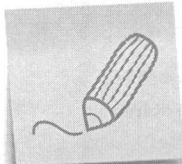

>> Agora é a sua vez!

6. É correto afirmar que a higiene da genitália externa feminina e masculina do paciente inconsciente e com dependência total da enfermagem deve ser realizada sempre que o paciente urinar e/ou evacuar, independentemente do horário? Explique.
7. Quais são os objetivos da promoção da higiene feminina e masculina?

Respostas no ambiente virtual de aprendizagem: www.grupoa.com.br/tekne

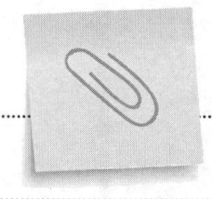

>> JUNTANDO TUDO

Os procedimentos higiênicos são as principais medidas de conforto que contribuem para o restabelecimento da saúde do paciente. Considerando os avanços tecnológicos que perpassam a área de enfermagem, produtos e equipamentos têm sido lançados no mercado para aumentar a efetividade dessas ações do cuidado.

Hoje em dia, estão disponíveis *kits* de banho, macas especializadas de banho no leito, toalhas ou compressas umedecidas para banho de adulto e dispositivos próprios de lavagem de cabelos. Esses avanços foram concebidos a partir da inquietação de profissionais de enfermagem que, frente às dificuldades em prestar um cuidado de qualidade, pensaram em alternativas que inicialmente pareciam improvisos, mas, com o decorrer do tempo, foram transformadas em tecnologias.

O cuidar ciência ultrapassa o campo da repetição de etapas, pois se transforma em um ato de reflexão permanente dos princípios que envolvem uma determinada técnica e das possibilidades de modificá-la para melhorar o processo de trabalho da equipe de enfermagem e proporcionar satisfação aos usuários do sistema de saúde.

REFERÊNCIAS

BRASIL. Ministério da Saúde. Secretaria de Atenção à Saúde. *Política Nacional de Humanização*: formação e intervenção. Brasília: MS, 2010. (Cadernos HumanizaSUS, 1).

BRASIL. Ministério da Saúde. Secretaria-Executiva. Núcleo Técnico da Política Nacional de Humanização. *HumanizaSUS*: acolhimento com avaliação e classificação de risco: um paradigma ético-estético no fazer em saúde. Brasília: MS, 2004.

FEDERAÇÃO BRASILEIRA DAS ASSOCIAÇÕES DE GINECOLOGIA E OBSTETRÍCIA. *Guia prático de condutas*: higiene genital feminina. São Paulo: FEBRASGO, 2009. Disponível em: <www.febrasgo.org.br>. Acesso em: 22 nov. 2013.

MUSSI, F. C. Conforto e lógica hospitalar: análise a partir da evolução histórica do conceito conforto na enfermagem. *Acta Paulista de Enfermagem*, São Paulo, v. 18, n. 1, p. 72-81, mar. 2005.

LEITURAS RECOMENDADAS

FIGUEIREDO, N. M. A. de. *Práticas de enfermagem*: fundamentos, conceitos, situações e exercícios. São Paulo: Difusão Paulista de Enfermagem, 2003.

JAVIS, C. *Exame físico e avaliação da saúde*. Rio de Janeiro: Elsevier, 2012.

LIMA, C. D. et al. O enfermeiro no planejamento do espaço físico hospitalar. *Revista Enfermagem Integrada*, Ipatinga, v. 3, n. 2, p. 484-493, nov./dez. 2010.

POTTER, A. et al. *Grande tratado de enfermagem prática*: clínica e prática hospitalar. 3. ed. São Paulo: Santos, 2001.

VEIGA, D. A. *Manual de técnicas de enfermagem*. 7. ed. Sagra: DC Luzzatto, 1996.

capítulo 6

Sinais vitais

Os sinais vitais são indicadores do estado de saúde dos indivíduos. Eles evidenciam o funcionamento ou as alterações da função corporal normal. A aferição dos sinais vitais é um meio rápido de identificar tais alterações, sendo utilizada no cotidiano da prática do cuidar da enfermagem. Entre os diversos sinais emitidos pelo corpo, destacam-se a temperatura corporal, o pulso, a respiração, a pressão arterial e a dor como novo item nessa aferição. Por fazerem parte da dinâmica da manutenção da vida, recebem o nome de **sinais vitais**. Estes são sinais objetivos que compõem a avaliação clínica do paciente.

Competência

Compreender os cinco sinais vitais como parâmetros hemodinâmicos essenciais para a estabilidade do paciente, detectando as possíveis alterações a partir da realização correta dos procedimentos técnicos de aferição.

Objetivos de aprendizagem

» Utilizar corretamente as terminologias de cada um dos sinais vitais.
» Descrever as possíveis situações que alteram os sinais vitais.
» Registrar com clareza os valores aferidos.

>> Introdução

Aprender a verificar os sinais vitais não é tão simples quanto parece. A dificuldade em visualizar a coluna de mercúrio ou em auscultar os batimentos representativos da sístole e da diástole por meio do estetoscópio são pontos que angustiam os estudantes de enfermagem e colocam profissionais em dúvida sobre a fidedignidade dos resultados.

É imprescindível que o procedimento técnico seja impecável, e, para isso, um pouco de percepção é necessário ao profissional de enfermagem. O olhar, o ouvir e o sentir agregam qualidade ao ato de verificação dos sinais vitais. Quem nunca tocou em uma criança e percebeu que ela estava com febre? Ou observou as artérias temporais pulsando e não desconfiou que a pessoa estivesse com pressão alta.

É a sensibilidade que dá significado às práticas de saúde, mas é essencial que a fundamentação teórica seja associada aos sentidos. Neste capítulo, vamos entender como funciona a dinâmica do nosso organismo em relação às alterações dos sinais vitais.

>> Temperatura corporal

A manuenção do metabolismo celular exige que o organismo mantenha uma temperatura interna em torno de 37 a 37,2°C. Nos humanos, o centro regulador da temperatura é o hipotálamo, no qual situa-se o sistema de controle central, que regula a temperatura do corpo ao integrar os impulsos térmicos provenientes de quase todos os tecidos do organismo, e não apenas em relação à temperatura central do organismo, o que tem sido considerado a temperatura corporal média.

A manutenção da normotermia (temperatura normal) no homem é uma função importante do sistema nervoso autônomo (SNA). As pequenas alterações da temperatura central geralmente ocorrem por alterações metabólicas e/ou enzimáticas. A função termostática do hipotálamo pode ficar alterada nas doenças ou disfunções do sistema nervoso central (SNC).

O hipotálamo recebe irrigação sanguínea da artéria cerebral anterior, que é um ramo da artéria carótida interna, enquanto a membrana timpânica é irrigada por um ramo da artéria carótida externa. Assim, acredita-se que a temperatura timpânica no homem estima, de forma fidedigna, a temperatura central.

O mecanismo de regulação da temperatura é idêntico em homens e mulheres, encontrando-se diminuído nos idosos e nos pacientes com enfermidades graves. Braz (2005) afirma que, quando no termostato hipotalâmico há indicação de temperatura corporal fria, impulsos do hipotálamo dirigem-se para o córtex cerebral, dando ao indivíduo a sensação de frio. O resultado é uma modificação comportamental, com aumento da atividade motora, colocação de agasalhos e movimentação para aumento do aquecimento.

O controle das respostas comportamentais depende fundamentalmente da temperatura da pele. Em relação ao calor, a primeira defesa autonômica é a vasodilatação cutânea. Já a sudorese, mediada por inervação colinérgica pós-ganglionar nas terminações glandulares, é considerada a mais importante. O suor é um ultrafiltrado do plasma, e sua composição depende da intensidade da sudorese, do estado de hidratação, entre outros fatores.

» Valores normais da temperatura

As diversas formas de aferir a **temperatura** refletem a temperatura central do corpo. A temperatura pode ser aferida por via oral, retal, axilar ou auricular. Os valores normais encontrados em cada tipo de via são:

- axilar: de 35,5 a 37°C
- oral: de 36 a 37,4°C
- retal: de 36 a 37,5°C
- auricular: de 35,7 a 38°C

A elevação da temperatura acima dos níveis normais recebe o nome de **hipertermia**, ao passo que a redução abaixo dos níveis normais recebe o nome de **hipotermia**. Diz-se que o paciente está com febre ou hipertermia quando a temperatura corporal estiver acima de 38°C em repouso. A hipertermia pode ser percebida durante uma reação inflamatória a alguma lesão.

Quanto mais alta a temperatura corporal, mais o paciente precisará receber uma nutrição de qualidade, pois o metabolismo corporal aumenta consideravelmente, assim como o consumo de oxigênio. A temperatura elevada por tempo prolongado pode levar o indivíduo a uma descompensação eletrolítica e consequente desidratação. As características da febre a serem avaliadas são:

- início;
- intensidade;
- duração;
- modo de evolução;
- término.

O início da febre pode ser súbito, quando a elevação da temperatura é notada de forma brusca, ou pode ocorrer de maneira gradual, nem sendo percebida pelo paciente algumas vezes. A classificação da intensidade da febre obedece à temperatura axilar. Cabe lembrar que a intensidade também depende da capacidade de reação do organismo, sendo que os pacientes em condições de saúde desfavoráveis e idosos podem não responder em caso de processo infeccioso. A intensidade é assim caracterizada:

- febre leve ou febrícula: até 37,5°C;
- febre moderada: de 37,5 até 38,5°C;
- febre alta, elevada ou hipertermia: acima de 38,5°C;
- pirexia: igual ou acima de 40°C.

Deve-se solicitar sempre ao paciente, familiar ou acompanhante informações sobre a evolução da febre. O gráfico de temperatura corporal pode ser um dado significativo com, pelo menos, duas aferições diárias. O Quadro 6.1 apresenta os modos de evolução da febre.

O termômetro clínico foi idealizado por Santório, entre 1561 e 1636, e é considerado ainda hoje o marco do início da utilização de aparelhos simples que permitem obter dados relevantes e objetivos de valor para complementar a avaliação clínica do paciente (Figura 6.1).

A temperatura corporal varia entre os indivíduos, bem como no mesmo indivíduo em diferentes horários do dia e dependendo do ambiente em que se encontra. A menor temperatura corporal ocorre no período da manhã, aumentando no final da tarde e início da noite. No período de ovulação, o organismo feminino libera progesterona, que provoca o aumento da temperatura corporal em torno de 0,4 e 0,5°C, o que se mantém até a menstruação.

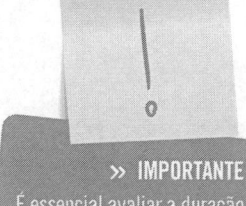

> » **IMPORTANTE**
> É essencial avaliar a duração da febre, pois, dependendo desse dado, a conduta médica pode ser alterada. Diz-se que é prolongada quando tem duração maior do que 10 dias. Esse dado é fundamental, pois algumas doenças apresentam febre com duração prolongada, como tuberculose, septicemia, endocardite, entre outras.

> » **IMPORTANTE**
> A aferição da temperatura retal é mais indicada nas maternidades e nos serviços de pediatria, devendo cada criança ter seu termômetro individual, do tipo apropriado, isto é, com o reservatório de mercúrio mais curto, arredondado e com o vidro mais grosso. É indicada também para pacientes adultos em estado grave ou inconscientes. Nas crianças, como medida de segurança, as pernas devem ser presas para evitar que se debatam enquanto é verificada a temperatura.

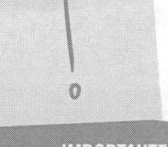

Quadro 6.1 » Modos de evolução da febre	
Febre contínua	A temperatura permanece sempre acima do normal, com variações de até 1 grau.
Febre intermitente	A temperatura corporal aumenta em determinado período do dia e volta ao normal em 24 horas.
Febre remitente	A temperatura permanece elevada em 1 dia ou mais.
Febre recorrente ou ondulante	A temperatura perdura por alguns dias, alternando-se com períodos de temperatura normal.

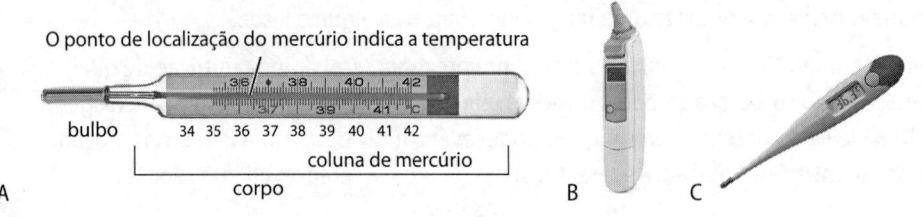

Figura 6.1 Tipos de termômetro clínico. (A) Termômetro de mercúrio. (B) Termômetro auricular. (C) Termômetro retal.
Fonte: Shutterstock.

As atividades físicas moderadas ou pesadas também alteram a temperatura corporal. Nos lactentes e crianças, o mecanismo de controle da temperatura corporal é pouco eficaz. Nos idosos, a temperatura é mais baixa, em torno de 36,2°C. Os pacientes com estresse físico ou emocional aumentam sua temperatura corporal (JARVIS, 2012).

O técnico de enfermagem deve tomar alguns cuidados antes da verificação da temperatura corporal. Deve verificar se há sinais ou sintomas que alterem a temperatura do paciente, bem como fatores que influenciam a temperatura corporal normal. É importante explicar ao paciente como e onde irá verificar a temperatura e a posição que ele deve manter até o término do procedimento.

Antes de verificar a temperatura oral, é preciso certificar-se de que o paciente não fumou, ingeriu substâncias ou alimentos quentes ou frios. Na presença de qualquer uma das situações, esperar 30 minutos. Após a utilização de termômetro de vidro sem a capa plástica descartável em qualquer via de aferição de temperatura corporal, este deve ser lavado com água e sabão (pode ser álcool gel a 70%) antes do uso em outro paciente ou no próprio. Entre os materiais necessários, deve-se ter disponível bandeja ou cuba rim contendo:

- termômetro apropriado de acordo com a via;
- gaze;
- álcool;
- cuba redonda;
- lubrificante;
- luvas de procedimento;
- material para anotações.

O Quadro 6.2 apresenta a técnica e a fundamentação teórica para a aferição da temperatura oral, axilar e retal.

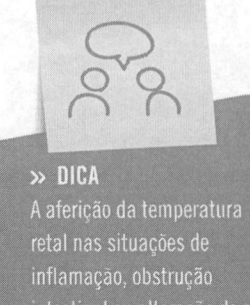

> **» DICA**
> A aferição da temperatura retal nas situações de inflamação, obstrução intestinal ou alteração do reto é contraindicada.

Quadro 6.2 » Tipos de aferição da temperatura

Aferição da temperatura oral

Técnica	Fundamentação teórica
Lavar as mãos.	Reduz a transmissão de microrganismos.
Orientar o paciente quanto ao procedimento.	Mantém o paciente tranquilo e orientado para o autocuidado.
Reunir o material e levar à unidade do paciente.	Facilita a ergonomia.
Calçar as luvas de procedimento.	Reduz a transmissão de microrganismos (mesmo se o paciente ajudar no procedimento).
Auxiliar o paciente a adotar uma posição confortável e de acesso fácil à cavidade oral.	Fornece segurança e conforto ao paciente.
Limpar o termômetro com uma gaze embebida em álcool, desprezando-a na cuba redonda.	Remove soluções irritantes para a mucosa oral.
Ler o nível de mercúrio enquanto segura o termômetro ao nível dos olhos.	O mercúrio deve estar abaixo de 35,5°C.
Descer a coluna de mercúrio até o ponto mais baixo, segurando o termômetro firmemente e sacudindo-o com cuidado.	Evita a quebra do termômetro.
Pedir que o paciente abra a boca e introduzir delicadamente o termômetro na região sublingual posterior lateral ao centro da mandíbula inferior.	O calor dos vasos sanguíneos da região sublingual favorece a leitura da temperatura.
Solicitar que o paciente segure o termômetro mantendo os lábios fechados.	Mantém a posição adequada do termômetro durante a aferição.
Manter o termômetro por 2 a 8 minutos.	Os estudos variam quanto ao tempo necessário para a aferição adequada da temperatura. Baker (1984 apud POTTER, 2009) descobriu que leituras após 2 minutos não causavam variações clinicamente significativas. No entanto, Nichols e Kucha (1972) recomendam 8 minutos.
Remover cuidadosamente o termômetro da cavidade oral.	Fornece segurança ao paciente.
Limpar o termômetro em direção ao bulbo com auxílio de uma gaze.	Evita o contato de microrganismos com a mão do profissional.
Fazer a leitura do termômetro ao nível dos olhos.	Segurança na leitura da temperatura.
Informar o resultado ao paciente.	Envolve o paciente no cuidado.
Retirar as luvas.	Reduz a transmissão de microrganismos.
Anotar o valor no plano de assistência de enfermagem.	Os sinais vitais devem ser registrados imediatamente após a aferição.

(Continua)

Quadro 6.2 » **Tipos de aferição da temperatura** (*Continuação*)

Aferição da temperatura axilar

Técnica	Fundamentação teórica
Lavar as mãos.	Reduz a transmissão de microrganismos.
Orientar o paciente quanto ao procedimento.	Mantém o paciente tranquilo e orientado para o autocuidado.
Reunir o material e levar à unidade do paciente.	Facilita a realização do procedimento.
Deixar o paciente deitado ou recostado confortavelmente.	Permite melhor visualização da axila e facilita a mecânica corporal do técnico de enfermagem.
Limpar o termômetro com uma gaze embebida em álcool a 70%.	Reduz a transmissão de microrganismos.
Secar a axila ou solicitar que o próprio paciente seque, com compressas de gazes secas ou papel-toalha.	Promove o bem-estar do paciente.
Descer a coluna de mercúrio até o ponto mais baixo, segurando o termômetro firmemente e sacudindo-o com cuidado.	O mercúrio deve estar abaixo de 35,5°C.
Colocar o termômetro no centro da axila, mantendo-o com o braço bem encostado ao tórax.	Mantém o contato do termômetro com os vasos sanguíneos da axila.
Retirar o termômetro após 5 a 10 minutos.	O tempo recomendado pode variar de acordo com a dinâmica do serviço de educação continuada da unidade de cuidado.
Ler a temperatura na escala ou coluna de mercúrio do termômetro.	Fornece segurança na leitura da temperatura.
Limpar o termômetro com gaze embebida em álcool em direção ao bulbo.	Reduz a transmissão de microrganismos.
Informar ao paciente o resultado, se consultado.	Envolve o paciente no cuidado.
Lavar as mãos.	Reduz a transmissão de microrganismos.
Anotar o valor no plano de assistência de enfermagem.	Os sinais vitais devem ser registrados imediatamente após a aferição.

Aferição da temperatura retal

Técnica	Fundamentação teórica
Lavar as mãos.	Reduz a transmissão de microrganismos.
Colocar o biombo ou fechar a porta do quarto do paciente.	Mantém a privacidade e o conforto do paciente.

(*Continua*)

Quadro 6.2 » **Tipos de aferição da temperatura** (*Continuação*)

Manter a parte superior do corpo e as pernas do paciente cobertas com o lençol móvel.	Mantém privacidade, conforto e temperatura do paciente.
Calçar as luvas de procedimento.	Reduz a transmissão de microrganismos.
Auxiliar o paciente a se posicionar em Sims esquerdo com a perna direita flexionada para cima. Remover o lençol o suficiente para expor somente a região glútea.	Permite melhor visualização da região anal e facilita a entrada do termômetro no ânus e a mecânica corporal do técnico de enfermagem.
Colocar uma quantidade de lubrificante em uma gaze e mergulhar a ponta de mercúrio no lubrificante (em adultos 2,5 a 3,5 cm e em crianças 1,2 a 2,5 cm).	A lubrificação diminui o trauma da mucosa retal durante a introdução do termômetro.
Com uma gaze na mão livre, separar a prega interglútea do paciente, expondo apenas o ânus.	Facilita a introdução do termômetro.
Pedir que o paciente relaxe e respire lentamente.	Relaxa o esfíncter anal e facilita a introdução do termômetro.
Introduzir o termômetro delicadamente no ânus, em direção ao colo do intestino descendente; nas crianças, introduzir 1,2 cm; em adultos, introduzir 3,5 cm. Caso encontrar uma barreira, não forçar a introdução.	Garante o contato adequado com os vasos sanguíneos da parede do reto.
Manter o termômetro no local por 2 a 4 minutos.	O tempo recomendado pode variar de acordo com a dinâmica do serviço de educação continuada da unidade de cuidado.
Retirar cuidadosamente o termômetro e limpar a secreção fecal com gaze, desprezando-a na cuba redonda ou no lixo do quarto do paciente.	Evita o contato de microrganismos com a mão do profissional.
Proceder à leitura do termômetro e informar o resultado ao paciente, se questionado.	Fornece segurança na leitura da temperatura.
Limpar a região anal do paciente, removendo o lubrificante.	Proporciona conforto ao paciente.
Auxiliar o paciente a voltar para uma posição confortável.	Proporciona conforto ao paciente.
Lavar o termômetro com água e sabão e guardá-lo em local adequado.	Remove mecanicamente material orgânico que geralmente contém microrganismos.
Retirar as luvas.	Reduz a transmissão de microrganismos.
Lavar as mãos.	Reduz a transmissão de microrganismos.
Anotar no plano de assistência de enfermagem a temperatura retal escrevendo a letra "R" para indicar o local onde foi verificada.	Os sinais vitais devem ser registrados imediatamente após a aferição.

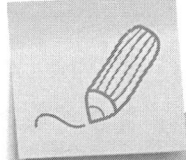

» Agora é a sua vez!

1. Quais são as consequências de uma temperatura elevada por tempo prolongado? Quais características devem ser avaliadas?
2. Em que situações a aferição de temperatura retal é a mais indicada? Em que situações não é indicada a utilização deste método?

Respostas no ambiente virtual de aprendizagem: www.grupoa.com.br/tekne.

» Pulso

O coração de uma pessoa adulta se contrai e relaxa aproximadamente 115 mil vezes por dia, impulsionando cerca de 5 mil litros de sangue pelo corpo. O volume de sangue bombeado pelo coração durante 1 minuto consiste no débito cardíaco (DC). A cada batimento, o coração bombeia certa quantidade de sangue diretamente para a aorta. A cada batimento do coração, a veia é esvaziada, impulsionando cerca de 60 a 70 mL de sangue para a aorta (volume sistólico [VS]) e, em seguida, para o sistema arterial.

Quando a onda de pulsação atinge uma artéria periférica, pode ser palpada mediante pressão suave da artéria contra um osso ou um músculo. Normalmente examina-se o pulso radial ou apical ou ambos na avaliação de rotina pela praticidade das regiões, considerando-se seis características, além do estado da parede arterial:

- frequência do pulso ou frequência cardíaca (FC);
- ritmo de pulsação;
- intensidade, força ou amplitude;
- elasticidade;
- uniformidade;
- comparação com a artéria homóloga/simetria do pulso.

A Figura 6.2 apresenta um exemplo de verificação do pulso.

A *frequência do pulso* ou *FC* varia de acordo com a idade, algumas medicações, grau de ansiedade, atividades físicas, etc. Antes de aferi-la, o profissional deve conhecer os valores considerados normais de acordo com a idade e os termos utilizados quando alterados (Quadro 6.3).

Alguns fatores influenciam a frequência normal do pulso, tais como:

- exercícios: até os de curta duração aumentam a frequência do pulso; os de longa duração fortalecem os músculos cardíacos, sendo que uma frequência abaixo do normal resulta em benefícios, mesmo em repouso;
- febre e calor: ambos aumentam a frequência do pulso devido ao aumento do ritmo metabólico;
- dor aguda e ansiedade: normalmente aumentam a frequência do pulso devido à estimulação simpática;

> » **DEFINIÇÃO**
> **Pulso** é uma onda provocada pela pressão do sangue contra a parede arterial cada vez que o ventrículo esquerdo se contrai. Em locais onde as artérias de grosso calibre se encontram próximas à superfície cutânea, o pulso pode ser sentido à palpação. A palpação do pulso periférico fornece a frequência e o ritmo dos batimentos cardíacos, bem como os dados locais da artéria avaliada.

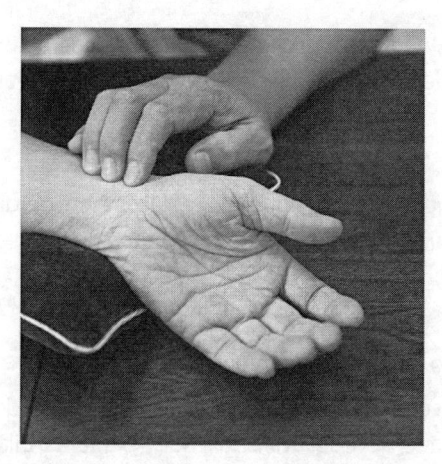

Figura 6.2 Verificação do pulso.
Fonte: Shutterstock.

- dor intensa não aliviada: diminui a frequência do pulso devido à estimulação parassimpática;
- substâncias: os digitálicos diminuem a frequência do pulso, e a atropina aumenta a frequência do pulso;
- hemorragia: a perda sanguínea pode aumentar a frequência do pulso devido à estimulação do sistema simpático;
- alterações posturais: em decúbito dorsal, a frequência do pulso diminui, ao passo que, na posição sentada ou ortostática, aumenta.

O ritmo de pulsação é uma medida indireta da FC. Esses batimentos sucessivos normalmente ocorrem a intervalos regulares. Após a devida avaliação, os achados podem ser descritos da seguinte forma: rítmicos e arrítmicos. Os batimentos rítmicos obedecem a intervalos regulares e os arrítmicos a intervalos irregulares. A intensidade, a força ou a amplitude de um pulso reflete o volume de sangue ejetado contra a parede arterial em cada contração cardíaca. É preciso sensibilidade e habilidade na aferição, já que existem diferentes tipos de pulso:

Quadro 6.3 » Aferição da frequência do pulso ou frequência cardíaca

Valores	Recém-nascidos	100 a 160 bpm (batimentos por minuto).
	Até 3 meses de idade	80 a 220 bpm.
	De 3 meses a 2 anos de idade	70 a 150 bpm.
	De 2 a 12 anos de idade	60 a 110 bpm.
	De 12 anos até a idade adulta	50 a 90 bpm.
Terminologia	Bradicardia	Quando a FC estiver inferior a 50 bpm.
	Taquicardia	Quando a FC estiver superior a 100 bpm.
	Taquisfigmia	Aumento da frequência do pulso.
	Bradisfigmia	Diminuição da frequência do pulso.

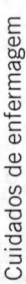

> **DICA**
> Não use o polegar para aferir o pulso, pois sua pulsação pessoal pode confundir-se com o pulso do paciente. As mãos devem ser aquecidas antes de aferir o pulso. Sempre que tiver dúvidas, reinicie a contagem. Faça movimentos delicados sobre a artéria para não interferir nos batimentos do pulso.

- cheio: de fácil palpação, não sendo facilmente interrompido pelos dedos do examinador; representa um aumento do volume de ejeção (como nos casos de ansiedade, atividades físicas, entre outras);
- normal;
- filiforme ou fraco: de difícil palpação, podendo ser facilmente perdido pelo examinador durante sua verificação; significa uma diminuição do volume ejetado (choque hipovolêmico é um exemplo);
- ausente;
- dicrótico: dá a impressão de dois batimentos.

No item elasticidade, uma artéria normal apresenta-se reta, lisa, arredondada e elástica durante a palpação. No item uniformidade, deve ser avaliado o pulso periférico bilateral. O técnico de enfermagem compara as características de cada um. A interrupção do fluxo sanguíneo local, por um coágulo ou aterosclerose, é uma condição que pode causar alterações nos locais de verificação do pulso.

Ao realizar a comparação com a artéria homóloga/simetria do pulso, é sempre obrigatório o exame de pulso da artéria contralateral, pois a desigualdade dos pulsos pode identificar lesões anatômicas. O que se palpa é uma onda de pressão; por isso, para ser analisada em toda sua amplitude, é necessário variar a força que os dedos exercem sobre a artéria até que se detecte o movimento máximo: isso equivale a uma pressão igual à tensão diastólica. Nessas artérias, podem ser avaliados o estado da parede arterial, frequência, ritmo, amplitude e tensão, bem como realizada comparação com a artéria contralateral ou simetria.

> **IMPORTANTE**
> Os materiais utilizados para avaliar o pulso periférico são:
> - relógio com ponteiro de segundos;
> - estetoscópio, se necessário;
> - caderno de anotações;
> - caneta.

>> Locais de avaliação do pulso periférico

As artérias frequentemente utilizadas para avaliação dos pulsos periféricos são:

- temporal;
- carotídea;
- braquial;
- apical (quinto espaço intercostal à esquerda, na linha mamilar) – foco mitral;
- braquial;
- radial;
- femoral;
- tibial posterior;
- poplítea;
- dorsal do pé/pediosa.

A Figura 6.3 apresenta a localização das artérias frequentemente utilizadas para avaliação dos pulsos periféricos.

O Quadro 6.4 apresenta um resumo com técnica e fundamentação teórica para aferição do pulso.

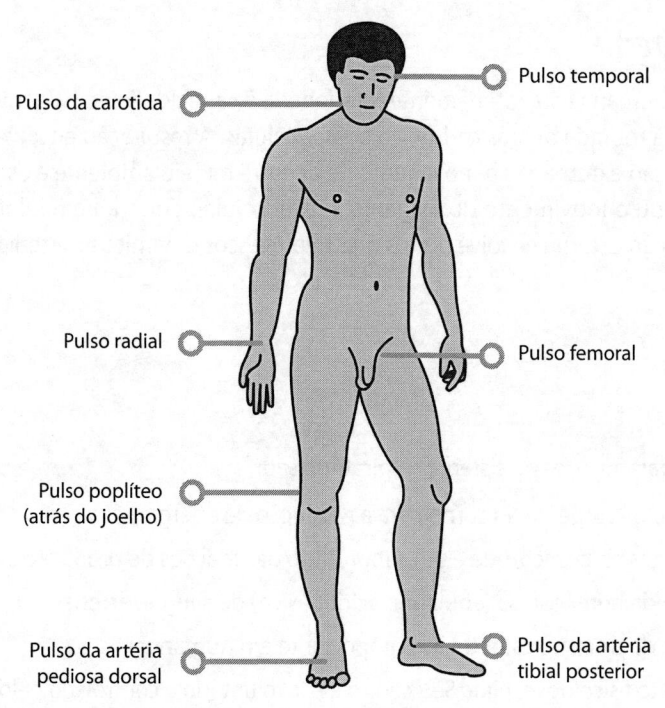

Figura 6.3 Localização das artérias utilizadas para avaliação dos pulsos periféricos.
Ilustração: Gilnei Cunha.

Labels: Pulso temporal; Pulso da carótida; Pulso radial; Pulso femoral; Pulso poplíteo (atrás do joelho); Pulso da artéria pediosa dorsal; Pulso da artéria tibial posterior.

Quadro 6.4 » Técnica de aferição do pulso

Técnica	Fundamentação teórica
Lavar as mãos.	Reduz a transmissão de microrganismos.
Orientar o paciente e/ou acompanhante quanto à realização do procedimento.	Controla a ansiedade e estabelece um bom relacionamento pessoal de segurança.
Colocar o paciente em posição confortável, sentado ou deitado em decúbito dorsal, mantendo sempre o braço apoiado.	Se optar pela palpação, colocar os dedos indicador e médio sobre a artéria, fazendo leve pressão local, e iniciar a contagem das expansões/contrações. Nunca utilizar o polegar.
Retirar o excesso de roupa para expor a região torácica, se necessário.	Respeitar a temperatura ambiente.
Na aferição do pulso apical, posicionar o estetoscópio devidamente desinfetado e aquecido entre o quarto ou quinto espaço intercostal esquerdo e auscultar as bulhas cardíacas durante 60 segundos ininterruptos.	Tanto na palpação como na ausculta, observar frequência, ritmo e qualidade do pulso.
Lavar as mãos.	Previne infecções.
Anotar o valor no plano de assistência de enfermagem.	Os sinais vitais devem ser registrados imediatamente após a aferição.

» Respiração

A sobrevivência humana está intimamente relacionada à capacidade do oxigênio de nutrir as células do corpo e à retirada do gás carbônico dessas células. A respiração envolve dois momentos distintos: respiração externa, ou o movimento de ar entre o meio ambiente e os pulmões, e a respiração interna, ou o movimento do oxigênio a nível celular, entre a hemoglobina e as demais células. A respiração externa envolve outros quatro processos dinâmicos e interligados. São eles:

- ventilação;
- condução;
- difusão;
- perfusão.

As quatro principais funções do sistema respiratório são:

- fornecimento de oxigênio ao corpo para a produção de energia;
- remoção de gás carbônico, que é um subproduto das reações de produção de energia;
- manutenção da homeostase (equilíbrio acidobásico) do sangue arterial;
- manutenção da troca de calor (menos importante em humanos).

A respiração é o ato físico de respirar. Seu controle é involuntário e controlado pelo centro respiratório no tronco cerebral (ponte e bulbo). O sistema respiratório é constituído por dois pulmões e por diversos órgãos que conduzem o ar para dentro e para fora das cavidades pulmonares. Esses órgãos são as fossas nasais, a boca, a faringe, a laringe, a traqueia, os brônquios, os bronquíolos e os alvéolos pulmonares. Quando o ar passa pelo nariz, são realizadas três funções distintas pelas cavidades nasais:

- o ar é aquecido pela superfície dos cornetos e do septo, que tem uma área de cerca de 160 cm^2;
- o ar é umedecido quase por completo, mesmo antes de passar além do nariz;
- o ar é filtrado.

Essas funções, em conjunto, denominam-se condicionamento do ar das vias respiratórias superiores (Figura 6.4).

O técnico de enfermagem deve avaliar a respiração considerando a frequência, a amplitude e o ritmo dos movimentos respiratórios. Essas variáveis indicam a qualidade da respiração. Segundo Potter (2009), a respiração normal pode ser afetada por diversos fatores, entre eles:

- doenças: as doenças crônicas dos pulmões alteram os estímulos normais da respiração, assim como as anemias e dores no peito, que alteram os padrões da respiração;

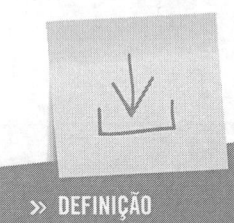

> **» DEFINIÇÃO**
> **Ventilação** é o movimento mecânico de ar para dentro e para fora dos pulmões. **Condução** é o movimento de ar das vias respiratórias pulmonares. **Difusão** é o movimento de oxigênio e gás carbônico entre os alvéolos e as hemácias. **Perfusão** é a distribuição do sangue através dos capilares pulmonares.

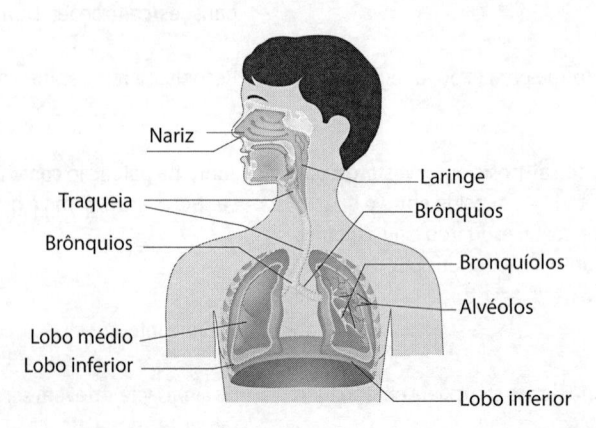

Figura 6.4 Sistema respiratório.
Fonte: Shutterstock.

- estresse: ocorre o aumento da frequência e a amplitude da respiração, o que pode resultar em hiperventilação;
- idade: entre a infância e a idade adulta, a capacidade dos pulmões aumenta e a frequência respiratória diminui acentuadamente; nos pacientes idosos, ocorre uma diminuição da elasticidade pulmonar e da amplitude respiratória, ocasionando um aumento da frequência respiratória;
- gênero: o sexo masculino geralmente apresenta maior capacidade pulmonar do que o feminino;
- postura corporal: as alterações posturais (curva ou abaixada) do paciente prejudicam a amplitude respiratória, reduzindo-a;
- drogas: de forma geral, os narcóticos diminuem a habilidade do paciente de aumentar o volume de ar inspirado; com isso, a frequência respiratória diminui; outras substâncias ou medicamentos podem aumentar ou diminuir a frequência, a amplitude e o ritmo respiratório;
- atividades físicas: aumentam a frequência e o ritmo respiratório.

O Quadro 6.5 apresenta as taxas da frequência respiratória normal.

A entrada de ar nos pulmões é chamada de **inspiração** e ocorre pela contração do músculo do diafragma e dos músculos intercostais (músculos que estão entre as costelas). O diafragma move-se para baixo, e as costelas elevam-se; com isso, ocorre um aumento do volume da caixa torácica (estrutura óssea que protege os pulmões e o coração), fazendo o ar entrar nos pulmões.

Em seguida, ocorre a saída de ar dos pulmões, que é a **expiração**. Nesse momento, acontece o relaxamento do músculo do diafragma e dos músculos intercostais, o que eleva o diafragma, e as costelas automaticamente se abaixam, diminuindo o volume da caixa torácica e expulsando o ar dos pulmões. Nem todo ar é expulso dos pulmões, ficando um pequeno volume que permanece dentro dos alvéolos, evitando que haja um colapso nas suas finas paredes (Figura 6.5).

Por ser um mecanismo controlado de forma voluntária, se o paciente perceber que está sendo monitorado, pode conscientemente alterar o ritmo e a profundidade da respiração, em especial, nas crianças. O melhor é verificar a respiração logo após a verificação do pulso, com os dedos ainda posicionados sobre a artéria ou o estetoscópio sobre o foco apical.

Quadro 6.5 » **Frequência respiratória normal**

Idade	Incursões respiratórias por minuto (irpm)
Recém-nascidos	30 a 40 irpm
1 ano	20 a 40 irpm
2 anos	25 a 32 irpm
8 a 10 anos	20 a 26 irpm
12 a 14 anos	18 a 22 irpm
16 anos	12 a 20 irpm
Adulto	10 a 20 irpm

Fonte: Jarvis (2012).

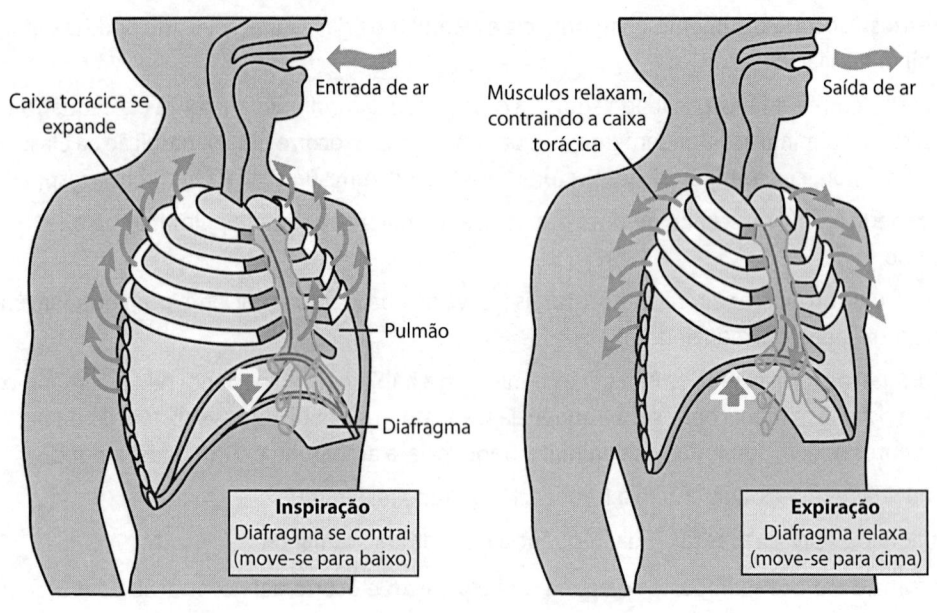

Figura 6.5 Mecanismos da inspiração e expiração.
Ilustração: Gilnei Cunha.

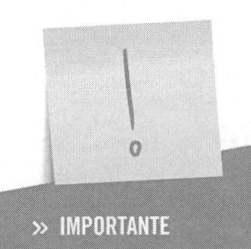

>> **IMPORTANTE**
Os materiais para verificação da respiração são relógio com ponteiro de segundos e caderno para anotações.

Deve-se aproveitar a oportunidade para avaliar a coloração da pele, o nível de consciência e a agitação, por serem sinais característicos de diminuição do aporte de oxigênio circulante. A cianose (coloração azulada) nas extremidades dos dedos e nas mucosas também é um sinal importante.

O Quadro 6.6 apresenta um resumo com técnica e fundamentação teórica para avaliação da respiração.

Quadro 6.6 >> Técnica de avaliação da respiração

Técnica	Fundamentação teórica
Lavar as mãos.	Reduz a transmissão de microrganismos.
Orientar o paciente e/ou acompanhante quanto à realização do procedimento.	Controla a ansiedade e estabelece um bom relacionamento pessoal de segurança.
Observar os movimentos de abaixamento e elevação do tórax; os dois movimentos (inspiratório e expiratório) somam um movimento respiratório.	Para não haver modificação dos movimentos respiratórios, continuar com os dedos posicionados na artéria radial como se ainda estivesse avaliando o pulso.
Contar os movimentos respiratórios por 60 segundos avaliando a frequência, a amplitude e o ritmo dos movimentos respiratórios.	Fornece segurança na verificação da respiração.
Deixar o paciente confortável e a unidade em ordem.	Proporciona conforto ao paciente.
Lavar as mãos.	Previne infecções.
Anotar o valor no plano de assistência de enfermagem.	Os sinais vitais devem ser registrados imediatamente após a aferição.

Entre as alterações da respiração, estão:

- eupneia;
- dispneia;
- ortopneia;
- taquipneia;
- bradipneia;
- apneia;
- respiração de Cheyne-Stokes;
- respiração de Biot;
- respiração de Kussmaul.

A eupneia é a respiração normal. Já a dispneia é a respiração difícil, trabalhosa ou curta, sintoma comum a várias doenças pulmonares e cardíacas, podendo ser súbita ou lenta e gradativa. A ortopneia é a incapacidade de respirar facilmente, exceto na posição ereta. A taquipneia apresenta-se com respiração rápida, acima dos valores da normalidade, frequentemente pouco profunda. Na bradipneia, a respiração é lenta, abaixo da normalidade. Já apneia é a ausência da respiração.

A respiração de Cheyne-Stokes caracteriza-se pela alternância de períodos de apneia com respirações rápidas e profundas. O ciclo inicia-se de maneira lenta e superficial, alternando, de forma rápida, a sua frequência e amplitude, até reduzir-se a uma apneia, resultando em uma queda da saturação de oxigênio. É observada em pacientes que apresentam algum tipo de doença – como insuficiência cardíaca congestiva, acidente vascular encefálico, tumores, encefalites, meningites e outras doenças que afetam o SNC – e também em pacientes expostos a altitudes elevadas (Figura 6.6).

A respiração de Biot é considerada um mau prognóstico, pois resulta de uma lesão no tronco cerebral (por compressão) que danifica os neurônios responsáveis pelo ritmo da respiração espontânea. Em geral, os pacientes que apresentam esse tipo de padrão respiratório são portadores de meningites, neoplasias, hematomas extradurais e isquemias do tronco cerebral. Caracteriza-se por períodos de arritmia respiratória com variação nos movimentos torácicos e volumes correntes (entre os períodos de apneias) (Figura 6.7).

A respiração de Kussmaul caracteriza-se por uma amplitude e frequência respiratórias altas. É observada principalmente nos pacientes com insuficiência renal, cetoacidose diabética e outras acidoses (Figura 6.8).

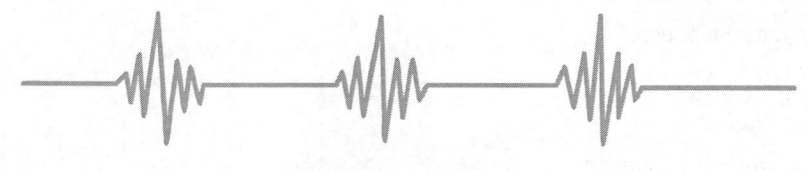

Ritmo de Cheyne-Stokes

Figura 6.6 Ritmo de Cheyne-Stokes.
Ilustração: Gilnei Cunha.

Ritmo de Biot

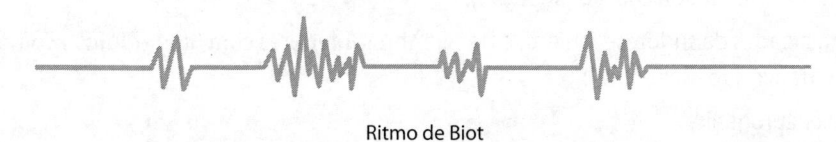

Figura 6.7 Ritmo de Biot.
Ilustração: Gilnei Cunha.

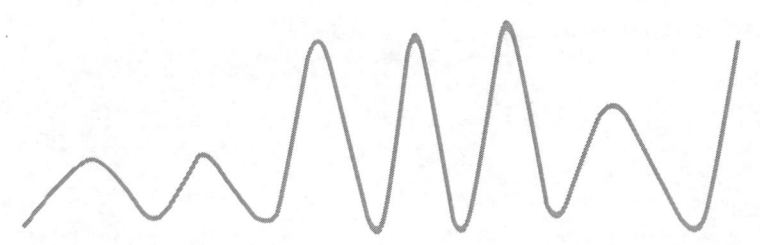

Figura 6.8 Ritmo de Kussmaul.
Ilustração: Gilnei Cunha.

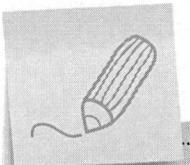

Agora é a sua vez!

3. Examina-se o pulso radial ou apical ou ambos na avaliação de rotina pela praticidade das regiões, considerando seis características, além do estado da parede arterial. Quais são essas características?
4. Quais são os quatro processos interligados que envolvem a respiração externa? Como são definidos?

Respostas no ambiente virtual de aprendizagem: www.grupoa.com.br/tekne.

» Pressão arterial

A pressão arterial (PA) é a força que o sangue exerce nas paredes dos vasos sanguíneos para manter a circulação do sangue no organismo vivo, sendo medida em milímetros de mercúrio (mmHg). De acordo com o Ministério da Saúde (BRASIL, 2006a), a posição recomendada para a medida da PA é a sentada. Entretanto, a medida da PA na posição ortostática deve ser feita, pelo menos, na primeira avaliação, especialmente em idosos, diabéticos e pacientes com disautonomias.

Entre as manifestações das disautonomias, pode-se citar:

- hipotensão ortostática;
- taquicardia de repouso;
- hipertensão supina;
- *angina pectoris*;
- infarto do miocárdio sem dor;
- parada cardiorrespiratória;
- alterações na motilidade do tubo gastrintestinal (esofagite de refluxo, plenitude gástrica, diarreia noturna alternada com constipação);
- anormalidades da sudorese (anidrose de membros inferiores com hiper-hidrose compensatória em tronco superior e face);
- bexiga neurogênica;
- impotência sexual;
- alterações da regulação do diâmetro pupilar.

A morte súbita no curso de determinadas doenças – como diabetes melito, síndrome da imunodeficiência adquirida (AIDS), doença de Chagas e infarto do miocárdio – tem sido frequentemente associada à disfunção autonômica. Chama-se atenção para a grande incidência de parada respiratória nesse grupo de pacientes. As disautonomias podem se manifestar de diversas formas, de acordo com o sistema predominantemente acometido (MIGUEL JÚNIOR, 2007).

> **» DEFINIÇÃO**
> Disautonomia é um mau funcionamento ou desequilíbrio do SNA, que controla as funções involuntárias do corpo de uma pessoa. Um exemplo é um coração acelerar ou desacelerar; outro exemplo é a digestão (ou muito rápida ou muito lenta). Os pacientes mais acometidos são os etilistas (alcoólatras crônicos) e aqueles que fazem uso de anti-hipertensivos.

» Fatores que influenciam a pressão arterial

Vários fatores influenciam o valor da PA, mas, em geral, é determinada pela relação PA = DC × RP, onde RP é a resistência periférica. Esses fatores podem, por sua vez, sofrer influência de vários outros. O DC é resultante do VS multiplicado pela FC, sendo que o VS é a quantidade de sangue expelida do ventrículo cardíaco em cada sístole (contração). As variações do DC são grandes, sendo, em média, de 5 a 6 litros por minuto, podendo chegar a 30 litros por minuto durante exercício físico.

A RP é a dificuldade que o sangue encontra ao passar pelos vasos sanguíneos. É representada pela vasocontratilidade da rede arteriolar especificamente, sendo esse fator importante na regulação da PA diastólica. A resistência é dependente das fibras musculares na camada média dos vasos, dos esfincteres pré-capilares e de substâncias reguladoras da pressão, como angiotensina e catecolamina.

O volume total de sangue interfere diretamente e de modo significativo nos níveis da PA sistólica e diastólica. Com a redução do volume, que ocorre nos casos de desidratação e hemorragias maciças, a PA diminui. A viscosidade sanguínea é outro fator determinante da PA, porém de menor importância. Como nas anemias graves, são observados níveis mais baixos de PA. Estes outros fatores também podem alterar a PA:

- idade;
- raça;
- sono e repouso;
- emoções, ansiedade, medo, dor e estresse emocional;
- exercício físico;
- alimentação;
- drogas;
- hormônios;
- mudança postural;
- tabagismo.

A idade pode influenciar a PA: por exemplo, em crianças, a PA é mais baixa do que em adultos (Tabela 6.1). Em relação à raça, a diversidade vivenciada e as experiências dos grupos étnicos podem ser influenciadas pelas condições culturais e alimentares. Sono e repouso são influenciadores da PA: durante o sono, ocorre uma diminuição de cerca de 10% tanto na PA sistólica como na diastólica. Emoções, ansiedade, medo, dor e estresse emocional podem aumentar a PA devido ao aumento da FC e RP.

O exercício físico provoca intensa elevação devido ao aumento do DC, existindo curvas normais da elevação da PA durante o esforço físico (testes ergométricos). Em relação à alimentação, após as refeições, há discreta elevação da PA, porém sem significado prático. As drogas podem aumentar ou diminuir a PA, dependendo da ação do fármaco. Em relação aos hormônios, as variações da PA podem se manifestar com o passar dos anos, devido às alterações hormonais. A gravidez pode provocar elevações discretas ou severas da PA.

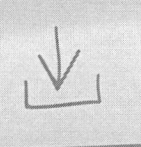

Tabela 6.1 » **Pressão arterial de acordo com idade**

Idade	Sístole (mmHg)	Diástole (mmHg)
0 a 3 meses	75	50
3 a 9 meses	85	65
9 a 12 meses	90	70
1 a 3 anos	90	65
3 a 9 anos	95	60
9 a 11 anos	100	60
11 a 13 anos	105	65
13 a 14 anos	110	70
Adultos com mais de 18 anos	< 120	< 80
Pré-hipertensão	120 a 139	80 a 89
Hipertensão		
Estágio I	140 a 159	90 a 99
Estágio II	>160	>100

>> **IMPORTANTE**
Os materiais utilizados para avaliar a PA são esfigmomanômetro aneroide ou de coluna de mercúrio. Devido ao risco de contaminação com o mercúrio e a preservação do ambiente em caso de acidentes, é aconselhável optar pelo tipo aneroide. O estetoscópio clínico também pode ser utilizado, se necessário. A PA pode ser medida com dispositivos eletrônicos que empregam técnicas oscilatórias (monitores de PA). Antes de aferir a PA, é importante verificar o tamanho do manguito, que deve corresponder a três quartos do braço, da coxa ou da perna (Figura 6.9).

Em relação à mudança postural, a resposta normal, quando uma pessoa fica em posição ortostática ou sai da posição deitada (chamada decúbito), inclui uma queda da pressão sistólica de até 15 mmHg e uma leve queda ou aumento da pressão diastólica de 5 a 10 mmHg. Pode ocorrer hipotensão postural (ortostática), que é acompanhada de tontura ou síncope (desmaio). O tabagismo pode aumentar a PA devido ao aumento da resistência periférica.

O tamanho do manguito para a medida adequada da PA é essencial. Assim, um dos aspectos mais importantes para se garantir a qualidade das medidas de PA é a utilização de manguitos de dimensões recomendadas para as diversas faixas etárias e locais de medida da PA. O emprego de aparelhos de pressão com manguitos de dimensões fora das recomendadas pode levar à imprecisão dos resultados.

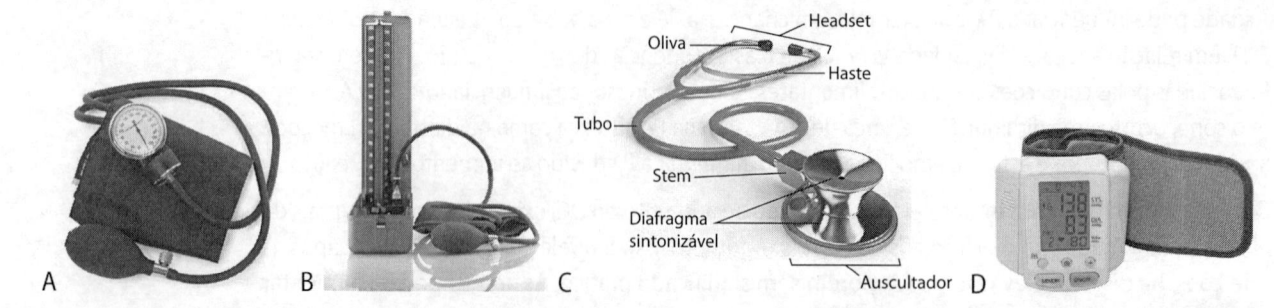

Figura 6.9 (A e B) Esfigmomanômetro aneroide ou de coluna de mercúrio. (C) Estetoscópio clínico. (D) Monitor digital de PA.
Fonte: Shutterstock.

Os esfigmomanômetros utilizados atualmente têm manguitos, em média, com 23 a 24 cm de comprimento, o que representa 80% em braços de até 30 cm de comprimento, sendo na maioria das vezes adequados. Segundo o Ministério da Saúde (BRASIL, 2006a), as dimensões recomendadas para a bolsa de borracha dos aparelhos de pressão (manguito), de acordo com recentes recomendações da American Heart Association (AHA), constam na Tabela 6.2.

>> Sons de Korotkoff

A medida da PA, como realizada hoje, é a soma das contribuições científicas de Riva Roci e Nicolai Segeivich Korotkoff, que, em 1904, apresentaram os resultados de seus estudos. A identificação dos sons de Korotkoff possibilita identificar exatamente os momentos de variação da PA e reconhecer o valor exato das pressões sistólica e diastólica.

Os sons de Korotkoff são produzidos pela passagem turbilhonar do sangue através da artéria estenosada pelo manguito e dividem-se em cinco fases:

- fase I: primeiro som, fraco e seguido por batidas regulares; corresponde ao valor da pressão sistólica;
- fase II: caracteriza-se por sons suaves e longos como um murmúrio intermitente;
- fase III: amplificação dos sons da fase II à medida que aumenta o volume de sangue que passa pela artéria ainda parcialmente comprometida; nela, os sons são mais crispados;
- fase IV: os sons tornam-se súbita e nitidamente abafados;
- fase V: os sons param completamente porque a artéria deixa de estar comprimida, e o fluxo de sangue passa a ser laminar; a pressão indicada no manômetro é a pressão diastólica.

O Quadro 6.7 apresenta um resumo com técnica e fundamentação teórica para avaliação da PA. A Figura 6.10 ilustra a técnica para aferição da PA utilizando o manguito.

Tabela 6.2 >> **Dimensões aceitáveis da bolsa de borracha para braços de diferentes tamanhos**

Circunferência do braço (cm)	Denominação do manguito	Largura do manguito (cm)	Comprimento da bolsa (cm)
≤ 10	Recém-nascido	4	8
11 a 15	Criança	6	12
16 a 22	Infantil	9	18
20 a 26	Adulto pequeno	10	17
27 a 34	Adulto	12	23
35 a 45	Adulto obeso	16	32
45 a 52	Coxa	20	42

Fonte: Sociedade Brasileira de Cardiologia, Sociedade Brasileira de Hipertensão e Sociedade Brasileira de Netrologia (2010).

Quadro 6.7 » Avaliação da pressão arterial

Técnica	Fundamentação teórica
Lavar as mãos.	Reduz a transmissão de microrganismos.
Explicar o procedimento ao paciente, orientando-o para que não fale e descanse por 5 a 10 minutos em ambiente calmo, com temperatura agradável. Promover relaxamento para atenuar o efeito do jaleco branco.	Controla a ansiedade e estabelece um bom relacionamento pessoal de segurança. A hipertensão do jaleco branco é a elevação da PA pela tensão provocada pela simples presença do profissional de saúde, particularmente do médico.
Certificar-se de que o paciente não está com a bexiga cheia; não praticou exercícios físicos 60 a 90 minutos; não ingeriu bebidas alcoólicas, café, alimentos ou fumou até 30 minutos antes; e não está com as pernas cruzadas.	Esses fatores alteram o valor da PA.
Utilizar manguito de tamanho adequado ao braço do paciente, cerca de 2 a 3 cm acima da fossa antecubital, centralizando a bolsa de borracha sobre a artéria braquial. A largura da bolsa de borracha deve corresponder a 40% da circunferência do braço e o seu comprimento deve envolver, pelo menos, 80%.	Ver Tabela 6.2 para as dimensões aceitáveis da bolsa de borracha para a região a ser utilizada.
Manter o braço do paciente na altura do coração, livre de roupas, com a palma da mão voltada para cima.	Mantém o cotovelo ligeiramente fletido.
Posicionar os olhos no mesmo nível da coluna de mercúrio ou do mostrador do manômetro aneroide.	Dificulta os erros. A atenção nesse momento é fundamental.
Palpar o pulso radial e inflar o manguito até seu desaparecimento para a estimativa do nível da pressão sistólica; desinflar rapidamente e aguardar um minuto antes de inflar novamente.	Preserva a segurança do paciente.
Posicionar a campânula do estetoscópio suavemente sobre a artéria braquial, na fossa antecubital, evitando compressão excessiva.	Obtém-se com melhor precisão a PA.
Inflar rapidamente, de 10 em 10 mmHg, até ultrapassar, de 20 a 30 mmHg, o nível estimado da pressão sistólica.	A pressão do manguito insuflado sobre o braço evita que o sangue flua através da artéria umeral.
Realizar a deflação, com velocidade constante inicial de 2 a 4 mmHg por segundo. Após identificação do som que determinou a pressão sistólica, aumentar a velocidade para 5 a 6 mmHg para evitar congestão venosa e desconforto para o paciente.	A pressão sistólica é o momento em que o sangue é capaz de fluir através da artéria umeral, apesar da pressão exercida sobre o vaso sanguíneo pelo manguito.
Determinar a pressão sistólica no momento do aparecimento do primeiro som (fase I de Korotkoff), seguido de batidas regulares que se intensificam com o aumento da velocidade de deflação.	

(Continua)

Quadro 6.7 » **Avaliação da pressão arterial** (*Continuação*)	
Determinar a pressão diastólica no desaparecimento do som (fase V de Korotkoff). Auscultar cerca de 20 a 30 mmHg abaixo do último som para confirmar seu desaparecimento e depois proceder à deflação rápida e completa. Quando os batimentos persistirem até o nível zero, determinar a pressão diastólica no abafamento dos sons (fase IV de Korotkoff).	É o momento que o sangue flui livremente na artéria umeral e é equivalente à pressão que exerce de modo normal sobre a parede das artérias quando o coração está em repouso.
Registrar os valores das pressões sistólica e diastólica, complementando com a posição do paciente, o tamanho do manguito e o braço em que foi feita a medida. Não arredondar os valores de PA para dígitos terminados em zero ou cinco.	Os sinais vitais devem ser registrados imediatamente após a aferição. Para repetir a mensuração, é necessário desinsuflar o aparelho, pois as alterações circulatórias locais alteram os resultados.
Esperar 1 a 2 minutos antes de realizar novas medidas.	Preserva a rede venosa do paciente.
O paciente deve ser informado sobre os valores obtidos da PA e a possível necessidade de acompanhamento.	Fornece segurança ao paciente.

Fonte: Adaptado de Brasil (2006b).

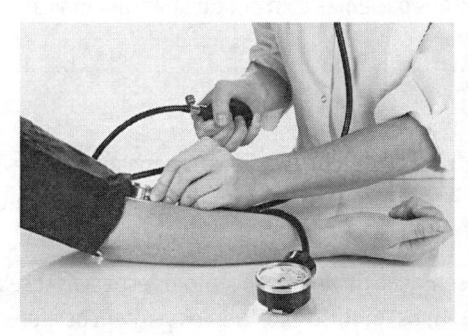

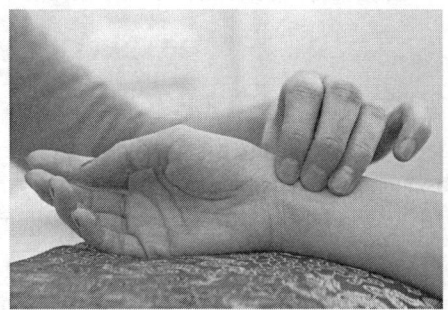

Figura 6.10 Técnica para utilização do manguito.
Fonte: Shutterstock.

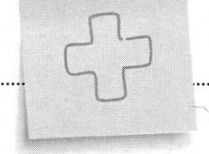

>> CASO CLÍNICO

Sr. Fabiano, 36 anos de idade, trabalha como motorista de ônibus, fazendo rotineiramente horas extras para aumentar a renda familiar. Começou a sentir uma cefaleia intensa todos os dias, procurou então o médico da irmã, que diagnosticou hipertensão arterial.

Qual é a causa da hipertensão do Fabiano?

» Dor como quinto sinal vital

A dor deve ser entendida como uma sensação desagradável, criada por um estímulo nocivo e que atinge o SNC por meio de vias específicas. Em geral, a dor é causada pela modificação das condições normais de um organismo vivo que responde por meio de sensações. Esse organismo necessita apresentar capacidade ou dificuldade de responder, com reações de adaptação e modificações que ocorrem no meio ambiente.

Há uma necessidade urgente de aprofundamento teórico sobre o reconhecimento da dor, por todos os profissionais de saúde, como quinto sinal vital. Ela foi citada pela primeira vez em 1996 por James Campbell (presidente da American Pain Society). O objetivo de Campbell, na época, era aumentar a conscientização entre os profissionais de saúde sobre o tratamento e o cuidado do paciente com dor, sendo que este pode ser inclusive um diferencial no futuro das instituições hospitalares (hospital sem dor).

Campbell, em 1996, afirmou que, se a dor fosse aliviada com o mesmo zelo com que os outros sinais vitais, haveria melhor chance de promover o tratamento adequado (AMERICAN PAIN SOCIETY, 1999). Devido à falta de conhecimento a respeito das doses dos medicamentos realmente eficazes para minimizar a dor, do tempo de ação dos analgésicos, das técnicas analgésicas disponíveis no mercado, dos receios quanto à depressão respiratória, das dependências químicas provocadas pela longa utilização dos analgésicos, entre outros fatores, há relatos na literatura especializada de que a dor é subtratada e um sintoma frequente no ambiente hospitalar.

O controle da dor é essencial para a assistência integral ao paciente, em especial para os profissionais da enfermagem que lidam diretamente com pacientes de todas as especialidades, com dores diferentes, em locais diferentes e causadas por motivos diferentes, o que pode gerar frustração por não ser possível aliviá-la em muitos casos. Percebe-se que a falta de habilidade de alguns profissionais, aliada à falta de sensibilidade, é real, principalmente no atendimento aos pacientes com dor ou doenças crônicas.

> » **IMPORTANTE**
> A dor é um sintoma subjetivo, individualizado e, muitas vezes, solitário. É uma das causas mais frequentes da procura por auxílio médico.

» Sensibilização à dor

A sensação dolorosa é um processo que ocorre em três estágios distintos: recepção, percepção e reação. Quando se consegue entender ou passar por esses mecanismos, melhora-se automaticamente a qualidade da assistência de enfermagem.

A recepção é um componente neurofisiológico da sensação da dor. Os receptores especiais recebem estímulos dolorosos e, ao mesmo tempo, transmitem os impulsos aos nervos periféricos aferentes até a medula espinal. Esses impulsos passam para o lado oposto da medula espinal através do SNC. As respostas são transmitidas pelas fibras nervosas eferentes para contrair os músculos periféricos.

Tais receptores especiais podem ser encontrados em diversas áreas do corpo, como na pele, nos músculos, nos ossos, nas mucosas e nos tendões. Além disso, esses receptores especiais aparecem em menor número nos órgãos viscerais, o que explica a diferença entre a dor de uma queimadura superficial e a dor de um problema no fígado, por exemplo.

O mecanismo da recepção da dor exige que o sistema nervoso periférico e a medula espinal estejam em funcionamento de excelência. Alguns fatores que comumente podem alterar essa harmonia são:

- traumatismos;
- substâncias;
- tumores;
- distúrbios metabólicos.

A percepção é o reconhecimento e a interpretação da intensidade da dor pelo paciente, que pode sofrer influências internas e externas (Quadro 6.8).

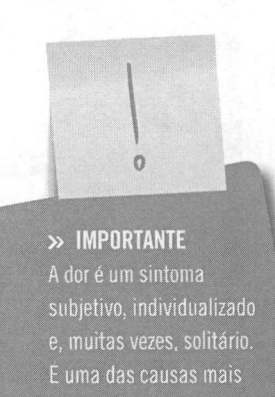

Quadro 6.8 >> Origens físicas da dor

Traumatismos	A dor ocorre pela lesão e inflamação dos tecidos e pela irritação de diferentes maneiras das terminações nervosas.
Isquemias	A dor surge pela diminuição do fluxo sanguíneo em uma parte do corpo.
Alteração dos líquidos corporais	A dor é causada por distensão dos tecidos devido a edema.
Perfuração de uma víscera	A dor é provocada pela irritação das terminações nervosas com secreções.
Lesão que ocupa espaço (tumor)	Os nervos periféricos com crescimento em um espaço restrito provocam a dor.
Queimaduras	A dor é causada por inflamação e destruição das camadas superficiais da epiderme, havendo com isso aumento da sensibilidade das terminações nervosas.

A reação inclui a combinação entre as respostas fisiológicas e as comportamentais. A reação também é individual, pois os indivíduos se comportam de formas diferentes, motivo pelo qual os pacientes devem ser avaliados individualmente. Em relação às reações fisiológicas, quando os impulsos dolorosos ascendem pela medula espinal em direção ao mesencéfalo e ao tálamo, o SNA é estimulado como parte da reação do estresse causado pela dor.

A dor de intensidade baixa, moderada ou superficial estimula o ramo simpático do SNA. A dor contínua, intensa ou profunda geralmente se origina nos órgãos viscerais. O sistema nervoso parassimpático, nesse caso, é ativado.

>> Localização da dor

O primeiro passo da avaliação é solicitar que o paciente, se possível, localize sua dor. As dores superficiais são de mais fácil localização do que as profundas ou viscerais. A topografia da dor pode ser localizada, difusa, referida ou irradiada. Ao descrever a localização da dor, o técnico de enfermagem deve usar os limites anatômicos específicos e as terminologias adequadas.

A avaliação e o registro da intensidade da dor, pelos profissionais de saúde, devem ser feitos de forma contínua e regular, semelhante ao que ocorre com os sinais vitais, de modo a otimizar a terapêutica, dar segurança à equipe prestadora de cuidados de saúde e melhorar a qualidade de vida do paciente. Para mensuração da intensidade da dor, deve-se utilizar uma das seguintes escalas validadas internacionalmente:

- escala visual analógica (EVA), convertida em escala numérica para efeitos de registro;
- escala numérica;
- escala qualitativa;
- escala de faces.

A Figura 6.11 aprestenta as escalas validadas internacionalmente.

O Quadro 6.9 apresenta um resumo com técnica e fundamentação teórica para aplicação das escalas de dor.

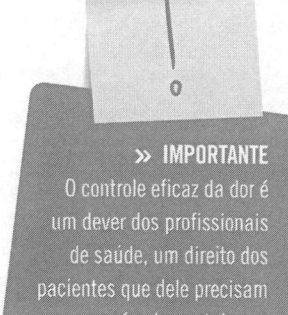

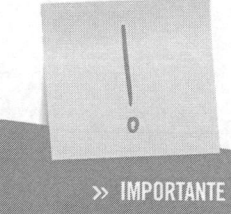

> **>> IMPORTANTE**
> O controle eficaz da dor é um dever dos profissionais de saúde, um direito dos pacientes que dele precisam e um passo fundamental para a efetiva humanização das unidades de saúde.

> **>> IMPORTANTE**
> Os materiais utilizados para mensurar a dor são escala de avaliação de acordo com o serviço, papel e caneta para anotações.

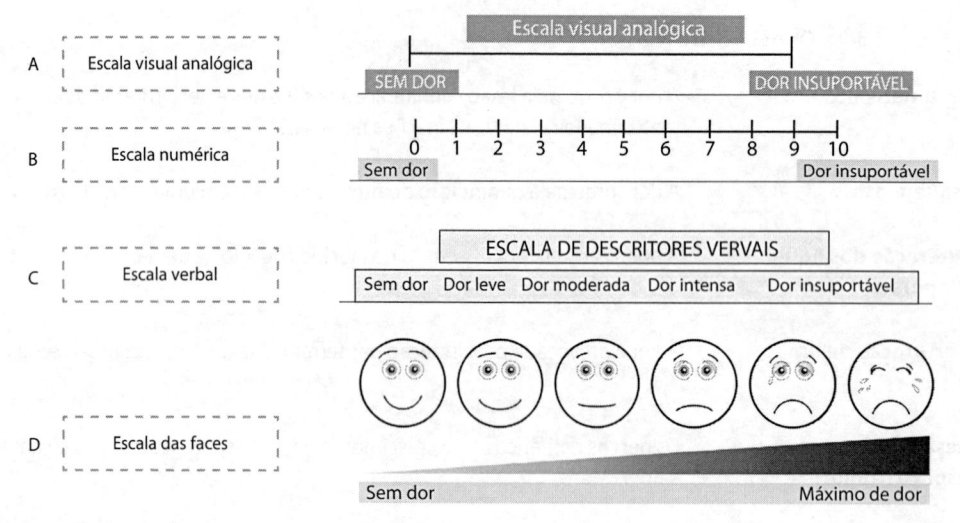

A	Escala visual analógica	Escala visual analógica SEM DOR — DOR INSUPORTÁVEL
B	Escala numérica	0 1 2 3 4 5 6 7 8 9 10 Sem dor — Dor insuportável
C	Escala verbal	ESCALA DE DESCRITORES VERVAIS Sem dor — Dor leve — Dor moderada — Dor intensa — Dor insuportável
D	Escala das faces	Sem dor — Máximo de dor

Figura 6.11 (A) Escala visual analógica. (B) Escala numérica. (C) Escala verbal. (D) Escala das faces.
Fonte: Brasil (2001).

Quadro 6.9 » Aplicação das escalas de dor

Técnica	Fundamentação teórica
Lavar as mãos.	Reduz a transmissão de microrganismos.
Explicar o objetivo da aplicação da escala ao paciente.	Controla a ansiedade e estabelece um bom relacionamento pessoal de segurança.
Mostrar ao paciente o modelo da escala a ser utilizada, esclarecendo dúvidas se surgirem.	Explica a atividade para fins de consentimento e entendimento da proposta.
Aplicar a escala de avaliação da dor.	Qualifica a real intensidade da dor.
Registrar o resultado na prescrição de enfermagem.	Socializa os resultados com toda a equipe de saúde.
Administrar analgesia prescrita, se necessário.	Resolve o problema.

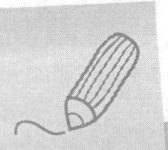

» Agora é a sua vez!

5. Qual é a função do sistema nervoso autônomo e como é definido o seu mau funcionamento? Cite exemplos.
6. Quais são os fatores capazes de alterar a pressão arterial?

Respostas no ambiente virtual de aprendizagem: www.grupoa.com.br/tekne.

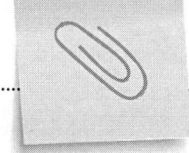

>> JUNTANDO TUDO

O procedimento técnico para aferição dos sinais vitais, realizado no passado apenas pelos profissionais de enfermagem, hoje pode ser realizado por qualquer indivíduo, o qual pode controlar sua PA ou temperatura. Se por um lado essa socialização de conhecimento trouxe maior controle aos portadores de doenças crônicas, como os hipertensos, por outro, os riscos de resultados pouco confiáveis associados à suspensão da terapêutica medicamentosa são mais recorrentes.

Apesar da facilidade em adquirir os equipamentos, existe um elenco de fundamentos que, quando observados, diferenciam a prática dos profissionais de enfermagem da prática de indivíduos leigos: escolha do equipamento, posição correta do paciente e relações atribuídas aos resultados/valores, que fazem da enfermagem a referência da população para execução desse cuidado. Por isso, deve-se valorizar o papel desses profissionais quando da execução desse procedimento, seguindo as etapas e não transgredindo naquilo que só a enfermagem pode fazer com excelência.

REFERÊNCIAS

AMERICAN PAIN SOCIETY. *Principles of analgesic use in the treatment of acute pain and Cancer pain*. Chicago: American Pain Society, 1999.

BRASIL. Ministério da Saúde. Instituto Nacional de Câncer. *Cuidados paliativos oncológicos*: controle da dor. Rio de Janeiro: INCA, 2001.

BRASIL. Ministério da Saúde. Secretaria de Atenção à Saúde. Departamento de Atenção Básica. *Hipertensão arterial sistêmica para o Sistema Único de Saúde*. Brasília: MS, 2006b. (Cadernos de Atenção Básica, 16).

BRASIL. Ministério da Saúde. Secretaria de Atenção à Saúde. Departamento de Atenção Básica. *Prevenção clínica de doenças cardiovasculares, cerebrovasculares e renais*. Brasília: MS, 2006a. (Cadernos de Atenção Básica, 14).

JARVIS, C. *Exame físico e avaliação da saúde*. Rio de Janeiro: Elsevier, 2012.

MIGUEL JÚNIOR, A. *Sistema nervoso vegetativo*: disautonomias. [S.l.]: Medicina Geriatrica, 2007. Disponível em: <http://www.medicinageriatrica.com.br/2007/07/04/sistema-nervoso-vegetativo-disautonomias/>. Acesso em: 24 nov. 2013.

NICHOLS, G. A.; KUCHA, D. H. Taking adult temperatures: oral measurements. *The American Journal of Nursing*, v. 72, n. 6, p. 1090-1093, 1972.

POTTER, P. A. *Fundamentos de enfermagem*. 7. ed. Rio de Janeiro: Elsevier, 2009.

SOCIEDADE BRASILEIRA DE CARDIOLOGIA; SOCIEDADE BRASILEIRA DE HIPERTENSÃO; SOCIEDADE BRASILEIRA DE NEFROLOGIA. VI Diretrizes Brasileiras de Hipertensão. *Arqivos Brasileiro de Cardiologia*, v. 95, n. 1, supl., p. 1-51, 2010.

SOCIEDADE BRASILEIRA PARA O ESTUDO DA DOR. *5º Sinal Vital*: hospital sem dor: diretrizes para implantação da dor como 5º Sinal Vital. [S.l.: s.n., 2013].

LEITURAS RECOMENDADAS

APOSTOLO, H. *Biologia*: sistema respiratório humano: anatomia e fisiologia. [S.l.]: Revolução Educacional, 2013. 1 Vídeo. Disponível em: <*www.youtube.com/watch?v=yD-ObEHCyfc*>. Acesso em: 22 nov. 2013.

ARCURI, E. A. M. et al. Sons de Korotkoff: desenvolvimento da pesquisa em esfigmomanometria na Escola de Enfermagem da USP. *Revista da Escola de Enfermagem USP*, São Paulo, v. 41, n. 1, p. 147-53, 2007.

BRAZ, J. R. C. Fisiologia da termorregulação normal. *Revista Neurociências*, São Paulo, v. 13, n. 3, p. 12-17, jul./set. 2005.

FIGUEIREDO, N. M. A. de. *Práticas de enfermagem*: fundamentos, conceitos, situações e exercícios. São Paulo: Difusão Paulista de Enfermagem, 2003.

LEITÃO, A. M. *A importância dos sinais vitais*. [S.l.]: Enfermagem & Saúde, 2011. Disponível em: <http://www.enfermagemesaude.com.br/guia-enfermagem/4296/a-importancia-dos-sinais-vitais>. Acesso em: 22 nov. 2013.

PORTUGAL. Ministério da Saúde. Direcção Geral da Saúde. *Circular Normativa nº 09*: a dor como 5º sinal vital: registro sistemático da intensidade da Dor. Lisboa: Ministério da Saúde, 2003. Disponível em: <http://www.esscvp.eu/Portals/0/Dor%205%C2%BA%20Sinal%20Vital%20-%20Circular%20Normativa%20DGS.pdf>. Acesso em: 20 nov. 2013.

POTTER, P. A. et al. *Grande tratado de enfermagem prática*: clínica e prática hospitalar. 3. ed. São Paulo: Santos, 2001.

TAYLOR, C.; LILLIS, C.; LEMONE, P. *Fundamentos de enfermagem*: a arte e a ciência do cuidado de enfermagem. 5. ed. Porto Alegre: Artmed, 2007.

VEIGA, D. A. *Manual de técnicas de enfermagem*. 7. ed. Sagra: DC Luzzatto, 1996.

capítulo 7

Administração de medicamentos

Com frequência, a mídia impressa e televisiva denuncia profissionais de enfermagem que trocaram a dosagem, a via, o medicamento ou o paciente ao administrar uma determinada medicação. O sensacionalismo gerado é fator de incômodo para a categoria, mas erros como esses deixam a sociedade perplexa e insegura quanto à qualidade dos cuidados prestados pelos profissionais de enfermagem, porque geralmente são irremediáveis ou irreversíveis.

Competência

Reconhecer a importância das precauções de risco na prática de administração de medicamentos, com vistas à garantia de segurança e eficácia dos medicamentos administrados.

Objetivos de aprendizagem

» Reconhecer a importância das precauções de risco na prática de administração de medicamentos.

» Administrar medicamentos relacionando a prescrição à finalidade do tratamento, aos efeitos e riscos, conforme princípios, técnicas e vias de aplicação.

>> Introdução

As circunstâncias que levam a erros de dosagem, via, medicamento ou paciente, ao se administrar uma determinada medicação, estão relacionadas às condições de trabalho precárias, escalas extensas e falhas no processo de ensino-aprendizagem, que certamente deixou de fornecer as ferramentas necessárias ao desenvolvimento dessa competência pelo aluno e/ou pelos profissionais.

Ao pensar nesse contexto, organizou-se este capítulo de modo a ressaltar as principais precauções para dirimir os riscos de acidentes e mostrar ao profissional de enfermagem que a administração de medicamentos é a essência de sua prática e que contribui, de forma efetiva, para o tratamento e a recuperação do paciente no hospital ou domicílio. Portanto, os temas aqui abordados são um alerta a todos os profissionais de saúde, pois a realização desse cuidado precisa de atenção redobrada nos aspectos pertinentes a preparo, administração, efeito desejado e registro.

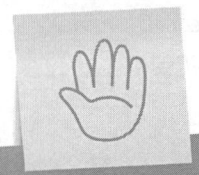

>> Os certos imprescindíveis para uma prática segura

Os certos na prática de administração de medicamentos devem ser compreendidos como precauções de riscos para o paciente e para o exercício profissional. Na Conferência Rio 92, o **princípio da precaução** foi definido como a garantia contra riscos potenciais, os quais, conforme o atual estado do conhecimento, não podem ser identificados. Isso caracteriza ausência de certeza científica formal e existência de risco de dano sério ou irreversível, o que requer implementação de medidas que possam prever esse dano (GOLDIM, 2002).

Dessa forma, quando o profissional de enfermagem estiver diante de uma prescrição de medicamentos, é de extrema relevância a verificação dos certos. Estudiosos em cuidados de enfermagem sempre estiveram atentos aos erros decorrentes dessa prática; assim, inicialmente descreveram os cinco certos, mais tarde os nove certos e atualmente alguns desses teóricos já falam em 12 certos para reduzir as possibilidades de falhas profissionais.

Como a memorização dessas etapas de verificação para alguns indivíduos pode ser difícil, recomenda-se o entendimento dos motivos de cada uma, pois, no cotidiano do trabalho, elas aos poucos serão incorporadas ao fazer. É importante, porém, tentar memorizar os primeiros cinco certos, porque eles são a essência dessa regra. Os demais certos são ações inerentes ao trabalho da enfermagem que não devem ser negligenciadas. Para fins de estudo e mudança da prática, foram adotados aqui os nove certos (Quadro 7.1).

>> **ATENÇÃO**
O Código de Ética dos Profissionais de Enfermagem proíbe, nos artigos 30 e 31, a enfermagem de:
• administrar medicamentos sem conhecer a ação da substância;
• administrar medicamentos sem certificar-se das possibilidades dos riscos;
• prescrever medicamentos;
• praticar ato cirúrgico, exceto nos casos previstos na legislação vigente e em situação de emergência (CONSELHO FEDERAL DE ENFERMAGEM, 2007).

>> Administração de medicamentos por via oral

Os medicamentos ingeridos por **via oral** (VO) têm absorção moderada a lenta. Ao serem ingeridos, passam para o sistema digestório, onde são absorvidos pela mucosa gástrica e, sobretudo, pela mucosa do intestino. Ao caírem na circulação sanguínea, são distribuídos até chegar ao local onde devem atuar. A VO deve ser a via de escolha para iniciar qualquer tratamento, por ser segura, mais conveniente e menos dispendiosa. A medicação oral é disponibilizada comercialmente nas seguintes formas:

- comprimidos;
- cápsulas;
- drágeas;
- pastilhas;
- granulados;
- pó;
- gotas;
- xaropes;
- suspensões;
- emulsões;
- tinturas;
- elixires.

Quadro 7.1 » **Nove certos da prática de enfermagem**	
Paciente certo	Assegurar-se, mediante a conferência do dispositivo de identificação, que o medicamento será administrado no paciente para o qual foi prescrito.
Medicação certa	Pesquisas realizadas pelo Conselho Federal de Enfermagem mostram que mais de um terço dos erros com medicamentos ocorre pela troca de substâncias. Caso não haja certeza na compreensão do nome da medicação prescrita, a enfermagem deve certificar-se com o profissional que a prescreveu, desfazendo qualquer dúvida antes de administrá-la.
Via certa	Observar atentamente na prescrição a via de administração do medicamento, sendo de extrema importância que a enfermagem compreenda as diferenças entre as vias, a absorção e o início da ação.
Dose certa	Conferir a dosagem prescrita e colocar um rótulo para que todos os membros da equipe de saúde se certifiquem de que a dosagem está correta.
Horário certo	Os horários previstos para administração do medicamento não devem ser negligenciados. A medicação deve ser ministrada no horário certo para garantir os seus níveis no sangue, mantendo o efeito terapêutico.
Documentação certa	Quando a enfermagem administra uma medicação, deve registrar por escrito na hora e, se houver espaço no documento, usar carimbo com inscrição profissional. Isso fornece evidências de que o medicamento foi administrado ao paciente. É incorreto fazer o registro antes de administrar uma medicação, pois pode haver alguma intercorrência ou mesmo a recusa do paciente ao medicamento. O esquecimento do registro pode resultar em risco de dupla administração do medicamento por outro profissional.
Ação certa	É a garantia de que o medicamento foi prescrito pela razão certa.
Forma certa	A maioria dos medicamentos está disponível em diferentes formas para a administração por várias vias, sendo necessária a verificação atenta da sua composição. Em caso de dúvidas, procurar a supervisão da enfermagem ou o prescritor.
Resposta certa	Monitorar o paciente para que a medicação tenha o efeito esperado. Essa avaliação é extremamente importante para alguns medicamentos de alto risco, como anticoagulantes, cardiotônicos, antiarrítmicos e insulina.

O fato de a apresentação do medicamento vir protegida por revestimentos especiais deve-se à sua composição, que pode irritar a mucosa gástrica. Esse revestimento não permite a desintegração do comprimido ou da cápsula no estômago, mas sim no intestino. A medicação oral não é indicada para pacientes inconscientes, com náuseas, vômitos e incapazes de deglutir. Como desvantagens do uso desse tipo de via, pode-se citar:

- possibilidade de irritação da mucosa gástrica ou inativação das substâncias quando entram em contato com as secreções;
- sabor desagradável, o que geralmente resulta em náuseas e vômitos;
- dificuldade em medir a completa absorção com exatidão.

> » **DICA**
> A administração oral de medicamentos apresenta como vantagens não agredir intencionalmente as defesas do organismo, ser relativamente menos dispendiosa, ter custos de administração mais reduzidos, além de ser um método simples de administração, pois não é invasivo.

Para atenuar os riscos de irritação gástrica, deve-se administrar o medicamento durante ou após as refeições ou, quando possível, diluí-lo. Se o sabor não for muito palatável, é recomendado administrar o medicamento com suco de frutas ou líquidos frios. Os medicamentos orais à base de ferro lesam o esmalte dos dentes, motivo pelo qual se deve realizar higiene oral após a sua ingestão. Quando o paciente tem dificuldade para engolir uma forma sólida, o ideal é colocar o medicamento na parte posterior da língua, o que favorece o reflexo de deglutição.

O medicamento também pode ser triturado e dissolvido para facilitar sua administração, com exceção dos medicamentos com proteção entérica. Em casos de medicação líquida, ao colocar no dosador uma quantidade maior do que a prescrita, não se deve devolver o excesso ao frasco. Nos pacientes em uso de sonda nasogástrica (SNG) ou sonda nasoenteral (SNE), a medicação oral será diluída em água e administrada. Antes e depois da administração pela sonda, é indicado que a enfermagem realize a lavagem da sonda, evitando obstrução desse dispositivo.

Dosagem

A dosagem do medicamento tem como referência a unidade de um determinado peso. Algumas formas de comprimidos ou drágeas permitem sua divisão, porém a dose pode sofrer alterações para mais ou para menos. As formas líquidas de administração oral, como xaropes, devem ser agitadas antes de sua administração para que os componentes sejam misturados homogeneamente. As doses costumam ser estipuladas em mililitros (mL) do produto ou diretamente em colheres. Deve-se utilizar sempre os recipientes ou as colheres que acompanham a embalagem do medicamento; do contrário, utilizam-se colheres comuns.

A medicação oral pode ser estipulada em gotas, que devem ser diluídas em 25 mL ou 50 mL de água. É comum que a distração faça o profissional colocar mais ou menos gotas, o que interfere na dosagem prescrita. Deve-se ficar atento e ter precisão ao transformar a quantidade de gotas em mililitros, considerando que 20 gotas = 1 mL.

Em relação à conservação dos medicamentos líquidos por VO, algumas precauções devem ser observadas. Os xaropes e as suspensões, ao serem abertos, devem ser rotulados com data e assinatura de quem os abriu, porque, após abertos, sua validade é de 30 dias. Os antibióticos devem ser rotulados após reconstituição com data, diluição e assinatura de quem os diluiu. É imprescindível pesquisar a validade nas indicações do fabricante do medicamento.

Entre os materiais utilizados para administração de medicamentos VO, estão:

- bandeja ou cuba rim;
- seringa ou recipiente dosador;
- copo descartável;
- canudo (se necessário);
- macerador de comprimido (se necessário);
- etiqueta para identificar a medicação;
- medicação a ser administrada.

O Quadro 7.2 apresenta a técnica e a fundamentação teórica para administração de medicamentos VO.

>> Administração de medicamentos por via sublingual

Ao contrário da administração VO, a **via sublingual** propicia a absorção rápida do medicamento devido à vascularização e a pouca espessura da mucosa existente nessa região, permitindo a absor-

---

>> **DICA**
Ao utilizar colheres comuns, fique atento para a equivalência da medida:
- colher de café: 3 mL;
- colher de chá: 5 mL;
- colher de sobremesa: 10 mL;
- colher de sopa: 15 mL.

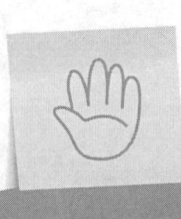

>> **ATENÇÃO**
Aproximar as dosagens é prática perigosa e errar os cálculos pode gerar graves problemas.

Quadro 7.2 » **Administração de medicamentos por via oral**

Técnica	Fundamentação teórica
Ler a prescrição cuidadosamente.	Verifica o medicamento, a data, o horário, a dosagem, o nome do paciente, o leito e o quarto.
Preparar o rótulo de identificação com nome do paciente, leito, medicamento, dose, horário e assinatura do profissional responsável pelo preparo da medicação.	Preserva a segurança do paciente e evita riscos de troca de medicação. É proibida a administração de medicamentos sem o rótulo.
Higienizar as mãos antes, durante e após o procedimento.	Reduz os riscos de infecção cruzada.
Selecionar o medicamento prescrito colocando-o sobre a bancada.	A identificação do medicamento deve ser feita pelo rótulo, nunca pela aparência. Observar aspecto da substância (se não existe alteração de coloração, presença de depósitos ou turvação) e data de validade da medicação, já que medicamentos vencidos podem ser nocivos e/ou não atingir seu real efeito.
Ler cuidadosamente o rótulo da medicação antes de prepará-la.	Aplica a regra dos cinco certos: medicamento certo, paciente certo, dose certa, horário certo e via de administração certa.
Preparar e/ou colocar o medicamento dentro do copo descartável ou da seringa.	—
Guardar o medicamento ao abrigo da luz e do calor.	Evita alterações na composição do medicamento.
Encaminhar-se ao leito do paciente levando a bandeja com o material.	Racionaliza tempo, movimento e demonstra que a ação foi planejada corretamente.
Explicar e informar ao paciente ou ao seu acompanhante os aspectos relativos ao procedimento que será realizado e à medicação a ser administrada, bem como ao consentimento livre e esclarecido.	Respeito à autonomia do paciente e solicitação do consentimento livre e esclarecido para administrar a medicação.
Observar as condições de deglutição do paciente, colocá-lo em posição favorável à deglutição do medicamento e elevar a cabeceira da cama a 45°.	Evita a passagem do medicamento líquido para as vias respiratórias e, consequentemente, aspiração pulmonar.
Administrar a medicação sem tocá-la diretamente com as mãos, oferecendo água ou líquido indicado.	Evita contaminação da substância a ser administrada.
Permanecer ao lado do paciente até que a medicação seja deglutida.	Medida de segurança e certeza de que o medicamento foi deglutido.
Posicionar o paciente confortavelmente, recolher e descartar o material.	Medida de conforto e manutenção da ordem no ambiente.
Lavar as mãos, verificar a medicação na prescrição e anotar quaisquer anormalidades.	Contribui com informações para o diagnóstico, controle e avaliação do tratamento do paciente. Serve de elemento para pesquisa, auditoria de enfermagem e avaliação dos cuidados de enfermagem prestados.

ção direta na corrente sanguínea. Muito utilizadas em situações de urgência, as medicações sublinguais encontram-se geralmente em forma de comprimidos, cuja consistência é de fácil dissolução pela saliva, não devendo ser deglutidas. Como todos os medicamentos, a dose prescrita pelo médico deve ser respeitada, porque o seu cálculo é determinado pela análise de um conjunto de fatores:

- patologia;
- peso;
- idade;
- via de administração;
- área corporal e sexo do paciente, em algumas situações.

A via sublingual é segura e não requer técnica estéril na sua preparação, mas é imprescindível o conhecimento sobre os efeitos e as reações que os medicamentos podem causar. Alguns medicamentos sublinguais requerem repouso após sua administração; por isso, é importante o conhecimento de suas indicações e contraindicações.

As etapas do procedimento técnico da administração de medicamentos por via sublingual são semelhantes às da administração VO, não havendo necessidade de água, pois a medicação é colocada diretamente na região sublingual com ajuda do paciente. Quando este não consegue colaborar levantando a língua, a enfermagem deve usar espátula e luvas de procedimento para posicionar o medicamento no lugar correto. Mesmo assim, cabe descrever as etapas que diferenciam uma administração da outra:

- colocar o medicamento dentro do copo descartável, previamente identificado com o rótulo;
- solicitar que o paciente abra a boca e repouse a língua no palato;
- colocar o medicamento sob a língua;
- orientar o paciente para que permaneça com o medicamento sob a língua até a sua absorção total;
- observar as possíveis reações do paciente e se o medicamento foi totalmente diluído.

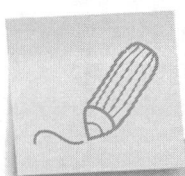

>> **IMPORTANTE**
Entre os materiais utilizados para administração de medicamentos por via sublingual, estão:
- bandeja ou cuba rim;
- seringa ou recipiente dosador;
- copo descartável pequeno;
- etiqueta para o rótulo de identificação;
- medicação a ser administrada;
- um pacote de compressa de gaze em quatro.

>> Agora é a sua vez!

1. A medicação oral é disponibilizada comercialmente em que apresentações?
2. Quais são as etapas do procedimento técnico da administração de medicamentos por via sublingual?

Respostas no ambiente virtual de aprendizagem: www.grupoa.com.br/tekne.

» Administração de medicamentos por via subcutânea

A administração de medicamentos por **via subcutânea** consiste na introdução de pequenas quantidades de medicamentos na hipoderme ou tela subcutânea (tecido adiposo). Nessa via, a absorção é lenta e se dá de forma contínua por ser a hipoderme zona de tecido conectivo mole com escassa irrigação, o que faz as substâncias passarem lentamente para a circulação sanguínea. A absorção ocorre através dos vasos capilares.

No tecido conectivo, por ser sensível às soluções irritantes e a grandes volumes de medicamentos, é indicado que sejam prescritas e administradas pequenas doses (entre 0,5 e 1,0 mL) de medicamentos hidrossolúveis. Existem algumas experiências no Instituto Nacional do Câncer com volumes superiores a esses em pacientes com dificuldade de administração por outras vias.

De qualquer maneira, recomenda-se que o volume injetado na via subcutânea não ultrapasse 1,0 mL. Essa via é utilizada para administração de vacinas (como antirrábica e antissarampo), anticoagulantes (heparina), hipoglicemiantes (insulina) e analgesia (tramadol). As regiões apropriadas para administração são:

- parede abdominal;
- face externa da coxa e do braço e no dorsoglúteo (quadrante superior externo);
- face interna do antebraço, que tem grande chance de atingir um vaso.

A Figura 7.1 apresenta as regiões apropriadas para administração subcutânea de medicamentos.

O Quadro 7.3 apresenta a técnica e a fundamentação teórica para administração de medicamentos por via subcutânea.

Para evitar erros durante a administração das medicações subcutâneas, é recomendado, quando a terapêutica for frequente e contínua, fazer o rodízio do local de aplicação (face externa da coxa, face interna do antebraço, abdome e glúteo). Em pacientes com menor quantidade de tecido adiposo, o profissional deve levantar a pele ou fazer uma prega, mantendo-a suspensa entre os dedos, indicador e polegar posicionados em forma de pinça. No caso de pacientes obesos, o profissional deve fazer a prega da pele na região escolhida e então injetar a agulha abaixo dela.

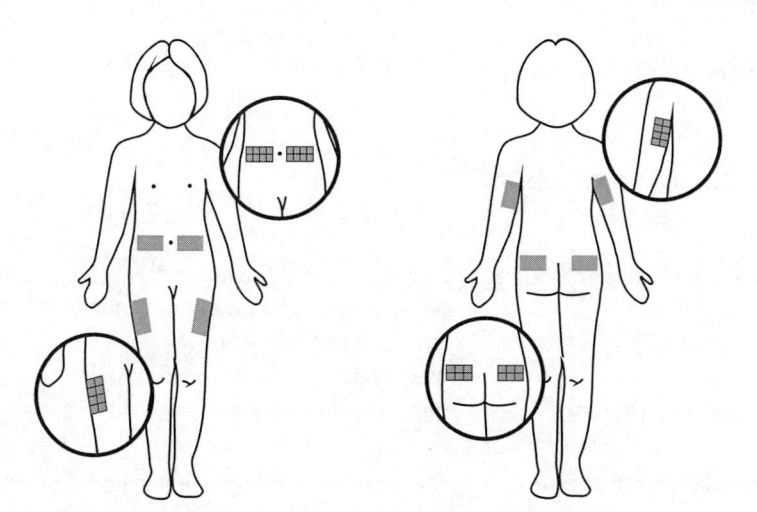

Figura 7.1 Regiões apropriadas para administração de medicamentos por via subcutânea.
Ilustração: Gilnei Cunha.

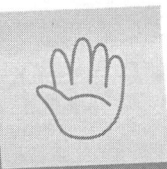

> » **ATENÇÃO**
> É contraindicado administrar medicamentos em regiões com sinais flogísticos (inflamados), com cicatriz ou cobertos por mancha, marca de nascença ou outra lesão.

> » **IMPORTANTE**
> Entre os materiais utilizados para administração de medicamentos por via subcutânea, estão:
> - bandeja de inox ou cuba rim;
> - medicação a ser administrada;
> - etiqueta para o rótulo de identificação da medicação;
> - bolas de algodão;
> - biombo, se necessário;
> - álcool a 70%;
> - uma cuba de inox para descarte do material usado; se não houver, usar um saco de papel preparado para o mesmo fim ou uma cuba improvisada;
> - uma agulha 30x8 mm;
> - um *kit* de seringa com agulha hipodérmica (13x4,5 mm ou 13x3,8 mm).
>
> Para administrar medicamentos por via subcutânea, geralmente utilizam-se agulhas curtas (hipodérmicas: 13x4,5 mm ou 13x3,8 mm). Em algumas situações, como no caso de obesos, as agulhas devem ser mais longas, sendo necessário optar entre diferentes diâmetros (20x6 mm, 20x7 mm, 20x8 mm, 25x6 mm, 25x7 mm ou 25x8 mm). Portanto, a escolha do comprimento da agulha está condicionada aos limites de espessura da tela subcutânea e ao ângulo de inserção.

Quadro 7.3 » **Administração de medicamentos por via subcutânea**

Técnica	Fundamentação teórica
Higienizar as mãos antes, durante e após a realização do procedimento.	Reduz o risco de infecções cruzadas, protegendo paciente e profissional de saúde.
Selecionar o material necessário ao procedimento.	Racionaliza o tempo e movimento, demonstrando que a ação foi planejada.
Explicar e informar ao paciente ou ao seu acompanhante sobre os aspectos relativos ao procedimento e solicitar autorização para realizá-lo.	Fornece explicação sobre a medicação a ser administrada e, se necessário, promove um momento de educação e saúde. Respeito à autonomia do paciente e solicitação do consentimento livre e esclarecido.
Verificar as condições do tecido subcutâneo.	Observar hidratação, edema, coagulação e locais de rodízio das aplicações para selecionar o local mais adequado, calibre da agulha e ângulo de aplicação.
Posicionar o biombo.	Favorece a privacidade do paciente, dependendo da área escolhida para a aplicação.
Retornar para o posto de enfermagem e ler a prescrição médica cuidadosamente. Verificar o medicamento, a data, o horário, a dosagem, o nome do paciente, o leito e o quarto.	Medida de segurança para evitar trocas de medicamento, horário, dose e paciente.
Preparar o rótulo de identificação com o nome do paciente, o leito, o medicamento, a dose, o horário e a assinatura do profissional responsável pelo preparo da medicação.	Certifica que a medicação será preparada e administrada corretamente. Aplicação dos cinco primeiros certos.
Preparo Abrir o invólucro do *kit* da seringa e agulha. Acoplar a agulha 25x7 mm ou 25x 8 mm à seringa. Fazer a antissepsia da ampola ou frasco-ampola com álcool a 70%. Se for ampola, envolvê-la com algodão/gaze e quebrá-la. Aspirar a medicação cuidadosamente para que o bisel não toque as bordas da ampola. Desprezar a ampola no recipiente próprio para descarte de material perfurocortante. Trocar a agulha (adequada para aplicação). Retirar o ar sem retirar o protetor da agulha, colocando-a na bandeja.	Evita a contaminação da solução. Desprezar o material corretamente, em observação à norma operacional 32.
Administração Colocar a bandeja na mesa de cabeceira devidamente limpa e desocupada para esse fim.	A bandeja contendo o material tem como finalidade racionalizar o tempo e movimento.
Pedir consentimento para administrar a medicação.	Materializa o princípio de consentimento livre e esclarecido.
Posicionar o paciente sentado ou deitado, expondo a região selecionada para a administração medicamentosa.	Reduz riscos de infecção.
Fazer antissepsia do local com uma bola de algodão embebida com álcool a 70%, iniciando pelo centro do local e movendo para fora em movimentos circulares.	Aplica corretamente o medicamento na via certa.

(Continua)

Quadro 7.3 » **Administração de medicamentos por via subcutânea** (*Continuação*)	
Após pegar a seringa e retirar o protetor da agulha, distender a pele do local escolhido com os dedos indicador e polegar da mão não dominante, mantendo a região firme e delimitada.	
Inserir a agulha de maneira rápida e firme, mantendo-a em um ângulo de 45 ou 90° em relação à superfície epidérmica, dependendo do comprimento da agulha e da quantidade de tecido subcutâneo no local.	
Aspirar para verificar se a agulha não atingiu nenhum vaso, exceto na administração de heparina.	
Liberar a pele do paciente para evitar a injeção da medicação em um tecido comprimido e irritar as fibras nervosas.	
Injetar o medicamento lentamente.	
Retirar a agulha delicadamente, com movimento único, rápido e firme, apoiando um dedo no canhão.	
Cobrir o local com um chumaço de algodão com álcool e massagear delicadamente para distribuir a medicação e facilitar a absorção, a menos que a medicação contraindique esse procedimento, como é o caso da heparina, insulina e das vacinas.	
Observar as reações do paciente.	
Desprezar a seringa com a agulha, sem reencapá-la, no recipiente destinado ao descarte.	
Retirar as luvas, colocando-as na bandeja.	
Posicionar o paciente confortavelmente.	
Recolher o material e manter o ambiente em ordem.	
Descarte do material	Descarte correto do material utilizado na ação técnica.
Levar o material para o expurgo, desprezar as bolas de algodão e as luvas no lixo.	
A seringa montada deve ser descartada no recipiente próprio para material perfurocortante.	
Devolver o material utilizado para descarte no setor de esterilização, depois de devidamente lavado.	
Checar a medicação na prescrição.	Evita que a medicação seja administrada novamente por outro profissional.
Fazer as anotações pertinentes ao procedimento na folha de evolução de enfermagem, registrando o local de aplicação e as possíveis intercorrências.	O relato serve de meio de comunicação entre os profissionais da equipe de saúde e contribui para o diagnóstico médico e planejamento dos cuidados de enfermagem.
	Serve de elemento para pesquisa e fonte de aprendizagem e contribui com os processos de auditoria de enfermagem.
	Serve para avaliação dos cuidados de enfermagem prestados (quanto à qualidade e continuidade).

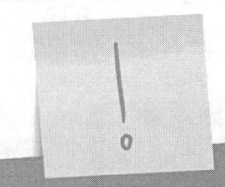

> **IMPORTANTE**
> Entre os materiais utilizados para administração de medicamentos por via intradérmica, estão:
> • bandeja de inox ou cuba rim;
> • medicação a ser administrada;
> • uma agulha 30x8 mm;
> • um *kit* de seringas e agulhas hipodérmicas (13x4,5 mm ou 13x3,8 mm);
> • etiqueta para o rótulo de identificação;
> • bolas de algodão;
> • álcool a 70%;
> • uma cuba de inox para o descarte do material usado; se não houver, utilizar um saco de papel preparado para o mesmo fim ou recipiente improvisado.

O ângulo de inserção da agulha será de 90° quando a agulha utilizada for hipodérmica (13x4,5 mm ou 13x3,8 mm) e de 45° quando a agulha for longa. Em crianças, deve-se utilizar agulha hipodérmica em um ângulo de 45°. Se houver retorno de sangue, retirar a seringa, comprimir o local e realizar nova punção. Não pode haver produção de pápula, nem dor intensa. Se a medicação for recusada, notificar a chefia imediatamente, anotar no prontuário e circular o horário da medicação escrevendo a palavra "recusa".

>> Administração de medicamentos por via intradérmica

A administração de medicamentos por **via intradérmica** consiste na introdução de pequenas quantidades ($\leq 0,5$ mL de substância) abaixo da camada superficial da pele, na derme. É utilizada em casos especiais, como testes de sensibilidade (alergia e tuberculina) e vacina antituberculose (BCG, de bacilo de Calmette-Guérin).

Como a absorção intradérmica é baixa, costuma ser utilizada para produzir efeito local. Os locais de aplicação devem ter pouca pigmentação, pelos e vascularização. Como apresenta fácil acesso para quem administra, recomenda-se a face anterior do antebraço, local utilizado para os testes de sensibilidade. A BCG é realizada na inserção inferior do músculo deltoide.

As etapas do procedimento técnico para administração de medicamentos por via intradérmica são semelhantes às da via subcutânea, com destaque para as características específicas da via intradérmica. A injeção intradérmica geralmente é feita sem antissepsia, para não interferir na ação da substância. Deve-se permitir que a pele seque sempre antes de injetar a medicação (se necessário), posicionar a seringa quase paralela à superfície da pele (15°), introduzir o bisel voltado para cima e injetar o conteúdo lentamente (Figura 7.2).

A penetração da agulha não deve passar de 2 mm (somente o bisel). Deve-se retirar a agulha na mesma angulação em que foi inserida, sem friccionar o local. As etapas referentes à administração por via intradérmica devem ser aplicadas associadas às etapas relativas a planejamento, descarte do material e registros de enfermagem.

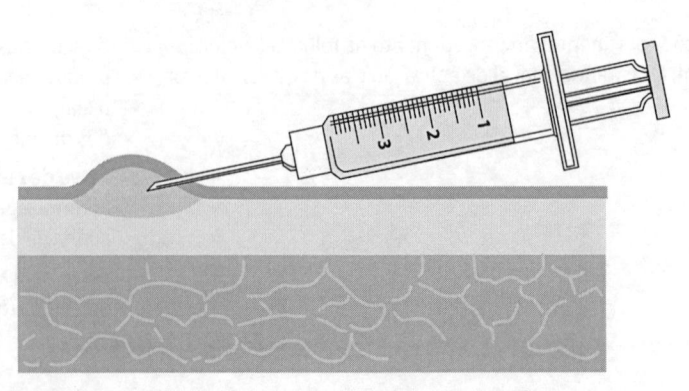

Figura 7.2 A substância injetada deve formar uma pequena pápula na pele.
Ilustração: Gilnei Cunha.

» Administração de medicamentos por via intramuscular

A administração de medicamentos por **via intramuscular** consiste na introdução de substâncias no tecido muscular com doses de até 4 mL de substâncias com base oleosa ou aquosa. Sua ação sistêmica é relativamente rápida, sendo indicada para administrar substâncias:

- irritantes;
- de difícil absorção;
- que precisam ser absorvidas mais rapidamente do que pelas vias intradérmica e subcutânea;
- que não podem ser administradas por via venosa;
- que, ao serem administradas, sofrem alteração pelo suco entérico.

Os músculos mais utilizados estão localizados nas regiões deltóidea, dorsoglútea, ventroglútea e face anterolateral da coxa. O músculo deltoide, localizado na região deltóidea, tem massa muscular relativamente pequena, o que limita a introdução de, no máximo, 1 mL de medicação, com angulação perpendicular à pele de 90°, não sendo recomendadas aplicações subsequentes no mesmo lado. Atualmente essa região tem sido indicada para aplicação de vacinas. A Tabela 7.1 apresenta resumo de acordo com idade do paciente, músculo a ser escolhido e volume máximo de medicação.

Entre os materiais utilizados para administração de medicamentos por via intramuscular, estão:

- bandeja de inox ou cuba rim;
- medicação a ser administrada;
- etiqueta para o rótulo de identificação;
- bolas de algodão;
- álcool a 70%;

> » **DICA**
> São muitos os músculos do corpo humano, mas poucos servem para atender à finalidade de absorção de medicamentos. Assim, para selecionar o músculo mais adequado, devem ser considerados:
> • distância em relação aos vasos e nervos importantes;
> • musculatura desenvolvida para absorver o medicamento;
> • espessura do tecido adiposo;
> • idade do paciente;
> • irritabilidade do paciente;
> • atividade do paciente;
> • músculos com tecido cicatricial ou endurecido.

Tabela 7.1 » **Idade do paciente, músculo a ser escolhido e volume máximo de medicação**

Idade	Deltoide	Glúteo médio e mínimo	Glúteo máximo	Vasto lateral da coxa
Prematuros	–	–	–	0,5 mL
Neonatos	–	–	–	0,5 mL
Lactentes	–	–	–	1,0 mL
Crianças de 3 a 6 anos	–	1,5 mL	1,0 mL	1,5 mL
Crianças de 6 a 14 anos	0,5 mL	1,5 a 2,0 mL	1,5 a 2,0 mL	1,5 mL
Adolescentes	1,0 mL	2,0 a 2,5 mL	2,0 a 2,5 mL	1,5 a 2,0 mL
Adultos	1,0 mL	4,0 mL	4,0 mL	4,0 mL

Fonte: Bork (2005).

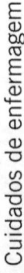

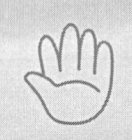

> **ATENÇÃO**
> A administração de medicamentos por via intramuscular é contraindicada para pacientes menores de 10 anos, com complicações vasculares dos membros superiores, com parestesia ou paralisia dos braços, que sofreram mastectomia e/ou esvaziamento cervical, caquéticos ou muito magros.

- seringa de 3 ou 5 mL, de acordo com a quantidade do medicamento a ser administrado;
- duas agulhas com calibre 25x 7 mm, 25x8 mm, 30x7 mm ou 30x8 mm;
- cuba de inox para descarte do material usado; se não houver, utilizar saco de papel preparado para o mesmo fim ou cuba improvisada;
- biombo, se necessário.

As etapas do procedimento técnico para administração de medicamentos por via intramuscular são semelhantes às da administração de medicamentos por via subcutânea. Assim, são descritas somente as etapas específicas para administração de medicação por via intramuscular (Quadro 7.4).

As etapas descritas referentes à administração por via intramuscular devem ser aplicadas associadas às etapas relativas a planejamento, descarte do material e registros de enfermagem.

Região deltóidea (músculo deltoide)

Se a escolha for o **músculo deltoide**, é importante que o profissional de enfermagem delimite o local da inserção da agulha, marcando quatro dedos abaixo do final do ombro e no ponto médio no sentido da largura (ao nível da axila), 3 a 3,5 cm acima da margem inferior do deltoide. Também

---

Quadro 7.4 >> Etapas específicas para administração de medicação por via intramuscular

- Sempre que possível, perguntar ao paciente qual o local de sua preferência para aplicação da injeção intramuscular.
- Fazer rodízio do local de aplicação se o paciente utiliza, com frequência, essa medicação.
- Posicionar o paciente confortavelmente, expondo a área selecionada.
- Delimitar o local da aplicação de acordo com a região selecionada (região deltóidea, região dorsoglútea, região ventroglútea ou região da face anterolateral da coxa).
- Fazer antissepsia do local com uma bola de algodão embebida em álcool a 70%, de cima para baixo, deixando-a posicionada entre os dedos mínimo e anular da mão não dominante.
- Colocar o dedo indicador da mão não dominante de um lado do local escolhido e o dedo polegar do outro lado, formando um V.
- Afastar os dedos, esticando a pele, fixando a maior parte possível do músculo.
- Posicionar a seringa em um ângulo de 90° em relação à epiderme.
- Inserir a agulha, de forma rápida e firme, através das camadas dérmicas, profundamente até o músculo.
- Liberar o músculo do paciente e segurar o corpo da seringa.
- Aspirar para verificar se a agulha não atingiu nenhum vaso.
- Injetar o medicamento lentamente.
- Retirar a agulha com movimento único, rápido e firme, colocando-a na cuba inox para descarte do material usado.
- Colocar a bola de algodão na região e comprimi-la por alguns instantes, para ajudar a promover a absorção.
- Observar as reações do paciente durante e após a aplicação.
- Posicionar o paciente confortavelmente.
- Recolher o material e manter o ambiente em ordem.

se deve observar o posicionamento do paciente, que deve estar deitado ou sentado com o braço ao longo do corpo ou com o antebraço flexionado em posição anatômica, estando com o braço e o ombro expostos (Figura 7.3).

Região dorsoglútea (músculo glúteo máximo)

Quando há necessidade de administrar de 3 a 4 mL de medicamento, a **região dorsoglútea** é a mais adequada, porém, em razão da presença do nervo isquiático, fundamental para a motricidade dos membros inferiores, a região de inserção da agulha deve ser bem delimitada (Figura 7.4). É recomendado dividir a região dorsoglútea em quatro quadrantes, delimitando o quadrante superior externo com um triângulo ou subdividindo-a em quadrantes para possibilitar um adequado distanciamento do nervo isquiático.

No paciente acamado, o posicionamento indicado é o decúbito ventral, com os braços ao longo do corpo e os pés virados para dentro. No caso de criança, ela deve estar deitada, em decúbito ventral, no colo de um adulto, de forma a conter movimentos bruscos.

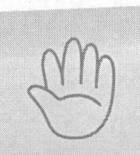

>> **ATENÇÃO**
A aplicação na região dorsoglutea é contraindicada para pacientes menores de 2 anos, maiores de 2 anos com desenvolvimento muscular reduzido ou com atrofia dos músculos da região, idosos com flacidez e atrofia senil, indivíduos com insuficiência e complicações vasculares dos membros inferiores.

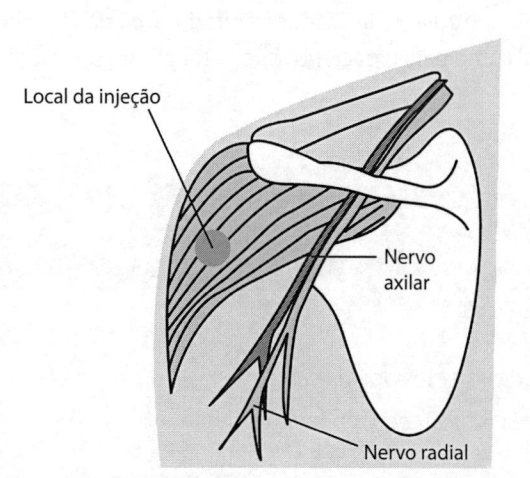

Figura 7.3 Região deltóidea (músculo deltoide).
Ilustração: Gilnei Cunha.

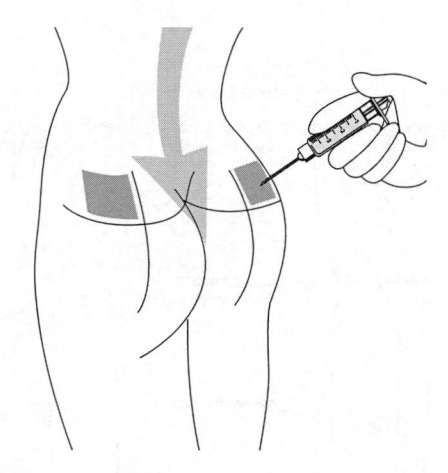

Figura 7.4 Região dorsoglútea.
Ilustração: Gilnei Cunha.

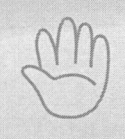

> **ATENÇÃO**
> A escolha da região anterolateral da coxa é contraindicada em casos de fibroses locais decorrentes de aplicações excessivas e em pacientes com contratura do quadríceps femoral (atrofias). Para delimitar o local de aplicação da injeção, divida a região lateral da coxa em três partes e escolha o terço médio. O paciente deve estar em decúbito dorsal ou sentado com a perna fletida.

Região ventroglútea (músculo glúteo médio e mínimo)

A **região ventroglútea** é indicada para qualquer faixa etária por estar livre de estruturas anatômicas importantes (Figura 7.5). A irrigação e a inervação localizam-se a uma boa profundidade e dificilmente são atingidas. O volume máximo a ser introduzido é de 4 mL com a angulação da agulha perpendicular à pele em 90°.

Para delimitar a região de aplicação, deve-se colocar a mão esquerda no quadril direito do paciente. Aplica-se a injeção no centro do triângulo formado pelos dedos indicador e médio. O paciente pode ser posicionado em decúbito dorsal, lateral, ventral ou ficar sentado.

Região anterolateral da coxa (músculo vasto lateral)

A **região anterolateral da coxa** proporciona maior segurança ao profissional de enfermagem, pois esta região é desprovida de grandes vasos e apresenta grande massa muscular. O volume máximo a ser introduzido é de 4 mL, com a angulação da agulha perpendicular à pele em 90°.

Curiosamente, a vantagem dessa região é a extensão da área de aplicação, o que possibilita injeções repetidas e o maior controle de indivíduos agitados ou crianças chorosas. É de fácil acesso tanto para o profissional como para o paciente que autoaplicará seu medicamento (Figura 7.6).

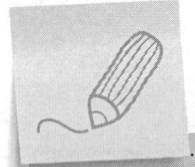

>> Agora é a sua vez!

3. Em que situações a administração de medicamentos por via subcutânea é contraindicada?
4. Como devem ser os locais de aplicação de medicamentos por via intradérmica?

Respostas no ambiente virtual de aprendizagem: www.grupoa.com.br/tekne.

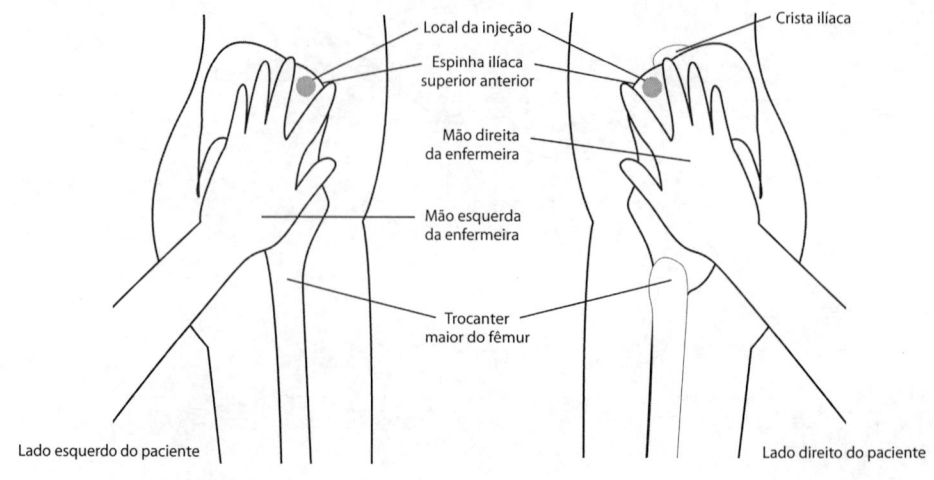

Figura 7.5 Região ventroglútea.
Ilustração: Gilnei Cunha.

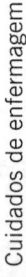

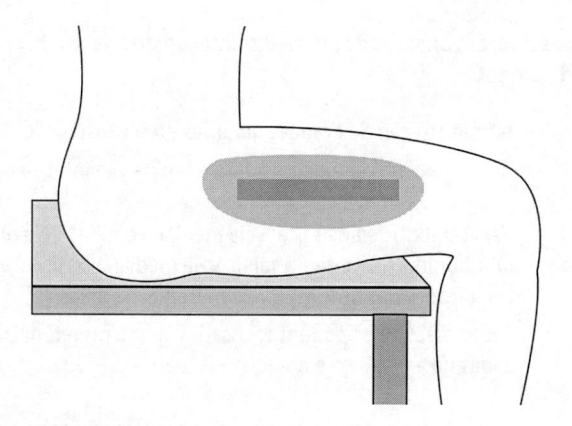

Figura 7.6 Região anterolateral da coxa.
Ilustração: Gilnei Cunha.

» Administração de medicamentos por via endovenosa

A administração de medicamentos por **via endovenosa** atua diretamente na circulação sanguínea através de uma punção venosa para obtenção de resposta imediata da substância no organismo. Não existe limite de volume, a não ser em casos de patologias restritivas. A dosagem pode ser única ou por infusão contínua, sendo a via de opção durante situações de emergência.

Para facilitar a compreensão sobre a complexidade do uso da via endovenosa, o Quadro 7.5 apresenta todos os pontos a serem observados para diminuição dos riscos de erros em relação à indicação, ao local da punção e a complicações.

Entre os materiais utilizados para administração de medicamentos por via endovenosa, estão:

- bandeja retangular;
- medicação prescrita;
- um par de luvas de procedimento;
- uma seringa de 10 ou 20 mL;
- uma agulha calibrosa 30x8 mm, ou escalpe ou jelco;
- um equipo de soro com câmara graduada, se necessário;
- bolas de algodão;
- álcool a 70%;
- descartador de material perfurocortante;
- um campo impermeável;
- etiquetas para identificação da medicação;
- cuba de inox para descarte do material usado; se não houver, usar saco de papel preparado para o mesmo fim ou cuba improvisada;
- ampolas com substância diluente;
- bombas de infusão, se necessário;
- soro fisiológico a 0,9% ou glicosado a 5%, se necessário;
- suporte de soro, se necessário;
- material para punção venosa, se necessário.

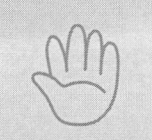

> » **ATENÇÃO**
> Os medicamentos em forma sólida, como oxacilina ou ampicilina, devem ser dissolvidos com solventes próprios, geralmente água para injeção. Ao diluir esse tipo de medicação, o volume aumentará, motivo pelo qual se deve aspirar todo o conteúdo para certificar-se do volume total. Evite números decimais, dissolvendo o medicamento com um volume que favoreça o cálculo.

Quadro 7.5 » **Pontos a serem observados para diminuição dos riscos de erros na administração endovenosa de medicamentos**

Indicações	Administração de grandes volumes e/ou substâncias irritantes.
	Ação imediata do medicamento e rapidez na infusão de soluções.
Locais utilizados para punção venosa	Veia cefálica, veia basílica, veia mediana cubital, veia mediana cefálica, veia longitudinal (ou antebraquial), veia mediana basílica, veia do dorso da mão (metacarpianas dorsais) e veia marginal da mão.
	Todas essas veias podem ser usadas, mas a preferência recai sobre as localizadas no antebraço e no dorso da mão.
Recomendações para escolha do local da punção	Selecionar uma veia facilmente palpável, e não selecionar local no braço do lado de uma mastectomia, com hematoma, edema, contusão e múltiplas punções.
	Evitar punções próximas às articulações.
	Evitar punções nos membros inferiores, porque o retorno venoso é dificultado pela ação da força da gravidade, sendo que as punções localizadas nos membros inferiores aumentam o risco de tromboflebite.
Complicações	Choque pirogênico devido à introdução de solução contaminada, choque anafilático devido à hipersensibilidade à substância, embolia gasosa devido à introdução de ar na circulação sanguínea, embolia oleosa devido à introdução de solução oleosa na circulação e embolia sanguínea devido à mobilização de trombo.
	Flebites e tromboflebites e processo inflamatório das veias, tornando a área dolorosa e hiperemiada.
	Esclerose das veias por aplicações frequentes na mesma veia e soluções hipertônicas.
	Hematoma, infiltração medicamentosa devido ao extravasamento da solução, abscessos por falta de assepsia e introdução de soluções irritantes fora da veia.
Região cefálica	É utilizada com frequência em pediatria e neonatologia, mas autores recomendam que esse acesso seja utilizado somente em casos de urgência.

As etapas do procedimento técnico para administração de medicamentos por via endovenosa são semelhantes às da administração de medicamentos por via subcutânea e intramuscular. Por essa razão, são descritas apenas as etapas específicas para administração de medicamentos por via endovenosa (Quadro 7.6).

Punção venosa em adultos

A **punção venosa** pode ser realizada com agulha acoplada na seringa, escalpe ou jelco, sendo a técnica de punção semelhante, diferindo apenas na escolha do dispositivo. A técnica apresentada a seguir explica a inserção de um jelco, dispositivo comumente utilizado nos serviços de saúde. Sempre que possível, deve-se perguntar ao paciente qual o local de sua preferência para aplicação da medicação endovenosa.

É importante um exame cuidadoso para visualizar e palpar a consistência das veias. Deve-se eleger o local priorizando sua ascendência; assim, se houver infiltração, o mesmo braço pode ser puncio-

Quadro 7.6 >> Etapas específicas para administração de medicamentos por via endovenosa

- Diluir a medicação aspirando 5 a 20 mL de água/soro fisiológico/soro glicosado, de acordo com a indicação.
- Se o medicamento for altamente concentrado, são indicadas diluições maiores utilizando um equipo de soro com câmara graduada.
- Proteger a agulha com a sua capa protetora, retirar o ar e colocar a seringa na bandeja, com o rótulo de identificação.
- Inspecionar o local da punção venosa, de preferência, na posição sentada. Se o paciente não estiver com um acesso venoso e se for necessário realizá-lo, o procedimento deve ser feito de acordo com a técnica recomendada.
- Programar a bomba infusora, se necessário.
- Fechar a pinça do equipo se o paciente estiver com hidratação venosa.
- Fazer a assepsia com álcool a 70% da outra via do *polifix* ou *tree way*.
- Adaptar a seringa/equipo com a medicação e infundi-la na velocidade indicada (ligar a bomba infusora ou controlar a infusão manualmente). Observar a reação do paciente.
- Verificar a permanência da agulha na veia durante a aplicação.
- Desconectar a seringa/equipo e fechar a via do *polifix* ou *tree way*.
- Abrir a pinça do equipo da hidratação venosa, certificando-se do gotejamento prescrito, se necessário.
- Se o paciente não estiver com hidratação venosa e for necessário manter o acesso para as próximas medicações, ao término da infusão, retirar a seringa/equipo e salinizar o acesso com soro fisiológico a 0,9%.
- Posicionar o paciente confortavelmente.
- Recolher o material e manter o ambiente em ordem.

nado mais acima. Punções próximas às articulações devem ser evitadas. Se for difícil a localização de uma veia, algumas estratégias podem ser adotadas, tais como:

- pedir ao paciente que coloque o braço abaixo do nível do coração;
- pedir ao paciente que abra e feche a mão, em movimentos repetitivos;
- aplicar uma bolsa de água quente por cerca de 5 minutos sobre o local da punção e, em seguida, garrotear;
- colocar o paciente deitado com o braço acomodado ao lado do corpo e garrotear com o esfigmomanômetro por 1 minuto;
- não aplicar tapinhas no local a ser puncionado, pois isso favorece o deslocamento de placas de ateromas, além de hematomas, no caso de fragilidade capilar.

As etapas do procedimento compreendem colocar o material impermeável, forrado com papel-toalha, sob o local selecionado para a punção. O braço selecionado do paciente deve ser posicionado em uma linha reta do ombro ao punho, de maneira que as veias fiquem mais acessíveis e o paciente fique o mais confortável possível. O cotovelo não deve estar dobrado. O profissional deve ficar na altura do paciente, devendo sentar-se, caso seja necessário.

Deve-se garrotear o membro escolhido para provocar a estase sanguínea. O garrote deve ser colocado no braço do paciente próximo ao local da punção (4 a 5 dedos ou 10 cm acima do local de punção), mas o fluxo arterial não pode ser interrompido. Para isso, basta verificar a pulsação do paciente.

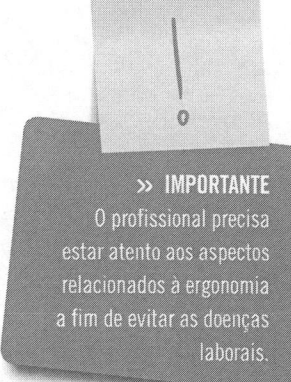

>> **IMPORTANTE**
O profissional precisa estar atento aos aspectos relacionados à ergonomia a fim de evitar as doenças laborais.

Deve-se fazer a antissepsia da pele do local da punção com algodão embebido em álcool a 70% no sentido de cima para baixo, em direção ao ombro. É importante permitir que a pele seque sempre antes de introduzir a agulha ou o dispositivo e não se deve tocar o local da punção após a antissepsia. Pegar o jelco/escalpe/seringa e retirar o protetor. Se for puncionar com escalpe, retirar o ar do circuito.

Puncionar a veia com o indicador e o polegar da mão não dominante e tracionar os limites da veia escolhida. Com a outra mão, segurar o jelco/seringa/escalpe, de forma que o bisel fique voltado para cima, e puncionar a veia com precisão e rapidez (movimento único). O jelco/seringa/escalpe deve estar em um ângulo de coleta de 15° em relação ao braço do paciente. Introduzir a agulha lateralmente ao vaso que será puncionado, a fim de evitar pressão e possível transfixação da veia.

Avançar com o jelco, mantendo os limites da veia tracionados, picar a veia, observando o fluxo sanguíneo, e introduzir o jelco no lúmen do vaso. Prosseguir com a introdução do dispositivo, retirando a agulha-guia gradualmente. Soltar o garrote e conectar o *polifix* preenchido com soro fisiológico a 0,9% ou conectar ao equipo em caso de soroterapia. Imobilizar o local com uma tala, se necessário, evitando a hiperextensão e preservando a postura funcional.

Salinizar o acesso com soro fisiológico a 0,9% para manutenção da permeabilidade do vaso. Colocar a data e assinatura sobre a fixação do dispositivo. Posicionar o paciente confortavelmente, recolher o material e manter o ambiente em ordem. As etapas descritas referentes à administração por via venosa e punção venosa devem ser aplicadas associadas às etapas relativas a planejamento, descarte do material e registros de enfermagem.

>> Administração de medicamentos por soroterapia

A administração de medicamentos por **soroterapia** é a administração de soluções através da via parenteral. Os tipos de solução disponíveis no mercado, de acordo com a concentração, são hipertônica e isotônica, medicamentos e nutrição parenteral. O objetivo dessa terapia é diluir os medicamentos irritantes e vesicantes, repor eletrólitos, repor o volume hídrico e fornecer nutrientes por via parenteral. É indicada no tratamento da desidratação, desnutrição, pré e pós-operatório e infusão de medicamentos diluídos em solução.

Em relação à dosagem, para que não existam erros de hiper ou hipo-hidratação, é recomendado o uso de bombas infusoras que calculam o volume preciso da infusão. Quando não há esse equipamento no serviço, é necessário que o profissional de enfermagem calcule o gotejamento em gotas ou microgotas para que a prescrição seja rigorosamente seguida. Para o cálculo de gotas, deve ser utilizada a seguinte fórmula:

$$\text{Número de gotas} = \frac{\text{Volume total em mililitros}}{\text{Tempo em horas} \times 3}$$

Para o cálculo de microgotas, deve ser utilizada a seguinte fórmula:

$$\text{Número de microgotas} = \text{Número de gotas} = \frac{\text{Volume total em mililitros}}{\text{Tempo em horas}}$$

Entre os materiais utilizados para administração de medicamentos por soroterapia, estão:

- uma bandeja retangular de inox;
- uma etiqueta colante;

- frasco da solução a ser infundida;
- um equipo de soro;
- duas seringas de 10 mL;
- uma agulha de grosso calibre 40x8 mm;
- bolas de algodão;
- álcool a 70%;
- uma cuba para descarte de material;
- um par de luvas de procedimento;
- descartador de material perfurocortante;
- cortador de soro descartável;
- suporte de soro, se necessário;
- material para punção venosa, se necessário;
- medicações prescritas (eletrólitos);
- uma ampola de cloreto de sódio a 0,9%;
- um cálice graduado;
- bomba infusora.

As etapas específicas do procedimento técnico para administração de medicamentos por soroterapia são descritas no Quadro 7.7.

> **IMPORTANTE**
> Entre os materiais utilizados para administração de medicamentos por via nasal, estão:
> - uma bandeja ou cuba rim de inox;
> - um par de luvas de procedimento;
> - medicação a ser administrada;
> - um pacote de compressa de gaze em quatro;
> - uma caixa de lenços de papel.

>> Administração de medicamentos por outras vias

Outras vias de administração de medicamentos são:
- nasal;
- dérmica ou tópica;
- ocular;
- auricular;
- vaginal.

Via nasal

A mucosa nasal é pouco eficiente na absorção de fármacos, o que requer partículas pequenas de substâncias para que alcancem os pulmões. O profissional de enfermagem, ao administrar medicamentos por essa via, deve inicialmente orientar o paciente a assoar suavemente o nariz, se não houver contraindicação. Posiciona-se o paciente em decúbito dorsal, inclinando levemente a cabeça para trás para instilar a medicação.

Para eficácia da absorção, é necessário que a cabeça permaneça para trás durante 3 a 6 minutos. O planejamento da ação e as medidas de proteção individual e do paciente devem ser observados, e o registro e avaliação das condições do paciente após aplicação do medicamento não devem ser esquecidos.

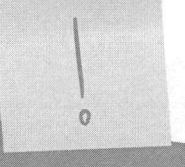

> **IMPORTANTE**
> Entre os materiais utilizados para administração de medicamentos por via dérmica, estão:
> - um par de luvas de procedimento;
> - uma cuba rim;
> - medicação;
> - um pacote de compressa de gaze em quatro;
> - um saco de papel preparado para o mesmo fim ou uma cuba improvisada;
> - uma ampola de solução fisiológica a 0,9%;
> - um impermeável.

Quadro 7.7 » **Etapas específicas para administração de medicamentos por soroterapia**

- Ler a prescrição cuidadosamente.
- Verificar o medicamento, a data, o horário, a dosagem, o nome do paciente, o leito e o quarto.
- Preparar sentado o rótulo do frasco de solução e com atenção (nome do paciente, enfermaria/quarto, leito, medicação, dosagem, volume total, número da etapa, horário de início, data e assinatura do profissional responsável pelo preparo da etapa do soro).
- Observar o aspecto da substância (se não existe alteração de coloração, presença de depósitos ou turvação) e data de validade da solução.
- Aplicar os cinco primeiros certos: medicamento certo, paciente certo, dose certa, horário certo e via de administração certa.
- Preparar o material para punção venosa, se for necessário, de acordo com a técnica recomendada.
- Preparar a solução a ser administrada com base na prescrição médica.
- Abrir o frasco de soro, se necessário com o cortador, após a antissepsia com álcool a 70%.
- Determinar a quantidade de soro, de acordo com a prescrição.
- Se a quantidade de soro prescrita for inferior à existente no frasco, desprezar a quantidade excedente no cálice graduado.
- Aspirar os eletrólitos prescritos (um a um) e introduzi-los no frasco de soro, fazendo a antissepsia nas ampolas antes de quebrá-las.
- Retirar o ar de dentro do equipo, fazendo a solução fluir, abrindo a pinça do equipo e lateralizando o frasco.
- Colocar o rótulo no frasco.
- Colocar na bandeja o material preparado e encaminhar-se ao leito do paciente.
- Comunicar ao paciente o procedimento ao qual será submetido.
- Solicitar o consentimento ao paciente para a realização do procedimento.
- Colocar o frasco de solução rotulado no suporte de soro, deixando a ponta do equipo próxima ao ponto de inserção no escalpe/*polifix*.
- Colocar a bandeja na mesa de cabeceira, devidamente preparada para esse fim.
- Puncionar a veia, se necessário, de acordo com a técnica recomendada.
- Adaptar a ponta do equipo ao escalpe/*polifix* e abrir lentamente a pinça, observando a permeabilidade do vaso.
- Contar o gotejamento ou instalar bomba infusora.

Via dérmica

A via dérmica é muito utilizada no ambiente doméstico e caracteriza-se pela administração de medicamentos tópicos na pele. As substâncias são encontradas no mercado farmacêutico em forma líquida, creme, pó, emplastros e adesivos.

Ao administrar medicamentos por via dérmica, o profissional de enfermagem deve observar se há secreção e removê-la com solução fisiológica embebida na gaze ou em jatos. Aplica-se a medicação com compressa de gaze ou diretamente na lesão. Não se deve esquecer de proteger com impermeável a roupa de cama e o colchão antes de iniciar o procedimento, bem como acomodar o paciente de forma confortável e ergonômica. É importante observar as etapas de planejamento, biossegurança e registro da ação realizada.

Via ocular

A via ocular é utilizada para a administração de medicamentos que podem ter apresentação líquida ou cremosa, em forma de pomada. Pelo fato de a mucosa ocular ser muito vascularizada, a absorção da medicação é imediata.

A posição ideal para aplicação de medicamentos por via ocular é o decúbito dorsal com a cabeça fletida para trás. O profissional de enfermagem deve administrar o medicamento no canto do olho, tracionando a pálpebra inferior, com a finalidade de expor a conjuntiva. Como a capacidade de absorção da conjuntiva ocular é pequena, o número de gotas de colírio, por aplicação, não deve exceder uma gota. Caso haja aplicação de mais de uma gota, o excesso será perdido.

> **» IMPORTANTE**
> Entre os materiais utilizados para administração de medicamentos por via ocular, estão:
> - uma cuba rim de inox;
> - medicação a ser administrada;
> - pacote de gaze estéril em quatro.

Via auricular

A via auricular é utilizada para a administração de medicamentos específicos que atuam nessa parte do corpo e que se apresentam sob a forma líquida. A realização desse procedimento requer que o profissional de enfermagem coloque o paciente na posição de decúbito lateral para administrar a medicação. É indicado que, depois da colocação do medicamento, o paciente permaneça na mesma posição durante 3 a 6 minutos.

> **» IMPORTANTE**
> Entre os materiais utilizados para administração de medicamentos por via auricular, estão:
> - uma cuba rim;
> - um vidro de medicação;
> - um pacote de compressa de gaze em quatro

Via vaginal

As medicações vaginais são apresentadas em forma de óvulos, suspensões, emulsões, soluções, espumas, tampões e comprimidos vaginais. O efeito proporcionado geralmente é apenas local. É uma região muito vascularizada, o que favorece a absorção imediata do medicamento pela mucosa vaginal.

Entre os materiais utilizados para administração de medicamentos por via vaginal, estão:

- um biombo;
- um tubo da medicação a ser administrada;
- um aplicador vaginal;
- um par de luvas de procedimento;
- uma cuba rim;
- lubrificante à base de água;
- um pacote de compressa de gaze em quatro;
- um saco de papel para descarte de material;
- um absorvente.

A paciente deve ser colocada em posição ginecológica com um travesseiro sob os quadris para proporcionar maior conforto e melhor distribuição do medicamento na mucosa vaginal. Além disso, é importante que o ambiente seja privativo, sem exposição do corpo da paciente.

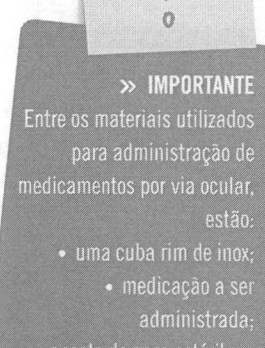

Como o aplicador é um objeto estranho, é necessário lubrificar a ponta com vaselina ou umedecê-la com lubrificante à base de água para facilitar a penetração. O aplicador deve ser dirigido em direção à região do sacro, para baixo e para trás. Sua introdução deve ser de 5 cm para que o medicamento seja introduzido na parede posterior da vagina.

Via retal

Em razão da grande vascularização da mucosa retal, as medicações por essa via são rapidamente absorvidas. Elas são apresentadas sob a forma de clister medicamentoso ou de supositórios.

O profissional de enfermagem, ao administrar esse tipo de medicação, deve posicionar o paciente em decúbito lateral esquerdo com a perna esquerda estendida e a direita fletida (posição de Sims) e preservar sua intimidade, expondo apenas a região necessária. É importante evitar comentários durante e após a realização do procedimento.

Na colocação do supositório ou da sonda para aplicação do clister glicerinado, o profissional de enfermagem deve orientar o paciente a inspirar profundamente e expirar lentamente, o que reduz os espasmos, facilitando a introdução da sonda. Após o procedimento, solicitar que o paciente permaneça em decúbito lateral por cerca de 15 minutos para não haver extravazamento da medicação.

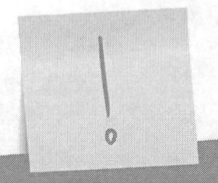

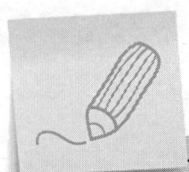

> **» IMPORTANTE**
> Entre os materiais utilizados para administração de medicamentos por via retal, estão:
> - um supositório;
> - um pacote de compressa de gaze em quatro;
> - uma caixa de lenço de papel;
> - uma bandeja de inox retangular média;
> - um saco de papel para descarte de material;
> - uma cuba rim;
> - um biombo;
> - um par de luvas de procedimento.

» Agora é a sua vez!

5. A administração de medicamentos por soroterapia é indicada em quais situações? Quais são seus objetivos?
6. A enfermagem recebeu a prescrição de um medicamento por meio de bomba infusora, mas o serviço não dispõe do equipamento. Qual procedimento deve ser seguido nesse caso?

Respostas no ambiente virtual de aprendizagem: www.grupoa.com.br/tekne.

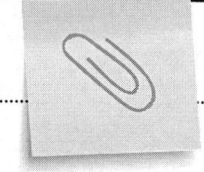

>> JUNTANDO TUDO

O processo de administração de medicamentos foi detalhado para que as boas práticas nessa área sejam desenvolvidas pela equipe de enfermagem, o que serve de segurança para o paciente e para o exercício profissional. No entanto, é importante relembrar que os medicamentos devem ser administrados na dose exata prescrita pelo médico, que, *a priori*, faz os cálculos a partir da análise de fatores como:

- patologia;
- peso;
- idade;
- via de administração;
- área corporal e/ou sexo do paciente, em algumas situações.

Portanto, qualquer modificação deve ser realizada pelo profissional prescritor, salvo em programas especiais de saúde em que o Ministério da Saúde autoriza, por meio de protocolos nacionais e legislação própria, o enfermeiro a prescrever medicamentos para controle de algumas doenças, como a hanseníase e a tuberculose.

Em resumo, a administração de qualquer medicamento requer do profissional de enfermagem competência e habilidade técnica, além de conhecimento sobre os seus efeitos e reações. O paciente – ao perceber que a enfermagem domina o conhecimento, a técnica e as tecnologias nesse campo da ação profissional – sente segurança e confiança nos cuidados recebidos. Para tal, não deve se esquecer de conferir os nove certos:

- paciente certo;
- medicamento certo;
- via certa;
- dose certa;
- horário certo;
- documentação certa;
- ação certa;
- forma certa;
- resposta certa.

REFERÊNCIAS

BORK, A. M. T. *Enfermagem baseada em evidências*. Rio de Janeiro: Guanabara Koogan, 2005.

CONSELHO FEDERAL DE ENFERMAGEM. *Resolução COFEN nº 311/2007*. Aprova a Reformulação do Código de Ética dos Profissionais de Enfermagem. Brasília: COFEN, 2007. Disponível em: <http://novo.portalcofen.gov.br/resoluo-cofen-3112007_4345.html>. Acesso em: 22 nov. 2013.

GOLDIM, J. R. *O princípio da precaução*. [S.l.: s.n.], 2002. Disponível em: <http://www.bioetica.ufrgs.br/precau.htm/>. Acesso em: 29 nov. 2013.

LEITURAS RECOMENDADAS

BLOG ATENDIMENTO PRÉ-HOSPITALAR. *Conceitos*: negligência, imprudência e imperícia. [S.l.: s.n.], 2010. Disponível em: <http://urgenciaemergenciaunis.blogspot.com.br/2010/05/conceitos-negligencia-imprudencia-e.html>. Acesso em: 22 nov. 2013.

BRUNTON, L. L. et al. *Goodman & Gilman Manual de farmacologia e terapêutica:* o manual portátil do melhor livro-texto de farmacologia do mundo. Porto Alegre: AMGH, 2010.

CUIDADOS DE ENFERMAGEM. *Administração medicamentos*. [S.l.]: Cuidados Enfermagem, c2008. Disponível em <http://www.cuidadosenfermagem.com/administracao_medicamentos.html>. Acesso em: 22 nov. 2013.

DICIONÁRIO de Administração de Medicamentos na Enfermagem: 2007-2008. Rio de Janeiro: EPUB; 2008.

FIGUEIREDO, N. M. A. *Administração de medicamentos*: revisando uma prática de enfermagem. São Caetano do Sul: Difusão Enfermagem, 2003.

FIGUEIREDO, N. M. A.; VIANA, D. L.; MACHADO, W. C. A. *Tratado prático de enfermagem*. 2. ed. São Caetano do Sul: Yendis, 2008. v. 2.

GOMES, A. P. et al. *Perguntas e respostas comentadas em enfermagem*. Rio de Janeiro: Rubio, 2005.

KAWAMOTO, E. E.; FORTES, J. I. *Fundamentos de enfermagem*. São Paulo: EPU, 1986.

MELLO, A. P. Boas práticas na administração de medicamentos. In: SIMPÓSIO INTERNACIONAL DE ENFERMAGEM, 6., São Paulo, 2012. *Anais...* São Paulo: Hospital Albert Einstein, 2012. Disponível em: <http://apps.einstein.br/sien-2012/docs/aulas/boas-praticas-recomendadas-para-o-cuidado-seguro-na-administracao-de-medicamentos.pdf>. Acesso em: 22 nov. 2013.

NOGIMI, Z.; CONCEIÇÃO, M. C. *Boas práticas*: cálculo seguro: cálculo e diluição de medicamentos. São Paulo: COREN, 2011. v. 2.

PORTAL DA ENFERMAGEM. *Destaques*. São Paulo: Portal da Enfermagem, 2011. Disponível em: <http://www.portaldaenfermagem.com.br/destaque_read.asp?id=2063>. Acesso em: 22 nov. 2013.

POSSO, M. B. S. *Semiologia e semiotécnica de enfermagem*. São Paulo: Atheneu, 2002.

SILVA, A. A; L.; CASSIANI, S. H. B.; OPTIZ, S. P. Avaliação da técnica de administração subcutânea de heparina na formação de hematomas. *Revista Brasileira de Enfermagem*, Brasília, v. 55, n. 2, p. 128-33, mar./abr. 2002.

ZANETTI, A. C. G. et al. A medicação prescrita na internação hospitalar: o conhecimento do cliente. *Revista Brasileira de Enfermagem*, Brasília, v. 56, n. 6, p. 634-636., nov./dez. 2003.

capítulo 8

Hemoterapia e atribuições da enfermagem

As primeiras transfusões citadas na história ocorreram no século XV e foram ministradas por via oral no Papa Inocêncio VIII, que se encontrava em coma, agonizando. Por sugestão do seu médico, foi alimentado com sangue de três meninos, que, pela idade, eram vigorosos e que, em tese, tinham abundância de vida a ser repassada a um homem poderoso, que atravessava o vale da morte.

Competência

Compreender a hemoterapia como uma especialidade da enfermagem, entendendo as funções do sangue e o sistema demonstrativo de compatibilidade, a fim de detectar reações adversas durante as aplicações de hemoterapia e hemotransfusão.

Objetivos de aprendizagem

» Entender as funções do sangue, além do sistema ABO e do fator Rh.
» Conhecer a aplicação da hemoterapia e da hemotransfusão.
» Descrever os critérios para ser um doador e as condições que impedem a doação de sangue.

» Introdução

Antigamente, o desconhecimento sobre circulação sanguínea e sistema circulatório direcionava o pensamento dos cientistas, que acreditavam que os orifícios do corpo eram pontos de ligação com seu interior, o que justificava a ingestão oral de sangue. No caso do Papa Inocêncio VIII, tanto ele como os meninos que lhe doaram sangue infelizmente acabaram morrendo logo após a experiência. Somente no século XVI aconteceram os primeiros estudos sobre o funcionamento da circulação sanguínea.

Tais estudos foram de responsabilidade do médico britânico William Harvey, o primeiro a descrever que o coração é o responsável pelo bombeamento de sangue para todo o corpo. A partir desses importantes achados, as transfusões sanguíneas intravenosas foram realizadas de forma heteróloga, com sangue de animais de espécies diferentes.

As pesquisas mais sofisticadas sobre transfusão de sangue começaram a ser realizadas no século XVII. As sucessivas tentativas de transfusão sanguínea não eram bem-sucedidas, sendo que, em humanos, continuavam fatais. As primeiras experiências com humanos têm registro em 1667, em Paris, com Jean Baptiste Denis, médico do rei Luís XIV.

As transfusões homólogas, entre indivíduos da mesma espécie, foram realizadas somente a partir de 1788. A descoberta dos tipos sanguíneos em 1901, pelo imunologista Karl Landsteiner, e a descoberta dos fatores Rh (positivo e negativo) revolucionaram a área da saúde e, até os dias de hoje, são responsáveis por salvar inúmeras vidas no mundo todo.

» Funções do sangue

O sangue é o veículo que transporta as substâncias necessárias para o funcionamento do organismo. É composto por alguns elementos, como:

- os leucócitos, que são os glóbulos brancos que agem na sua defesa;
- as hemácias, que são glóbulos vermelhos que agem nas trocas gasosas;
- o plasma, que é rico em sais minerais, proteínas e carboidratos, presente na forma líquida;
- as plaquetas, que auxiliam no processo de coagulação do sangue.

Os seres humanos possuem, em média, cerca de 5 litros de sangue circulando sem parar, distribuindo os nutrientes que o corpo precisa. O sangue arterial passa pelos pulmões para receber oxigênio e depois o transporta para as demais células. Já o sangue venoso sai das células e capta o gás carbônico para dar continuidade a todo o processo de circulação do sangue.

» Sistema ABO

No final do século XIX, em 1900, o imunologista austríaco Karl Landsteiner verificou que, quando amostras de sangue de determinado indivíduo eram misturadas, as hemácias se agrupavam, formando aglomerados semelhantes a coágulos. Landsteiner e mais alguns cientistas conseguiram classificar o sangue humano em quatro tipos: **A**, **B**, **AB** e **O** (Figura 8.1).

Durante as pesquisas, descobriu-se que alguns tipos sanguíneos eram incompatíveis, e essa incompatibilidade era atribuída a uma reação imunológica entre as substâncias dissolvidas no plasma sanguíneo e as substâncias presentes nas células do sangue, as hemácias. A partir disso, passou-se a chamar as substâncias aglutinógenas da membrana das hemácias de **aglutinogênios** e as substâncias aglutinadoras do plasma de **aglutininas**.

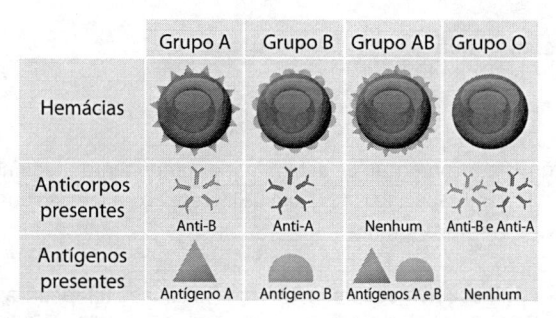

Figura 8.1 Tipos sanguíneos: Sistema ABO.
Fonte: Shutterstock.

» Fator Rh

Em 1940, Landsteiner e Wiener realizaram experiências com um macaco da espécie Rhesus. O sangue desse macaco foi retirado e injetado em cobaias. Após a introdução do sangue, as cobaias desenvolveram anticorpos, pois aquele sangue era desconhecido pelo organismo. A partir desses estudos, foi possível verificar a produção de anticorpos designados por anti-Rh. A sigla Rh é uma abreviatura do nome do macaco Rhesus.

Quando se realiza uma transfusão de sangue, é preciso certificar-se obrigatoriamente de que o receptor é Rh–, pois, se ele o for, só pode receber sangue Rh–. Caso receba sangue com fator Rh+, isso pode provocar uma reação no sistema imunológico do indivíduo, causando hemólise. Se o paciente for Rh+, pode receber o sangue Rh–, ou seja, se o sangue for Rh+, pode receber Rh+ e Rh–; porém, se o sangue for Rh–, ele só pode receber Rh– (Figura 8.2).

» Hemoterapia

A **hemoterapia** é uma especialidade na área da saúde que depende do trabalho ativo da equipe de enfermagem. Por isso, todos os profissionais que pretendem ingressar nessa área devem, no mínimo, entender a terminologia utilizada por esse serviço (Quadro 8.1).

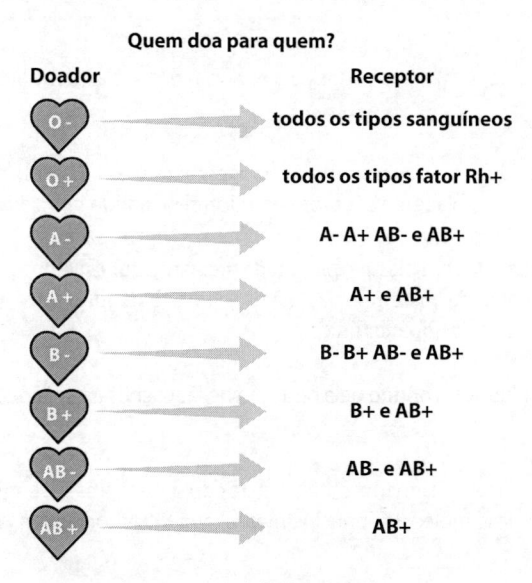

Quem doa para quem?

Doador	Receptor
O–	todos os tipos sanguíneos
O+	todos os tipos fator Rh+
A–	A– A+ AB– e AB+
A+	A+ e AB+
B–	B– B+ AB– e AB+
B+	B+ e AB+
AB–	AB– e AB+
AB+	AB+

Figura 8.2 Quadro demonstrativo de compatibilidade sanguínea.
Fonte: Shutterstock.

> » **IMPORTANTE**
> No laboratório ou banco de sangue, para identificar se o Rh de um indivíduo é positivo ou negativo, realiza-se um exame simples: deve-se juntar uma solução com anticorpos Rh a uma gota de sangue do indivíduo. Se houver aglutinação das hemácias, o indivíduo tem fator Rh+; se não houver, o indivíduo tem Rh–.

> » **IMPORTANTE**
> O Conselho Federal de Enfermagem (COFEN), autarquia reguladora do exercício profissional da classe, estabelece que as Unidades Básicas de Saúde, que pelo perfil assistencial realizam transfusão sanguínea, devem constituir equipe de enfermagem capacitada e habilitada para desenvolver esse cuidado especializado (CONSELHO FEDERAL DE ENFERMAGEM, 2006).

Quadro 8.1 » Terminologia utilizada na hemoterapia

Terminologia	Definição
Aférese	Processo que consiste na obtenção de determinado componente sanguíneo de doador único, utilizando equipamento específico (máquina de aférese), com retorno dos hemocomponentes remanescentes à corrente sanguínea.
Aférese terapêutica	Remoção de determinado hemocomponente, com finalidade terapêutica, com retorno dos hemocomponentes remanescentes à corrente sanguínea do paciente.
Ciclo produtivo do sangue	Processo sistemático destinado à produção de hemocomponentes que abrange as atividades de captação e seleção do doador, triagem clínico-epidemiológica, coleta de sangue, triagem laboratorial das amostras de sangue, processamento, armazenamento, transporte e distribuição.
Ciclo do sangue	Processo sistemático que abrange as atividades de captação e seleção do doador, triagem clínico-epidemiológica, coleta de sangue, triagem laboratorial das amostras de sangue, processamento, armazenamento, transporte, distribuição e procedimentos transfusionais.
Cola de fibrina (selante de fibrina)	Agente hemostático biológico para uso tópico. É considerado hemocomponente se obtido a partir de bolsas unitárias ou pequenos *pools* (máximo de 12 bolsas) de plasma fresco congelado. Se obtido a partir de fracionamento industrial de grandes *pools* de plasma, é considerado hemoderivado.
Concentrado de granulócitos	São suspensões de granulócitos em plasma, obtidas por aférese de doador único.
Concentrado de hemácias	São os eritrócitos que permanecem na bolsa depois que esta é centrifugada e o plasma é extraído para uma bolsa-satélite. Devem ser separados do plasma em até 18 horas após a coleta do sangue total.
Concentrado de hemácias lavadas	São concentrados de hemácias obtidos após lavagens com solução isotônica compatível em quantidade suficiente (1 a 3 litros).
Concentrado de hemácias com camada leucoplaquetária removida	São concentrados de hemácias que devem ser preparados por meio da remoção da camada leucoplaquetária.
Concentrado de hemácias desleucocitado	São concentrados de hemácias obtidos pela remoção de leucócitos através de filtros para esse fim.
Concentrado de hemácias congeladas	São concentrados de hemácias conservadas em temperaturas iguais ou inferiores a 65°C negativos, na presença de um agente crioprotetor (glicerol ou amido hidroxilado).
Concentrado de plaquetas	Suspensão de plaquetas em plasma, preparada mediante dupla centrifugação de uma unidade de sangue total, coletada em tempo não maior do que 15 minutos, preferencialmente até 12 minutos ou por aférese de doador único.
Concentrado de plaquetas desleucocitado	Concentrado de plaquetas obtido pela remoção de leucócitos através de filtros para esse fim.
Crioprecipitado	Fração de plasma insolúvel em frio, obtida a partir do plasma fresco congelado, contendo glicoproteínas de alto peso molecular, principalmente fator VIII, fator de Von Willebrand, fator XIII e fibrinogênio.

(Continua)

Quadro 8.1 » **Terminologia utilizada na hemoterapia** (*Continuação*)

Fracionamento industrial	Processo pelo qual o plasma é separado em frações proteicas para posterior purificação até obtenção de produtos farmacêuticos.
Hemocomponentes	Produtos oriundos do sangue total ou do plasma, obtidos por meio de processamento físico.
Hemoderivados	Produtos oriundos do sangue total ou do plasma, obtidos por meio de processamento físico-químico ou biotecnológico.
Hemovigilância	Conjunto de procedimentos de vigilância que abrangem o ciclo do sangue, da doação à transfusão sanguínea, gerando informações sobre os eventos adversos resultantes da doação e do uso terapêutico de sangue e componentes. Essas informações são utilizadas para identificar riscos, melhorar a qualidade dos processos e produtos e aumentar a segurança do doador e paciente, prevenindo a ocorrência ou a recorrência desses eventos.
Notivisa	Sistema de Notificações em Vigilância Sanitária que permite a notificação *on-line* de queixas técnicas e eventos adversos relativos a produtos sob vigilância sanitária, tais como sangue e hemocomponentes, medicamentos, vacinas, equipamentos, *kits* para diagnósticos e saneantes, entre outros.
Plasma fresco congelado (PFC)	É o plasma separado de uma unidade de sangue total por centrifugação ou obtido por aférese, congelado completamente em até 24 horas.
Plasma comum (plasma não fresco, plasma normal ou plasma simples)	É o plasma cujo congelamento não se deu dentro das especificações técnicas assinaladas no item anterior ou ainda pode resultar da transformação de um plasma fresco congelado, cujo período de validade expirou.

Fonte: Agência Nacional de Vigilância Sanitária (2010).

Em alguns hospitais, o serviço de hemoterapia instala os hemoderivados, cabendo à enfermagem o acompanhamento do processo e a identificação das possíveis reações fisiopatológicas que podem acontecer durante a transfusão. Porém, como o processo pode ser todo realizado pela equipe de enfermagem, os enfermeiros e técnicos de enfermagem devem estar atentos, ao realizar uma transfusão, aos passos a serem observados e aplicados. A Resolução do COFEN nº 306, de 2006, estabelece as seguintes etapas/passos:

- recebimento da solicitação;
- identificação do receptor;
- coleta de amostra (hemocomponentes) e encaminhamento para a liberação do produto solicitado;
- recebimento do hemocomponente/hemoderivado solicitado e checagem dos dados de identificação do produto e receptor;
- instalação e acompanhamento dos hemocomponentes/hemoderivados solicitados;
- identificação e acompanhamento das reações adversas;
- descarte dos resíduos gerados na execução do ato transfusional, respeitando-se as normas técnicas vigentes;
- registro das atividades executadas (CONSELHO FEDERAL DE ENFERMAGEM, 2006).

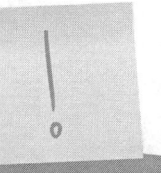

» **IMPORTANTE**
Nas reações hemolíticas, a combinação de anticorpos com certos antígenos da membrana das hemácias pode levar à sua destruição por ruptura, a hemólise. Os casos mais graves são relacionados à incompatibilidade, principalmente pelo grupo ABO. Nas complicações infecciosas, a infecção decorre de transfusão de sangue contaminado. Isso inclui infecções bacterianas e fúngicas, que podem provocar choque séptico, malária, hepatite, sífilis, doença de Chagas, entre outras.

As reações hemolíticas e complicações infecciosas acontecem frequentemente, mas ambas são fruto de erros no processo de trabalho, na manipulação do produto no banco de sangue, no serviço de enfermagem ou simplesmente na conferência do produto (nome, tipo, grupo, etc.).

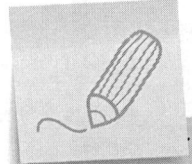

>> Agora é a sua vez!

1. Como se faz para identificar se o Rh de um indivíduo é positivo ou negativo?
2. Em que consiste o processo de aférese?

Respostas no ambiente virtual de aprendizagem: www.grupoa.com.br/tekne.

>> Critérios para ser doador

Podem ser doadores de sangue homens e mulheres com idade entre 16 e 18 anos (estes somente com autorização dos responsáveis) até 67 anos, 11 meses e 29 dias. Devem pesar, no mínimo, 55 kg, ter os sinais vitais dentro dos padrões de normalidade (sem febre, PA normal e pulso de 50 a 100 bpm) e bom estado de saúde. Não é necessário jejum, devendo-se apenas evitar alimentos gordurosos nas primeiras três horas.

Os doadores devem portar um documento de identidade com foto. Os intervalos entre as doações devem ser respeitados: para os homens, são 60 dias ou até quatro vezes ao ano, e para as mulheres, são 90 dias ou até três vezes ao ano. Entre os fatores que impedem temporariamente a doação de sangue, estão:

- febre;
- gripe ou resfriado;
- gravidez;
- pós-parto (até 90 dias);
- cesariana (até 180 dias);
- uso de alguns medicamentos;
- comportamento de risco para doenças sexualmente transmissíveis.

Situações impeditivas para doação de sangue

O Quadro 8.2 apresenta as situações que impedem temporariamente a doação de sangue e os procedimentos a serem adotados.

Quadro 8.2 » **Situações que impedem temporariamente a doação de sangue**

Extração dentária	Deve-se aguardar 72 horas.
Apendicectomia, amigdalectomia, cirurgias de varizes ou hérnias	Aguardar três meses.
Colecistectomia, histerectomia, nefrectomia, redução de fraturas, politraumatismos sem sequelas graves, tireoidectomia e colectomia	Deve-se aguardar seis meses.
Consumo de bebidas alcoólicas	Não ingerir no dia da doação.
Hemotransfusão	Não ter realizado nos últimos seis meses.
Tatuagem	Não ter realizado no último ano.
Vacinas de vírus atenuados	Não aceitar como doador por duas semanas.
Vacina contra rubéola	Deve-se aguardar um mês.
Vacina contra raiva	Deve-se aguardar um ano.
Vacinas com vírus mortos ou toxoides	Aceitável se assintomático.

Condições que impedem definitivamente a doação de sangue

Entre as condições que impedem definitivamente a doação de sangue, estão história de qualquer tipo de hepatite e evidência clínica ou confirmação laboratorial em casos de:

- doenças transmissíveis pelo sangue: hepatite B e C e AIDS (vírus HIV);
- doenças associadas aos vírus HTLV 1 e 2;
- doença de Chagas;
- uso de drogas ilícitas injetáveis;
- malária.

» CURIOSIDADE

A sigla HTLV significa vírus da leucemia humana de células T. O vírus que infecta as células T humanas é um retrovírus isolado em 1980 a partir de um paciente com um tipo raro de leucemia de células T. Existem dois tipos: o HTLV-1, que está implicado em doença neurológica e leucemia, e o HTLV-2, que está pouco evidenciado como causa de doença.

» Hemotransfusão

A hemotransfusão consiste na infusão de sangue ou de seus derivados por via venosa. Em casos de perda aguda de sangue, comum nos traumas, normalmente é indicada infusão de sangue total.

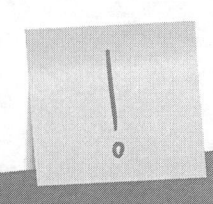

> **IMPORTANTE**
> Os materiais utilizados para realizar a hemotransfusão são:
> - luvas de procedimento;
> - escalpe ou jelco;
> - algodão ou gazes;
> - álcool a 70%;
> - garrote;
> - esparadrapo;
> - suporte de soro;
> - bolsa do hemoderivado;
> - campo cirúrgico ou papel-toalha;
> - equipo para transfusão com câmara simples ou dupla;
> - folha de prescrição.

Nas anemias crônicas, é necessário transfundir apenas a papa de hemácias, porque, nesse caso, o volume plasmático costuma ser normal.

O sangue e seus derivados podem ser utilizados para prevenir e/ou tratar as situações de hipovolemia e restabelecer os níveis dos componentes hematológicos. Durante o período de transfusão, todos aqueles ao redor do paciente, incluindo familiares, deverão ficar atentos às reações adversas.

Procedimento técnico para realização de hemotransfusão

Os cristaloides diferentes da solução fisiológica a 0,9% e as demais medicações não são compatíveis com a hemotransfusão, podendo causar aglutinação e hemólise. Nunca se deve colocar a bolsa de hemoderivado em contato com água em temperatura elevada, a fim de evitar hemólise. A bolsa deve ser retirada da geladeira 30 minutos antes do uso. Em geral, as transfusões de hemoderivados não devem ultrapassar quatro horas de infusão. O Quadro 8.3 apresenta os procedimentos técnicos e a fundamentação teórica para realização de hemotransfusão.

Quadro 8.3 » Procedimentos técnicos para realização de hemotransfusão

Técnica	Fundamentação teórica
Higienizar as mãos.	Reduz a transmissão de microrganismos.
Informar o paciente, familiar ou cuidador sobre o hemoderivado a ser administrado, a duração do procedimento e a quantidade de bolsas a serem transfundidas.	Esse é um procedimento no qual devem ser respeitados os direitos dos pacientes em decidir sobre o seu corpo e acolhidas suas inquietações, sempre fornecendo orientação sobre sua importância.
Conferir os dados e a história pregressa do paciente no prontuário.	Identifica transfusões anteriores, história clínica, reações apresentadas.
Reunir o material e levar à unidade do paciente.	Facilita a ergonomia.
Garantir acesso venoso exclusivo para infusão de hemocomponentes.	Não permite a infusão de outras substâncias que possam acelerar reações pós-transfusionais.
Verificar a permeabilidade do acesso venoso.	Permite infusão no tempo certo.
Confirmar a compatibilidade ABO/Rh do paciente verificando a etiqueta da bolsa, o prontuário do paciente ou a solicitação de transfusão.	Evita iatrogenias por incompatibilidade sanguínea.
Inspecionar o aspecto da bolsa e seu conteúdo, como coloração e coágulo.	Garante a qualidade do serviço e a segurança do paciente.
Calçar as luvas de procedimento.	Diminui o risco de infecção.
Aferir os sinais vitais antes da infusão.	Previne complicações.

(Continua)

Quadro 8.3 » **Procedimentos técnicos para realização de hemotransfusão** (*Continuação*)

Adaptar o equipo próprio para hemoderivados à bolsa e retirar todo o ar.	Garante infusão adequada sem causar iatrogenias.
Iniciar lentamente a infusão (2 mL/min). Permanecer junto ao paciente por 15 ou 30 minutos. Aumentar o fluxo para a velocidade prescrita se não houver sinais de reação adversa.	O protocolo da instituição deve ser respeitado quanto à velocidade da infusão. Observar os sinais de uma reação transfusional grave que geralmente acontece nos primeiros 50 ou 100 mL. Podem ser alterações cutâneas, respiratórias, diurese e agitação psicomotora.
Observar rigorosamente os sinais vitais do paciente a cada hora após o início da infusão. Comunicar imediatamente em caso de reação adversa.	As reações agudas podem ocorrer em qualquer fase da infusão.
Retirar as luvas e higienizar as mãos.	Diminui o risco de infecção.
Anotar as seguintes informações no prontuário do paciente: • horário e nome dos indivíduos que iniciaram e terminaram a infusão do hemoderivado; • número de identificação do produto.	Todos os fatos que envolvem a transfusão devem ser relatados com rigor no prontuário.
Aferir os sinais vitais no término da infusão e compará-los com o resultado do início.	Identifica alterações.
Anotar no plano assistencial de enfermagem o volume, o horário da instalação, o acesso venoso utilizado e o horário do término da infusão.	Registra com exatidão os dados do paciente.
Desprezar o equipo e a bolsa em locais apropriados, de acordo a Resolução RDC nº 306, de 07 de dezembro de 2004.	Evita contaminação ambiental e risco biológico.

Em relação ao descarte do equipo e da bolsa de sangue, a Resolução RDC nº 306, de 7 de dezembro de 2004, que dispõe sobre o Gerenciamento de Resíduos de Serviços de Saúde (RSS), classifica todos os resíduos nos grupos A, B, C, D e E. Os resíduos do grupo A são aqueles biológicos que apresentam risco de infecção. Com base nesse conceito, os riscos de infecção podem ser maiores ou menores de acordo com as características de cada microrganismo e de cada resíduo.

Para garantir a segurança no manejo desses resíduos, o grupo A foi dividido em cinco subgrupos: A1, A2, A3, A4 e A5. As bolsas transfusionais vazias ou com volume residual pós-transfusão pertencem ao grupo A e ao subgrupo A4. Nos serviços de hemoterapia e hematologia, os resíduos gerados pelo grupo A são geralmente os dos subgrupos A1 e A4 (Quadro 8.4).

A Figura 8.3 mostram saco para acondicionamento de RSS dos subgrupos A1 e A4.

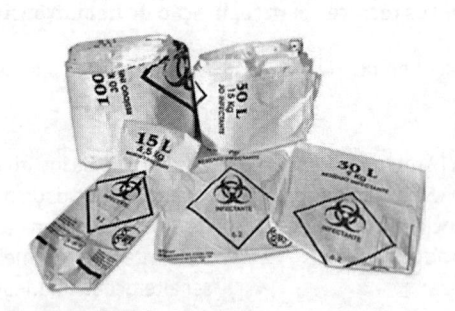

Figura 8.3 Saco para acondicionamento de RSS dos subgrupos A1 e A4: saco branco leitoso com símbolo de infectante e características descritas na NBR 9191/2000, da ABNT.
Fonte: Brasil (2011).

Quadro 8.4 » **Resíduos gerados do grupo A**	
Subgrupos	A1 e A4
Descrição	Resíduos com a possível presença de agentes biológicos que, por suas características, podem apresentar risco de infecção.
Recipientes para acondicionamento	Recipiente de plástico (com tampa e pedal) identificado com o símbolo de infectante. Saco plástico branco leitoso com símbolo de infectante e com características definidas na NBR 9191/2000 da ABNT.
Símbolo	☣

Fonte: Brasil (2011).

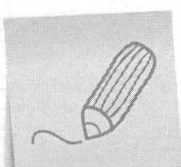

» Agora é a sua vez!

3. Quais são os fatores que impedem temporariamente a doação de sangue?
4. Quais são os materiais utilizados para realizar a hemotransfusão.

Respostas no ambiente virtual de aprendizagem: www.grupoa.com.br/tekne.

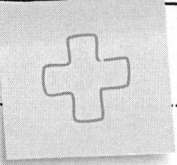

>> CASO CLÍNICO

A. N., 40 anos, foi internado para tratar-se de retocolite ulcerativa, tendo sido prescrita papa de hemácias para corrigir sua anemia crônica. Após 30 minutos de infusão, começou a apresentar calafrios, febre alta, vômitos e hipotensão. A transfusão foi imediatamente interrompida, sendo diagnosticada reação séptica. A cultura de amostra de sangue do doador e do receptor indicou o crescimento de *Staphylococcus aureus*.

O que desencadeou a reação séptica no paciente?

A conduta de interromper a transfusão foi correta? Justifique a resposta.

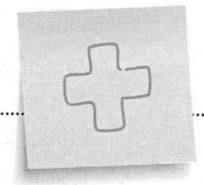

>> CASO CLÍNICO

J., 64 anos, foi internada com hemorragia digestiva, sendo prescrita hemotransfusão. Após 20 minutos de infusão, começou a apresentar calafrios, febre, taquicardia, taquipneia e hipotensão arterial, além de queixar-se de peso na cabeça e opressão no peito. A transfusão foi imediatamente interrompida, e o tratamento de urgência foi iniciado. Após o exame da amostra de sangue, constatou-se que o sangue do doador era A+ e do paciente O+.

Por que essas reações foram desencadeadas?

Em sua opinião, a conduta foi correta? Justifique sua resposta.

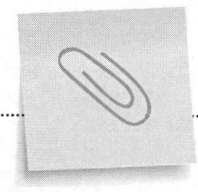

>> JUNTANDO TUDO

Os serviços de hemoterapia são verdadeiras fábricas em que o processo de trabalho envolve a colheita, o acondicionamento e a conservação do sangue e de hemoderivados, etapas que contam diretamente com a força de trabalho de enfermagem. Entretanto, trabalhar nesses serviços ou simplesmente instalar uma hemotransfusão requer uma equipe treinada e qualificada.

A atenção aos sintomas resultantes de complicações à reação hemolítica e infecciosa ainda é um desafio para equipe de saúde. O controle dos sinais vitais e a conferência do tipo de sangue e nome do paciente são medidas fáceis que podem reduzir os riscos de iatrogenias.

REFERÊNCIAS

AGÊNCIA NACIONAL DE VIGILÂNCIA SANITÁRIA. *Resolução RDC nº 57, de 16 de dezembro de 2010*. Determina o Regulamento Sanitário para Serviços que desenvolvem atividades relacionadas ao ciclo produtivo do sangue humano e componentes e procedimentos transfusionais. Brasília: ANVISA, 2010.

AGÊNCIA NACIONAL DE VIGILÂNCIA SANITÁRIA. *Resolução RDC nº 306, de 7 de dezembro de 2004*. Dispõe sobre o Regulamento Técnico para o gerenciamento de resíduos de serviços de saúde. Brasília: ANVISA, 2004.

BRASIL. Ministério da Saúde. Secretaria de Atenção à Saúde. Departamento de Atenção Especializada. *Hematologia e hemoterapia*: guia de manejo de resíduos. Brasília: MS, 2011. (Série A. Normas e Manuais Técnicos). Disponível em: <http://bvsms.saude.gov.br/bvs/publicacoes/hematologia_hemoterapia_manejo_residuos.pdf>. Acesso em: 23 nov. 2013.

CONSELHO FEDERAL DE ENFERMAGEM. *Resolução COFEN nº 306/2006*. Normatiza a atuação do enfermeiro em hemoterapia. Brasília: COFEN, 2006. Disponível em: <http://novo.portalcofen.gov.br/resoluo-cofen-3062006_4341.html>. Acesso em: 23 nov. 2013.

LEITURAS RECOMENDADAS

AGÊNCIA NACIONAL DE VIGILÂNCIA SANITÁRIA. *Sangue e hemoderivados*: legislação. Brasília: ANVISA, 2001. Disponível em: <http://www.anvisa.gov.br/sangue/legis/index.htm>. Acesso em: 23 nov. 2013.

ALMEIDA, R. G. S. et al. Caracterização do atendimento de uma Unidade de Hemoterapia. *Revista Brasileira de Enfermagem*, Brasília, v. 64, n. 6, p. 1082-1086, nov./dez. 2011.

BRASIL. Ministério da Saúde. *Portaria nº 1.353, de 13 de junho de 2011*. Aprova o Regulamento Técnico de Procedimentos Hemoterápicos. Brasília: MS, 2011. Disponível em: <http://bvsms.saude.gov.br/bvs/saudelegis/gm/2011/prt1353_13_06_2011.html>. Acesso em: 23 nov. 2013.

BRASIL. Ministério da Saúde. Secretaria de Gestão do Trabalho e da Educação na Saúde. Departamento de Gestão da Educação na Saúde. *Técnico em hemoterapia*: diretrizes e orientações para a formação. Brasília: MS, 2011. Disponível em: <http://portal.saude.gov.br/portal/arquivos/pdf/livro_hemoterapia.pdf>. Acesso em: 23 nov. 2013.

PADILHA, D. Z.; WITT, R. R. Competências da enfermeira para a triagem clínica de doadores de sangue. *Revista Brasileira de Enfermagem*, Brasília, v. 64, n. 2, p. 234-240, mar./abr. 2011.

capítulo 9

Necessidades essenciais em nutrição

Nutrição é o processo pelo qual o organismo se utiliza de alimentos para alcançar e manter a saúde. O organismo humano precisa de diversos alimentos para manter a estrutura biológica e o reparo dos tecidos íntegros ou danificados. Toda dieta deve ser rica em água, proteínas, carboidratos, fibras, vitaminas e minerais.

Competência

Reconhecer os benefícios da alimentação saudável na vida e na recuperação da saúde de pessoas, com vistas à prestação de cuidados de enfermagem considerando a fisiopatologia, a complexidade da via de alimentação, as condições do paciente e as medidas de prevenção de complicações.

Objetivos de aprendizagem

» Orientar e explicar ao paciente, familiar ou cuidador a importância da alimentação para a recuperação da saúde em todo o ciclo vital.

» Auxiliar os pacientes na alimentação, se necessário, servindo-lhes os alimentos, conforme preferência, em pequenas quantidades e com muita atenção e paciência.

» Listar alguns fatores que influenciam na aceitação alimentar e consequentemente no estado nutricional.

» Proporcionar conforto e segurança ao paciente em todas as formas de alimentação.

» Conhecer as vias de alimentação e os cuidados.

›› Introdução

A palavra nutrição está relacionada aos alimentos e à necessidade de sobrevivência. A escolha dos alimentos encontra-se no campo do desejo humano, geralmente iniciado quando se sente um cheiro saboroso ou se vê uma comida esteticamente apetitosa. Quando se espaça uma refeição, sente-se um vazio, calafrio e incômodo gástrico, que são sinais de que o organismo sente falta dos nutrientes da pirâmide alimentar.

O crescente interesse na promoção, proteção e recuperação da saúde tem garantido à nutrição um papel fundamental na assistência à saúde. Os técnicos de enfermagem estão em uma posição privilegiada para avaliar o estado nutricional dos pacientes, incluindo a ingestão, o nível de aceitação da dieta, a resposta à terapêutica e a orientação da dietética.

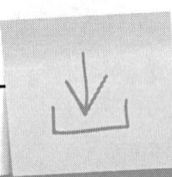

›› Nutrição

›› **DEFINIÇÃO**
Disfagia pode ser definida tanto como a dificuldade de iniciar a deglutição (geralmente denominada disfagia orofaríngea) como a sensação de que alimentos sólidos e/ou líquidos estão retidos, de algum modo, na passagem da boca para o estômago (em geral denominada disfagia esofágica).

A nutrição é uma das necessidades básicas do homem. A terapia dietética deve ser entendida como um combustível para o organismo, pois auxilia o tratamento de inúmeras doenças. A dieta pode ser oferecida por via oral, enteral (por auxílio de uma sonda) ou parenteral (diretamente no vaso sanguíneo). Padrões alterados de ingestão de alimentos e nutrientes ou outros diagnósticos de enfermagem associados incluem:

- disfagia;
- problemas de dentição, da cavidade oral ou bucomaxilofacial;
- náuseas, vômitos ou diarreia prolongada pela perda acentuada de eletrólitos;
- prescrição de jejum ou dieta líquida por mais de três dias;
- limitações ou incapacidade para alimentar-se sozinho;
- mudanças na capacidade funcional (aumento ou diminuição das atividades diárias);
- alcoolismo e/ou dependência química.

›› Via oral

O tubo digestivo é composto por boca, faringe, esôfago, estômago, intestino delgado, intestino grosso e ânus. A parede do tubo digestivo tem a mesma estrutura da boca ao ânus, sendo formada por quatro camadas:

- mucosa;
- submucosa;
- muscular;
- adventícia.

Digestão dos alimentos

A digestão tem início na boca e consiste na degradação dos nutrientes pela mastigação, revolvimento, mistura e reações químicas. Os hormônios controlam o fluxo do suco gástrico. Os dentes e a língua preparam o alimento para a digestão por meio da mastigação. Os dentes fazem a quebra mecânica dos alimentos, reduzindo-os a pequenos pedaços, misturando-os à saliva, o que facilita a futura ação das enzimas.

Na ausência da dentição, a quebra mecânica dos alimentos fica comprometida, razão pela qual a escolha e a consistência dos alimentos precisam ser revistas pela nutrição; assim, os alimentos devem ser amassados pelo profissional de enfermagem quando o paciente é dependente de cuidado. A língua movimenta o alimento, empurrando-o em direção ao fundo da faringe. Na superfície da língua, existem dezenas de papilas gustativas, cujas células sensoriais percebem os quatro sabores primários:

- doce (primeira porção da língua);
- salgado (segunda porção da língua);
- azedo (terceira porção da língua);
- amargo (terceira porção da língua).

A visão e o cheiro do alimento, bem como sua presença na boca estimulam as glândulas salivares a secretar saliva, que contém a enzima amilase salivar ou ptialina (uma enzima que age no amido cozido para iniciar a conversão em maltose), além de sais e outras substâncias. Quanto mais o alimento é mastigado, maior a digestão do alimento na boca. Os sais minerais encontrados na saliva são responsáveis por neutralizar as substâncias ácidas e mantêm, na boca, um potencial hidrogeniônico (pH) levemente ácido ou neutro, ideal para a ação da ptialina.

O alimento, que se transforma em bolo alimentar, é empurrado pela língua para o fundo da faringe, sendo encaminhado para o esôfago, impulsionado pelas ondas peristálticas, levando entre 5 e 10 segundos para percorrer o esôfago. Por meio das ondas peristálticas, o alimento chega ao estômago. A entrada do alimento na cárdia (anel muscular, esfíncter), um mecanismo para fechar a laringe, evita que o alimento penetre nas vias respiratórias. Quando a cárdia relaxa, o alimento entra no estômago.

No estômago, que funciona como um reservatório, o alimento é misturado com o suco gástrico (solução rica em ácido clorídrico e em enzimas como a pepsina e a renina). O alimento normalmente permanece no estômago, em média, três horas, mas pode variar de 1 a 7 horas, dependendo do tipo de alimento, da motilidade gástrica e de influências psicológicas. Apesar de estarem protegidas por uma densa camada de muco, as células da mucosa gástrica são continuamente lesadas e mortas pela ação do ácido clorídrico.

Por isso, a mucosa é constantemente regenerada. Estima-se que a superfície gástrica seja totalmente reconstituída a cada três dias. O estômago produz cerca de três litros de suco gástrico por dia. O alimento pode permanecer no estômago por até quatro horas ou mais e se mistura ao suco gástrico auxiliado pela peristalse gástrica. O bolo alimentar transforma-se em uma massa semilíquida e ácida chamada de quimo. O quimo flui para o duodeno e é misturado à bile, ao suco intestinal e à secreção pancreática. O alimento sai do estômago pelo esfíncter pilórico. O intestino delgado é dividido em três regiões:

- duodeno;
- jejuno;
- íleo.

A digestão do quimo ocorre predominantemente no duodeno e nas primeiras porções do jejuno. No duodeno, atua também o suco pancreático, produzido pelo pâncreas, que contém diversas enzimas digestivas. Outra secreção que atua no duodeno é a bile, produzida no fígado, que, apesar de não conter enzimas, tem a importante função, entre outras, da quebra da gordura.

Absorção alimentar

O álcool etílico, alguns sais e a água podem ser absorvidos diretamente no estômago. A maioria dos nutrientes é absorvida pela mucosa do intestino delgado, de onde passam para a corrente sanguínea. Os aminoácidos e açúcares atravessam as células do revestimento intestinal e passam para o sangue, que se encarrega de distribuí-los a todas as células do corpo.

O glicerol e os ácidos graxos resultantes da digestão de lipídeos são absorvidos pelas células intestinais, onde são convertidos em lipídeos e agrupados, formando pequenos grãos, secretados nos vasos linfáticos das vilosidades intestinais, atingindo a corrente sanguínea. Os produtos finais de uma refeição levam aproximadamente nove horas para chegar ao intestino grosso, onde permanecem, mais ou menos, por três dias. Nesse período, parte da água e dos sais é absorvida.

Na região final do colo descendente, a massa fecal (ou de resíduos) solidifica-se, transformando-se em fezes. Cerca de 30% da parte sólida das fezes são constituídas por bactérias vivas e mortas. Já os outros 70% são constituídos por sais, muco, fibras, celulose e outras partículas não digeridas. A cor castanho-amarronzada das fezes deve-se à presença de pigmentos provenientes da bile.

Depois de uma refeição rica em gorduras, o sangue fica com aparência leitosa, devido ao grande número de gotículas de lipídeos. Após uma refeição rica em açúcares, a glicose em excesso presente no sangue é absorvida pelas células hepáticas e transformada em glicogênio, sendo convertida em glicose novamente assim que a taxa de glicose no sangue cai.

O peristaltismo está presente também no intestino delgado, misturando as secreções do quimo. A mistura torna-se alcalina, inibindo a ação das enzimas gástricas e promovendo a ação das secreções duodenais. A parte mais importante da digestão acontece no intestino delgado, produzindo glicose, frutose e galactose dos carboidratos, aminoácidos das proteínas, ácidos graxos e glicerol dos lipídeos. O intestino grosso tem um importante trabalho na absorção da água (o que determina a consistência do bolo fecal). Divide-se em:

- ceco;
- colo ascendente;
- colo transverso;
- colo descendente;
- colo sigmoide;
- reto.

Uma parte importante do ceco é o apêndice vermiforme. A saída do reto chama-se ânus e é fechada por um músculo que o rodeia: o esfincter anal. Os alimentos e materiais de secreção atravessam o intestino movidos por contrações rítmicas ou movimentos peristálticos de seus músculos, que são produzidos, em média, sete vezes por minuto. O intestino grosso não possui vilosidades nem segrega sucos digestivos, normalmente só absorvendo água em quantidades consideráveis.

Metabolismo dos alimentos

O metabolismo é um conjunto de eventos altamente regulados. A vida só é possível graças a esse alto nível de regulação, controlando cada evento celular. Os alimentos absorvidos, ao passarem pelos intestinos, incluindo a água, são transportados através do sistema circulatório aos tecidos do corpo, por meio do metabolismo. Os nutrientes são convertidos em substâncias necessárias para o funcionamento de todo o organismo.

Os carboidratos, as proteínas e os lipídeos produzem energia química e mantêm o equilíbrio dinâmico tanto de formação como de degradação dos tecidos. A energia química produzida pelo me-

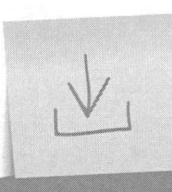

> **» DEFINIÇÃO**
> Reações catabólicas ou reações de decomposição/degradação são reações químicas que produzem grandes quantidades de energia livre (sob a forma de trifosfato de adenosina [ATP]) a partir da decomposição ou degradação de moléculas mais complexas (matéria orgânica).

tabolismo é convertida nos diferentes tecidos em outras formas de energia. Durante a contração muscular, o ser humano produz energia mecânica, o sistema nervoso produz energia elétrica e os mecanismos de produção de calor produzem energia térmica.

Os dois tipos de metabolismo são o anabolismo e o catabolismo. O **anabolismo** é o conjunto de todas as reações de síntese de compostos orgânicos estruturais (proteínas da membrana plasmática, glicoproteínas) e funcionais (enzimas, hormônios) de uma célula, ou seja, a síntese de moléculas complexas a partir de moléculas simples. As reações anabólicas, ou reações de síntese, são reações químicas que produzem nova matéria orgânica nos seres vivos. As reações anabólicas são importantes para o crescimento, construção e reparo de estruturas celulares.

Já o **catabolismo** é o conjunto de todas as reações de degradação de compostos orgânicos destinados à obtenção de energia. As reações catabólicas liberam energia pela quebra de moléculas complexas em moléculas mais simples, que podem ser reutilizadas como blocos básicos de construção.

Quando o catabolismo supera em atividade o anabolismo, o organismo perde peso, o que acontece em períodos de jejum ou doenças. Porém, se o anabolismo supera o catabolismo, o organismo cresce ou se ganha peso. Se ambos os processos estão em equilíbrio, o organismo encontra-se em equilíbrio dinâmico ou homeostase. O catabolismo fornece a energia requerida para os processos vitais, incluindo movimento, transporte e síntese de moléculas complexas.

Armazenagem dos alimentos

A principal forma de armazenamento de energia é a gordura depositada no tecido adiposo, que tem uma capacidade ilimitada. O glicogênio é armazenado no fígado e no tecido muscular, e a proteína é armazenada na massa muscular. Quando o organismo não utiliza toda a energia produzida pela alimentação, a energia transforma-se em gordura.

Para calcular a necessidade calórica do paciente, o profissional da nutrição utiliza-se de fórmulas que consideram o peso, a altura, a idade e os fatores de estresse ou lesão crônica ou aguda dos indivíduos. Hoje em dia, quanto mais colorido e harmônico o prato, mais saudável ele é considerado (Figura 9.1).

É importante reavaliar o conceito de **alimentação saudável** em relação à real necessidade proteico-calórica do paciente. Uma dieta leve, por exemplo, fornece apenas 1.200 kcal/dia se o paciente aceitá-la toda. A anotação de enfermagem deve ser objetiva, como, por exemplo, "o paciente aceitou a metade do copo de sopa oferecido", relato que especifica a quantidade real da ingesta, devendo-se evitar a expressão "aceitação média da dieta VO".

> **DICA**
> Os pacientes em jejum para exames ou procedimentos por vários dias devem se alimentar com pequenas quantidades inicialmente, ficando seu pronto restabelecimento prejudicado. Na presença de um acompanhante da família, é importante que a alimentação seja auxiliada por ele, proporcionando a integração familiar. No entanto, a equipe de enfermagem deve orientá-lo sobre como e quando oferecer os alimentos, favorecendo o conforto do paciente e do acompanhante durante a refeição e promovendo a humanização do cuidado. Além disso, é importante que a equipe de enfermagem supervisione esse momento. Se o paciente não se adaptou bem à dieta hospitalar ou deseja comer alimentos que o hospital não fornece, pode receber alimentos de fora do hospital, desde que autorizados e orientados pelo nutricionista ou enfermeiro responsável.

>> Agora é a sua vez!

1. Quais são as possíveis alterações no padrão de ingestão de alimentos e nutrientes associadas a outros diagnósticos de enfermagem?
2. Quais são os dois tipos de metabolismo atuantes em nosso organismo? Defina-os.

Respostas no ambiente virtual de aprendizagem: www.grupoa.com.br/tekne.

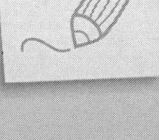

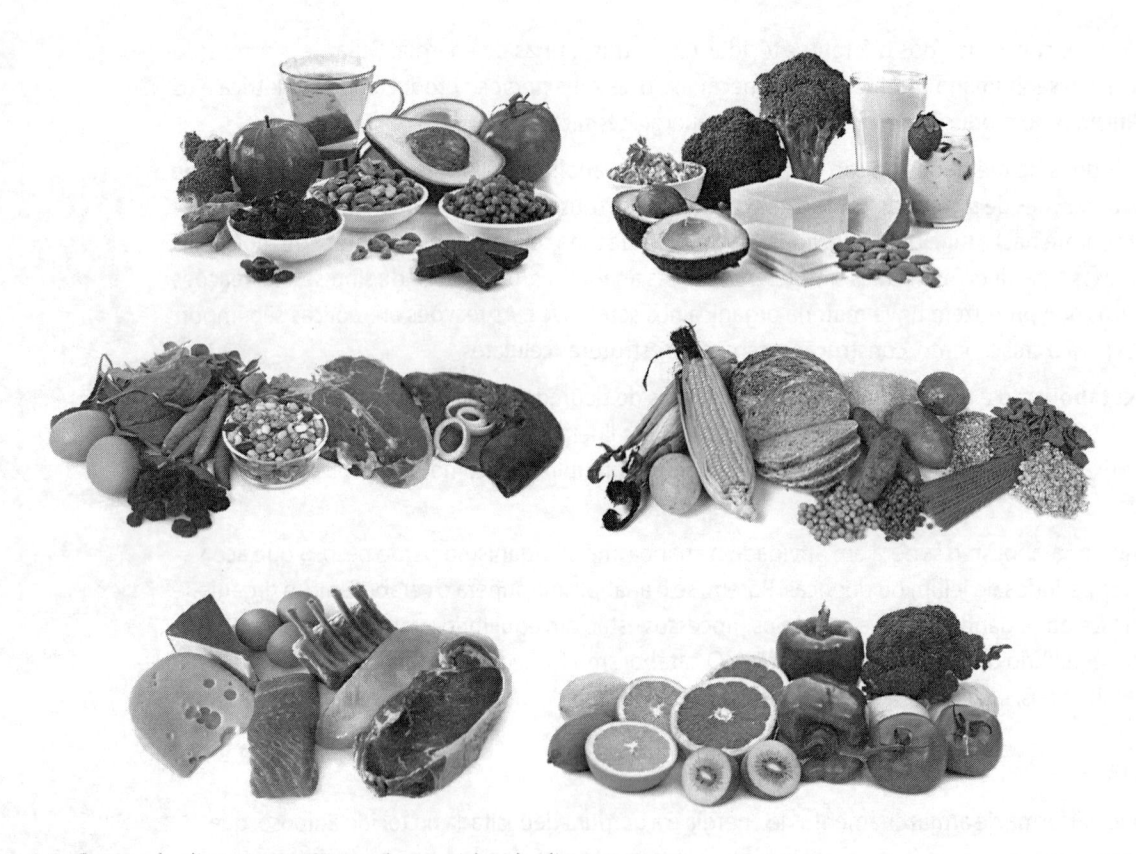

Figura 9.1 Grupos de alimentos que compõem a pirâmide alimentar.
Fonte: Shutterstock.

» Alimentação por sonda nasogástrica

A alimentação por **sonda nasogástrica (SNG)** é um sistema para alimentação formado por um tubo de diferentes comprimentos e um conector, fabricados em 100% silicone. O tubo é translúcido, estando marcado a 20, 30, 40 e 50 cm do extremo distal no modelo adulto e no pediátrico. Possui quatro perfurações no extremo distal no modelo adulto e duas perfurações no pediátrico, apresentando-se fechadas e em forma cilíndrica no silicone transparente. A Figura 9.2 apresenta um exemplo de sonda de Levine.

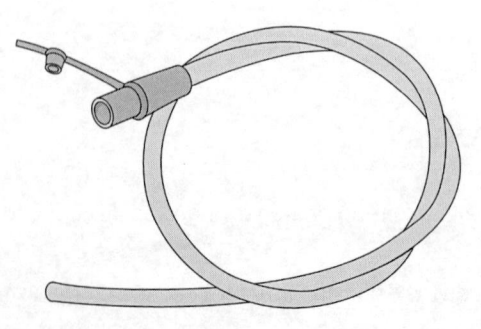

Figura 9.2 Sonda de Levine.
Ilustração: Gilnei Cunha.

Indicações ou finalidades

A sonda nasogástrica é utilizada em pacientes impossibilitados de ingerir medicamentos e alimentos por via oral. Também tem por finalidade realizar o esvaziamento/lavagem gástrica em pacientes com intoxicações por ingestão de alimentos ou medicamentos e coletar amostras de secreção gástrica para fins de diagnóstico.

Outra indicação da sonda nasogástrica é a drenagem do estômago ou do intestino por meio de sucção, o que é realizado frequentemente em casos de obstrução intestinal ou de cirurgias nessa região. Quando a sonda fica fechada, fala-se em **gavagem**. Neste caso, a sonda está destinada à alimentação ou medicação. Ao contrário, quando posicionada para drenagem, fica aberta com um coletor adaptado, referindo-se à **sifonagem**.

O Quadro 9.1 apresenta a técnica e a fundamentação teórica para alimentação por SNG.

A Figura 9.3 apresenta exemplos de fixação do cateter.

O Quadro 9.2 apresenta a técnica e a fundamentação teórica para a retirada da sonda nasogástrica.

> **IMPORTANTE**
> Entre os materiais utilizados para a realização do procedimento nasogástrico, estão:
> - SNG de polivinil com calibre proporcional à idade do paciente e às indicações;
> - lubrificante hidrossolúvel;
> - gazes;
> - seringa de 20 mL;
> - um par de luvas de procedimento;
> - toalhas de papel ou toalha;
> - cuba rim;
> - estetoscópio clínico;
> - esparadrapo ou fita adesiva própria para fixação.

Quadro 9.1 » **Procedimento técnico para alimentação por sonda nasogástrica**

Técnica	Fundamentação teórica
Lavar as mãos.	Reduz a transmissão de microrganismos.
Orientar o paciente quanto ao procedimento.	Mantém o paciente tranquilo e orientado para o autocuidado.
Reunir o material e levar à unidade do paciente.	Facilita a ergonomia.
Cercar a cama com biombo ou fechar a porta do quarto.	Mantém a privacidade do paciente.
Posicionar a cama em Fowler (45°) se o paciente estiver em condições.	Auxilia a passagem do cateter.
Calçar as luvas de procedimento.	Equipamento de proteção individual.
Medir a sonda do lobo inferior da orelha à base do nariz e daí até o apêndice xifoide. Marcar esse local com uma tira fina de esparadrapo.	Para não introduzir uma extensão desnecessária de sonda no estômago do paciente. O esparadrapo ou fita adesiva demarcam o limite para a introdução da sonda.
Lubrificar aproximadamente 10 cm da entrada da sonda.	Diminui o atrito da sonda com as narinas.
Colocar a toalha descartável sobre o tórax do paciente ou o lençol de tratamento e dispor a cuba rim sobre estes.	Mantém seca a roupa do paciente sem causar desconforto.
Avaliar as condições das narinas e a simetria respiratória, dando preferência à narina que se encontra desobstruída.	Evita desconforto e dor no paciente.
Enrolar a extremidade distal da sonda na mão dominante, deixando a ponta exposta.	Mantém a segurança durante o procedimento.
Oferecer água ao paciente se não houver contraindicação.	Lubrifica o trajeto da sonda.
Solicitar que o paciente auxilie fazendo o movimento de deglutição até chegar à demarcação da fita adesiva ou esparadrapo.	Na passagem da sonda pela narina, introduzi-la lentamente para trás e para baixo facilita o procedimento.

(Continua)

Quadro 9.1 » **Procedimento técnico para alimentação por sonda nasogástrica** (*Continuação*)

Observar tosse e cianose durante o procedimento. Na presença de ambos, retirar a sonda imediatamente e reintroduzi-la na outra narina após alguns minutos.	A sonda pode ir em direção ao pulmão. O procedimento evita consequentemente as complicações pulmonares.
Introduzir a sonda até a marcação feita com esparadrapo. Em seguida, verificar o posicionamento dela no estômago por meio dos seguintes procedimentos: a. aspirar a sonda com auxílio de uma seringa; b. caso haja resíduo gástrico, introduzir de 1 a 5 mL (em crianças) e de 10 a 20 mL (em adolescentes e adultos) de ar e simultaneamente auscultar, com auxílio do estetoscópio, logo abaixo do apêndice xifoide; c. no caso de sonda nasoenteral, fazer radiografia após duas horas de sua instalação para visualizar a localização.	Evita que ultrapasse o estômago, o que pode causar desconforto ao paciente. A presença do suco gástrico ou resíduo alimentar na sonda assegura que ela está no estômago. O ar injetado através da sonda no estômago produz um ruído hidroaéreo auscultado por meio do estetoscópio na região epigástrica.
Retirar as luvas.	—
Fixar a parte externa da sonda no nariz ou tipo bigode e mantê-la fechada.	Evita tração e torção da sonda.
Deixar o paciente limpo e em posição confortável.	Mantém a segurança e o conforto do paciente.
Retirar todo o material utilizado na unidade.	Mantém a unidade em ordem.
Lavar as mãos.	Previne infecção.
Registrar o procedimento realizado, o número da sonda usada, a via introduzida, a data e a assinatura do profissional no plano de assistência de enfermagem.	As intercorrências devem ser registradas imediatamente após a realização do procedimento.

Deve-se confirmar com o médico responsável a ausência de contraindicação para passagem da sonda nasoenteral por via nasal (fratura de base do crânio). Se não houver contraindicação, a sonda pode ser introduzida por via oral. Caso seja introduzida oralmente (orogástrica), a medição deve ser do lábio até o lóbulo da orelha e desta até o apêndice xifoide, marcando-a nesse ponto com fita adesiva ou esparadrapo.

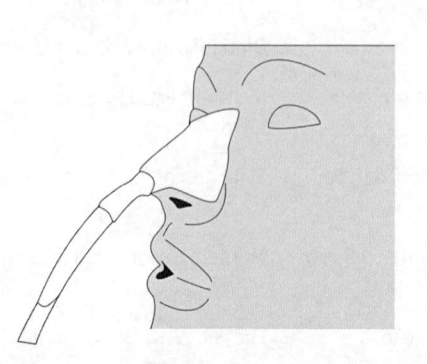

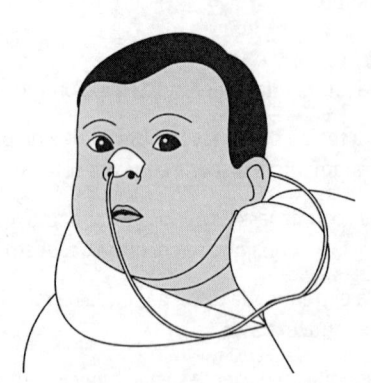

Figura 9.3 Formas de fixação da sonda nasogástrica.
Ilustração: Gilnei Cunha.

Quadro 9.2 » Retirada da sonda nasogástrica

Técnica	Fundamentação teórica
Orientar o paciente sobre o procedimento a ser realizado. Oferecer compressa ao paciente.	O uso da compressa é necessário em caso de vômitos ou refluxo de secreção.
Fechar a sonda antes de retirá-la.	Evita que o material nela contido seja aspirado.
Pedir que o paciente inspire profundamente e expire lentamente.	A expiração lenta relaxa a faringe e facilita a retirada da sonda.
Retirar a sonda com movimento lento, porém constante. Manter a sonda longe da visão do paciente ou envolvê-la com uma compressa.	A cobertura da sonda evita que o paciente, ao olhá-la, sinta náusea.
Fornecer ao paciente material para a sua higiene oral e lubrificante para o ressecamento nasal.	A higiene bucal e a lubrificação nasal proporcionam conforto ao paciente.
Anotar o horário em que a sonda foi removida e a reação do paciente.	

Em caso de sonda oroenteral, deve-se evitar que o paciente morda a sonda, colocando uma cânula de Guedel, se necessário. Caso a sonda seja nasoenteral, mede-se a extensão da base do nariz ao lóbulo da orelha até o ponto médio entre o final do apêndice xifoide e a cicatriz umbilical. As sondas de Levine devem ser trocados a cada 72 horas ou de acordo com a necessidade, alternando-se as narinas. As sondas nasoenterais são de longa duração, devendo ser trocadas quando houver necessidade (mobilização, obstrução da sonda, presença de vômitos, etc.). A Figura 9.4 apresenta exemplos de fixação de sonda.

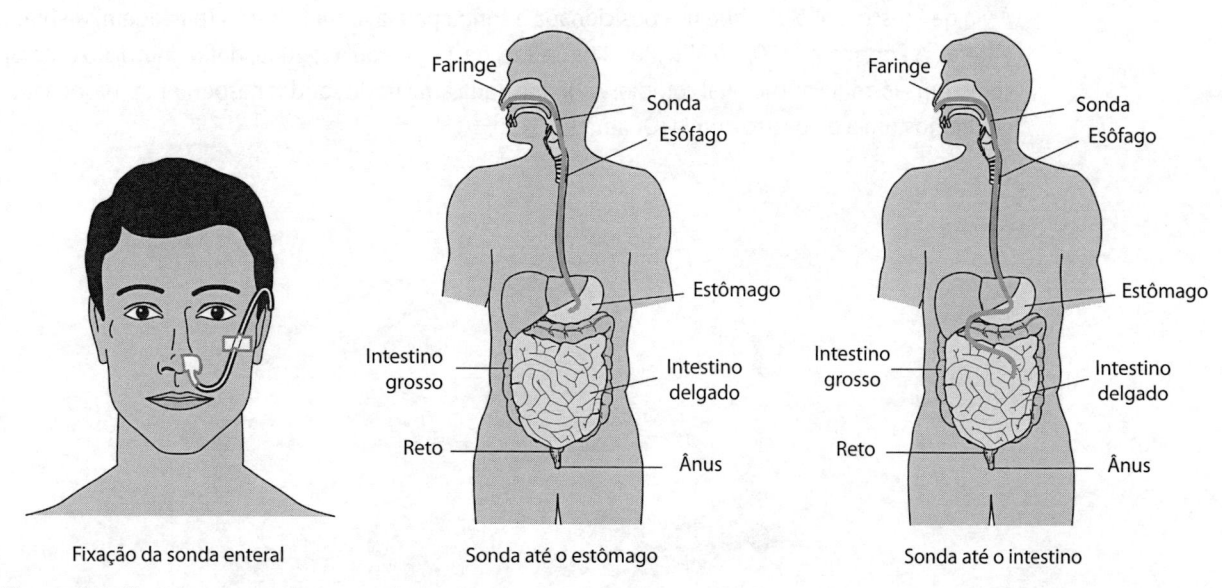

Figura 9.4 Fixação e posicionamento da sonda nasoentérica.
Ilustração: Gilnei Cunha.

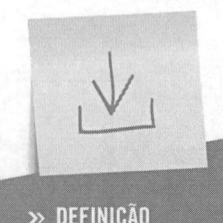

> **DEFINIÇÃO**
> Terapia nutricional enteral é um conjunto de procedimentos técnicos e terapêuticos empregados para a manutenção ou recuperação do estado nutricional.

» Terapia nutricional enteral

De acordo com a Resolução RDC n° 63, de 6 de julho de 2000, da Agência Nacional de Vigilância Sanitária (ANVISA), nutrição enteral pode ser entendida como o alimento para fins especiais, com ingestão controlada de nutrientes, na forma isolada ou combinada, de composição definida ou estimada, especialmente formulada e elaborada para uso por sonda ou via oral, industrializada ou não.

Ainda segundo a Resolução, a terapia nutricional enteral é utilizada exclusiva ou parcialmente para substituir ou completar a alimentação oral em pacientes desnutridos ou não, conforme as necessidades nutricionais, em regime hospitalar, ambulatorial ou domiciliar, objetivando a síntese ou a manutenção de tecidos, órgãos ou sistemas. É indicada para pacientes com risco nutricional ou desnutrição, por apresentarem ingestão inadequada, a fim de suprir as necessidades diárias e nas situações de:

- trauma;
- anorexia;
- alcoolismo;
- queimaduras.

A terapia nutricional enteral também é indicada em caso de ingestão inadequada de alimentos e pacientes com perda involuntária de peso. Os pacientes que não podem se alimentar (em razão de alteração do nível de consciência, lesões na cavidade oral, acidente vascular encefálico) e aqueles com problemas ou doenças gastrintestinais graves (p. ex., pancreatite, quimioterapia e radioterapia) também podem fazer uso desse tipo de terapia. A Figura 9.5 apresenta exemplo de sonda de Dobbhoff.

Vias de acesso

A via de acesso é o local onde fica posicionada a sonda para a administração (passagem) da dieta enteral. A Portaria n° 120, do Ministério da Saúde, de 14 de abril de 2009, define nutrição enteral como uma fórmula nutricional completa administrada através de sondas nasoentérica, nasogástrica, jejunostomia ou gastrostomia (Quadro 9.3).

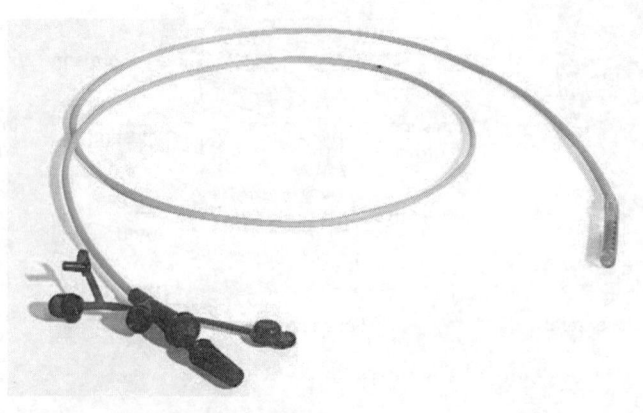

Figura 9.5 Sonda de Dobbhoff.
Fonte: Costa (2011).

Quadro 9.3 » **Vias de acesso**

Local de posicionamento da sonda	Nasal	Ostomias
Estômago	Nasogástrica	Gastrostomia
Duodeno	Nasoduodenal	Duodenostomia
Jejuno	Nasojejunal	Jejunostomia

» CURIOSIDADE

A Resolução RDC nº 63, de 6 de julho de 2000, da ANVISA, diz que o enfermeiro é responsável pela administração da nutrição enteral e prescrição dos cuidados de enfermagem em nível hospitalar, ambulatorial e domiciliar.

Preparo e orientação do paciente e da família

O paciente e a família devem ser orientados quanto à terapia, seus riscos e benefícios. A equipe de enfermagem desenvolve um papel importante fornecendo suporte emocional direcionado a minimizar os medos e receios, além de favorecer a participação do paciente e da família.

Os pacientes ambulatoriais e aqueles que terão alta com nutrição enteral devem receber orientação e treinamento supervisionado do nutricionista e da enfermagem. As medidas de higiene devem ser reforçadas, bem como o posicionamento ideal a ser adotado no momento da nutrição para evitar riscos de contaminação e broncoaspiração, respectivamente.

Cuidados com a via de administração da dieta

Independentemente da via de instalação da sonda gástrica, são necessários cuidados específicos, tanto locais (avaliação do óstio de inserção da sonda, fixação, higienização e curativo local) como gerais (movimentação, adequação do volume e da velocidade de infusão). A infusão depende do volume total nas 24 horas.

Introdução da sonda para nutrição enteral por via nasal ou oral

A Resolução RDC nº 63, de 6 de julho de 2000, determina que é responsabilidade do enfermeiro estabelecer o acesso enteral por via oro/nasogástrica ou transpilórica. Esse procedimento pode ter complicações graves, como inserção inadvertida na árvore traqueobrônquica e pneumotórax.

Segundo a Resolução COFEN nº 277, de 16 de junho de 2003, o enfermeiro deve assumir o acesso ao trato gastrintestinal (sonda com fio guia introdutor e transpilórica) e assegurar o posicionamento adequado por avaliação radiológica. Ainda segundo essa resolução, a introdução de sonda nasogástrica sem introdutor (sonda de Levine) pode ser delegada ao técnico ou auxiliar de enfermagem, sob a orientação e supervisão do enfermeiro.

O Quadro 9.4 apresenta a técnica e a fundamentação teórica para administração da dieta por SNG.

As formas mais invasivas de alimentação, como a gastrostomia e a jejunostomia, podem ser de dois tipos: de curta e de londa duração. Para necessidades de curta duração (< 6 a 8 semanas), utiliza-se a forma nasoentérica (nasoduodenal e nasojejunal). Para longa duração, utiliza-se jejunostomia/gastrostomia (percutânea endoscópica e cirúrgica). A Figura 9.6 apresenta gastrostomia endoscópica percutânea e gastrostomia através de sonda Botton/kit.

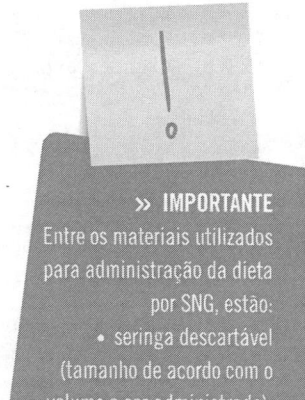

> » **IMPORTANTE**
> Entre os materiais utilizados para administração da dieta por SNG, estão:
> - seringa descartável (tamanho de acordo com o volume a ser administrado);
> - dieta previamente aquecida ou em temperatura ambiente;
> - bomba infusora e/ou equipo;
> - água para lavar a sonda;
> - compressas de gazes.

Quadro 9.4 » Administração da dieta por sonda nasogástrica

Técnica	Fundamentação teórica
Cercar a cama com biombo ou fechar a porta do quarto.	Mantém a privacidade do paciente.
Verificar na prescrição médica ou de enfermagem a dieta e o volume a serem administrados.	Mantém a segurança do paciente e evita possíveis erros.
Reunir o material e levar à unidade do paciente.	Facilita a ergonomia e economiza tempo.
Higienizar as mãos.	Reduz a transmissão de microrganismos.
Orientar o paciente, acompanhante ou familiar quanto ao procedimento.	Controla a ansiedade e estabelece relação de confiança e vínculo.
Posicionar a cama em Fowler (45°), se o paciente estiver em condições.	Auxilia a passagem da sonda.
Clampear a sonda e conectar a seringa.	Evita a entrada de ar ou perda da dieta pela sonda.
Aspirar a quantidade do conteúdo gástrico, medir o volume e avaliar as características.	Verifica o resíduo gástrico e detecta anormalidades (cor, odor e volume).
Reintroduzir o volume aspirado.	Evita perdas nutricionais.
Injetar o alimento pela sonda lentamente, com leve pressão do êmbolo da seringa, ou colocar a gavagem no equipo e controlar os parâmetros da bomba infusora.	Evita complicações como diarreia, náuseas e distensão abdominal.
Clampear a sonda sempre que desconectar a seringa.	Fazer o mesmo procedimento até o término da dieta prescrita.
Lavar a sonda com 5 a 20 mL de água.	Evita obstrução da sonda.
Lavar a sonda.	Evita obstrução por depósito de resíduos.
Após a alimentação intermitente, manter a cabeceira elevada por 30 minutos.	Evita broncoaspiração.
Higienizar as mãos com água e sabão.	Diminui o risco de infecção.
Registrar no plano de enfermagem o volume administrado e as intercorrências durante o procedimento.	Realiza um balanço de ingestão hídrica e mantém a equipe informada.
Manutenção da sonda	
Com uma manutenção adequada, as sondas para nutrição enteral têm uma durabilidade de aproximadamente 30 a 60 dias (poliuretano) e seis meses (silicone).	É preciso cuidado para não tracionar a asa do nariz, pois, além de desconforto, pode provocar isquemia, ulceração e necrose.
Realizar higiene das narinas com hastes flexíveis embebidas em água, soro fisiológico ou loção de ácidos graxos essenciais (AGE).	Fornece conforto e segurança ao paciente.
Para lavar a sonda de nutrição enteral e hidratar o paciente, utilizar água filtrada, encaminhada pela Divisão de Nutrição e Dietética em frascos individuais identificados.	Mantém-se a permeabilidade da sonda para nutrição enteral injetando 10 a 20 mL de água com uma seringa, após administração de medicamento, nutrição enteral ou aspiração de suco gástrico.

(Continua)

Quadro 9.4 » **Administração da dieta por sonda nasogástrica** (*Continuação*)

Administrar os medicamentos um a um, lavando a sonda entre as medicações, evitando interações físico-químicas que podem obstruir a sonda.	Em caso de obstrução, injetar água sob pressão moderada, em seringa de 20 mL ou mais. A pressão excessiva pode provocar rachadura na sonda.
Verificar a posição da sonda por aspiração de líquido gástrico/duodenal e auscultar borborigmo na região epigástrica ou no quadrante abdominal superior esquerdo.	Fazer a verificação cada vez que for instalar um frasco de nutrição enteral.
Toda vez que houver dúvida sobre a posição da sonda, solicitar a realização de radiografia simples de abdome e visualizar a sonda com o médico responsável antes de iniciar a administração de nutrição enteral.	Quando o acesso pós-pilórico é necessário, recomenda-se o controle do pH do líquido aspirado uma vez por dia (pH duodenal = 6 a 8).

Entre os cuidados de enfermagem necessários para utilização de sonda, deve-se manter o óstio de inserção limpo e seco. Sempre que necessário, deve-se manter uma cobertura seca, trocada diariamente ou toda vez que estiver suja ou molhada, limpando a pele ao redor da sonda com soro fisiológico a 0,9% ou conforme prescrição de enfermagem. Uma vez que o ostoma esteja formado, lavar diariamente a região do óstio de inserção com água e sabão.

A sonda de Foley ou sonda de gastrostomia com balonete deve ser mantida com adequado volume de água e em contato com a parede gástrica, evitando assim a ocorrência de vazamentos. Na sonda com disco ou placa de fixação externa, essa placa deve ficar em contato com a parede abdominal, mas sem exercer pressão na pele. Fixa-se a sonda à pele com fita adesiva, sem tracionar.

Se houver vazamento de líquido gástrico/jejunal ou de dieta, aparecerão sinais de dermatite periestoma ou de infecção (eritema, calor, dor, edema e secreção). Nesse caso, deve-se solicitar avaliação médica ou do grupo de estudos de feridas da unidade. Em caso de saída acidental da sonda, solicita-se avaliação médica e passagem de uma nova sonda com urgência. Se a gastrostomia já estiver bem formada, a nova sonda pode ser passada pelo enfermeiro.

O Quadro 9.5 apresenta a técnica e a fundamentação teórica para administração da dieta por gastrostomia.

> » **IMPORTANTE**
> Entre os materiais utilizados para administração da dieta por gastrostomia, estão:
> - seringa descartável;
> - dieta previamente aquecida;
> - água para lavar a sonda;
> - bomba de infusão e/ou equipo.

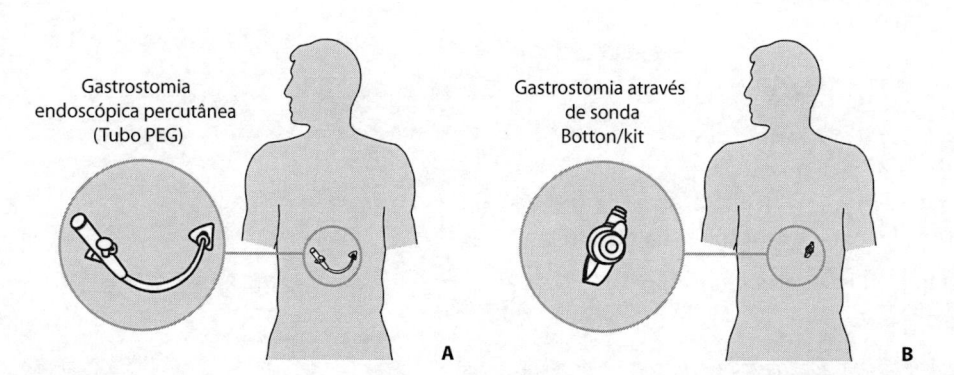

Figura 9.6 Tipos de gastrostomia (A) gastrostomia endoscópica percutânea e (B) gastrostomia através de sonda Botton/kit.
Ilustração: Gilnei Cunha.

Quadro 9.5 » **Administração da dieta por gastrostomia**

Técnica	Fundamentação teórica
Cercar a cama com biombo ou fechar a porta do quarto.	Mantém a privacidade do paciente.
Verificar na prescrição médica ou de enfermagem a dieta e o volume a serem administrados.	Mantém a segurança do paciente e evita possíveis erros.
Reunir o material e levar à unidade do paciente.	Facilita a ergonomia e economiza tempo.
Lavar as mãos.	Reduz a transmissão de microrganismos.
Orientar o paciente, acompanhante ou familiar quanto ao procedimento.	Controla a ansiedade e estabelece relação de confiança e vínculo.
Posicionar a cama em Fowler (45°) se o paciente estiver em condições.	Auxilia a passagem do cateter.
Clampear a sonda e conectar a seringa aos componentes da dieta.	Evita a entrada de ar ou vazamento da dieta pela sonda.
Injetar o alimento pela sonda lentamente, com leve pressão do êmbolo da seringa, ou colocar a gavagem no equipo e controlar os parâmetros da bomba infusora.	Evita complicações como diarreia, náuseas e distensão abdominal.
Desconectar a seringa, clampear novamente a sonda e fechá-la.	Repetir o procedimento até o final da dieta.
Lavar a sonda com 5 a 20 mL de água.	Evita obstrução da sonda.
Após a alimentação intermitente, manter a cabeceira elevada por 30 minutos.	Evita broncoaspiração.
Higienizar as mãos com água e sabão.	Diminui o risco de infecção.
Registrar no plano de enfermagem o volume administrado e as intercorrências durante o procedimento.	Realiza um balanço de ingestão hídrica e mantém a equipe informada.

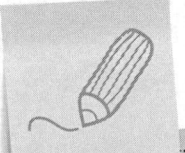

» Agora é a sua vez!

3. Explique como ocorre a alimentação por sonda nasogástrica.
4. Em que consiste a terapia nutricional enteral?

Respostas no ambiente virtual de aprendizagem: www.grupoa.com.br/tekne.

» Nutrição parenteral

Para efeitos da Portaria nº 120 do Ministério da Saúde, de 14 de abril de 2009, artigo 9º, entende-se por nutrição parenteral aquela administrada por via intravenosa, sendo uma solução ou emulsão composta obrigatoriamente de aminoácidos, carboidratos, vitaminas e minerais, com ou sem administração diária de lipídeos, para suprir as necessidades metabólicas e nutricionais de pacientes impossibilitados de alcançá-la por via oral ou enteral (Figura 9.7).

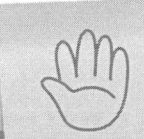

Vias

As vias para administração da nutrição parenteral são a veia periférica e a veia central. Na veia periférica (nutrição parenteral periférica [NPP]), a utilização das veias superficiais exige soluções de osmolaridades baixas, no máximo, de 800 mOsm/L. Consequentemente, o aporte oferecido por essas soluções é bem menor do que as necessidades proteico-calóricas, exceto nos pacientes com menos de 45 kg. São indicadas para pacientes que exigem a NPP por não mais do que sete dias, com o risco de desnutrição se mantidas por tempo maior.

Na veia central (nutrição parenteral total [NPT]), várias técnicas e tipos de sondas disponíveis no mercado podem ser utilizados para administração de NPT, todas necessariamente com a extremidade distal no nível da veia cava superior, o que torna possível a administração de soluções com alta taxa de osmolaridade (maior do que 900 mOsm/L) sem risco de acidentes como tromboses pelo alto fluxo sanguíneo. Os riscos pertinentes à realização do procedimento e ao local puncionado são, entre outros, os seguintes:

- pneumotórax;
- hemotórax;
- hidrotórax;

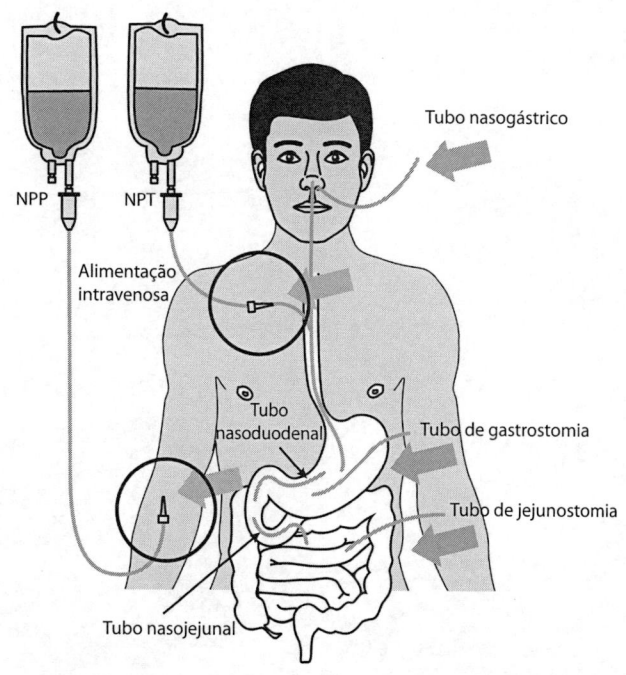

> » **ATENÇÃO**
> Examine diariamente o local da punção, observando sinais flogísticos (dor, rubor, calor e edema) no óstio da punção. O acesso deve ser trocado a cada 72 horas, pelo menos, para evitar flebites.

Figura 9.7 Acessos para nutrição parenteral.
Ilustração: Gilnei Cunha.

> **IMPORTANTE**
> A técnica de passagem da sonda deve ser rigorosamente asséptica, com a utilização de todos os equipamentos de proteção individual (EPIs) cirúrgicos, conforme preconizado pela Comissão de Controle de Infecção Hospitalar de cada unidade. Os EPIs são capote, luva estéril, gorro, máscara e óculos de proteção.

- laceração da veia puncionada;
- embolia gasosa;
- arritmia cardíaca;
- lesão do ducto torácico.

Quanto à manutenção da sonda, os riscos são septicemia relacionada ao seu manuseio e trombose venosa profunda. A dissecção venosa periférica também pode ser utilizada em casos especiais (distúrbio de coagulação, plaquetopenia, insucesso na punção venosa), lembrando sempre que a posição da extremidade deve ser central.

A via parenteral para terapia nutricional também é indicada quando há contraindicação absoluta para o uso do trato gastrintestinal (fístulas digestivas de alto débito, pancreatite na fase aguda, íleo paralítico prolongado, fase inicial de adaptação nas síndromes de intestino curto, etc.). Também se utiliza a NPP ou NPT se o trato gastrintestinal não está tolerando receber todo o aporte proteico-calórico indicado, paralelamente à nutrição enteral ou via oral.

Assim como para a via central, o acesso venoso deve ser exclusivo para NPP ou NPT, não sendo admitida a administração concomitante de medicações ou outras soluções ou substâncias pela mesma via (segundo a Portaria n° 272, de 8 de abril de 1998, a infusão deve ocorrer em via própria, exclusiva para essa finalidade). Quando isso não for possível, a Comissão de Terapia Nutricional da unidade deve ser acionada, a fim de orientar sobre possíveis interações ou outros problemas que possam ocorrer.

Na ausência de uma via exclusiva para NPT, é necessária a utilização de equipos de duas vias para se infundir concomitante a NPT e outras soluções endovenosas. Tal prática não evita a mistura de medicamentos com a NPT. Segundo Taylor, Lillis e Lemone (2007), vários medicamentos são incompatíveis, mesmo com esse breve contato. Portanto, ao se utilizar equipo de duas vias, um estudo de estabilidade deve preceder a infusão, a fim de garantir a qualidade da terapia farmacológica e nutricional.

Assim que a NPT for recebida da farmácia, a enfermagem, caso não a utilize imediatamente, deve armazená-la em refrigerador próprio para medicamentos. A NPT não deve ficar exposta à iluminação direta ou a fontes de calor. A infusão de cada frasco de NPT não deve ser superior a 24 horas.

Administração da nutrição parenteral

O Quadro 9.6 apresenta a técnica e a fundamentação teórica para administração da nutrição parenteral.

> **IMPORTANTE**
> Entre os materiais utilizados para administração da nutrição parenteral, estão:
> - bomba infusora com controlador de volume;
> - bolsa da nutrição;
> - equipo para administração compatível com a bomba infusora;
> - máscara cirúrgica;
> - luvas de procedimento;
> - compressas de gazes;
> - álcool a 70%;
> - luvas esterilizadas;
> - curativo transparente.

Quadro 9.6 » Administração da nutrição parenteral

Técnica	Fundamentação teórica
Na troca da bolsa ou do frasco da nutrição	
Fase preparatória	
Retirar a bolsa ou o frasco da nutrição da geladeira pelo menos uma hora antes de administrá-los.	Diminui a incidência de hipotermia, dor e espasmos venosos.
Inspecionar o líquido quanto à presença de precipitações ou corpos estranhos.	Se ocorrer a separação de líquidos, não usar.
Lavar as mãos.	Evita contaminação bacteriana.

(Continua)

Quadro 9.6 » Administração da nutrição parenteral (*Continuação*)

Fase de instalação da bolsa ou do frasco

Usar técnica rigorosamente asséptica, fixar o equipo à bolsa e eliminar o ar.	Evita embolia gasosa.
Fechar todas as pinças do equipo e inserir o equipo na bomba infusora.	Evita o vazamento da nutrição.
Conectar o equipo da nutrição ao dispositivo do acesso venoso, mantendo a pinça da extremidade distal fechada.	Previne embolia aérea quando o cateter está inserido em uma veia central.
Abrir todas as pinças e programar a bomba infusora de acordo com o volume diário da nutrição.	Evita que o alarme dispare ou que o equipo se rompa.

Fase de acompanhamento

Monitorar a administração a cada 1 ou 2 horas, avaliando a integridade do líquido, o sistema de administração, a tolerância do paciente e as complicações.	Moitora a ocorrência de sepse, desequilíbrio eletrolítico, hiperglicemia, hipoglicemia, hipervolemia, diurese hiperosmolar, entre outras.
Registrar no plano de enfermagem a troca da bolsa e do equipo, o volume administrado e as intercorrências durante o procedimento.	Realiza um balanço de ingestão hídrica e mantém a equipe informada.

Orientação do paciente ou do acompanhante

Orientar o paciente quanto aos sinais e sintomas de complicações, incluindo sepse, flebite, extravasamento ou qualquer alteração. Comunicar imediatamente a enfermagem.	O paciente e a família auxiliam na terapêutica e no monitoramento, minimizando as complicações.
Se o paciente receber alta hospitalar com a manutenção da nutrição enteral, iniciar o treinamento dos cuidadores e familiares sobre armazenamento adequado da bolsa, manuseio e administração da nutrição enteral no domicílio.	Prepara a família ou equipe de enfermagem domiciliar para dar prosseguimento aos cuidados em casa.

Mudança de curativo do local de punção do cateter venoso central

Preparar o material.	Planeja a ação.
Comunicar ao paciente.	Diminui a ansiedade.
Colocar o paciente em posição confortável com a cabeça lateralizada para o lado oposto.	Diminui a possível contaminação microbiana local.
Higienizar as mãos.	Adotar todas as medidas necessárias para evitar possível contaminação bacteriana.
Posicionar a máscara cirúrgica.	Evita que as gotículas salivares do profissional contaminem o óstio de punção.
Calçar as luvas de procedimento para remoção do curativo anterior com cuidado.	Equipamento de proteção individual. Diminui a possível contaminação microbiana local.
Substituir as luvas de procedimento pelas luvas estéreis.	Adotar todas as medidas necessárias para evitar possível contaminação bacteriana.
Inspecionar o local do óstio da punção.	Observar quanto à presença de edema, hiperemia, hipersensibilidade e extravasamento de líquido.
Limpar o óstio de inserção do cateter com gaze estéril e álcool a 70%, iniciando do local de inserção para fora com movimentos circulares.	Remove possíveis contaminantes do óstio de punção.
Remover o papel do curativo transparente e centralizar o curativo no local.	A utilização do curativo transparente fornece uma barreira bacteriana ao mesmo tempo.
Registrar no plano de enfermagem a troca de curativo.	Incluir as características do óstio de punção.

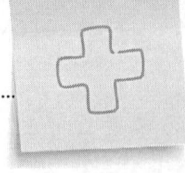

>> CASO CLÍNICO

Catarina, 45 anos, apresentou vômitos aproximadamente duas horas após ter jantado, com conteúdo mais consistente e gosto azedo.

Como ocorre a digestão dos alimentos?

Por que o conteúdo apresentou um sabor azedo segundo relato da paciente?

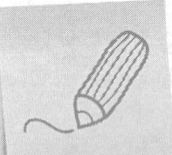

>> Agora é a sua vez!

5. Quais são os equipamentos de proteção individual cirúrgicos utilizados durante a técnica de passagem da sonda?
6. Quais são as vias utilizadas para administração da nutrição parenteral? Em que situações são indicadas?

Respostas no ambiente virtual de aprendizagem: www.grupoa.com.br/tekne.

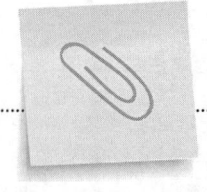

>> JUNTANDO TUDO

A alimentação é, sem dúvida, um fator relevante que contribui para o estado de saúde e de adoecimento dos indivíduos. Os organismos debilitados são mais frágeis para resistir aos microrganismos invasores. Em geral, em comunidades pobres e com dieta precária, os micróbios atacam hospedeiros incapazes de resistir. Quando a doença se instala, a nutrição administrada por qualquer via passa a ser essencial para a recuperação dos pacientes que dela carecem.

A equipe de enfermagem desenvolve um papel de suma importância: o de cuidar da efetividade dessa ação, que pode ser realizada pelo próprio paciente ou por meio da ajuda parcial ou total dos profissionais de enfermagem. Em resumo, a enfermagem é responsável por tornar esse momento menos traumático e mais agradável. Para isso, são necessários paciência ao oferecer a alimentação por via oral e domínio dos procedimentos técnicos quando do preparo para administração da alimentação por via nasogástrica ou nasoentérica, a fim de reduzir riscos que podem trazer sequelas irreversíveis ao paciente.

REFERÊNCIAS

AGÊNCIA NACIONAL DE VIGILÂNCIA SANITÁRIA. *Resolução RCD nº 63, de 6 de julho de 2000*. Regulamento técnico para terapia de nutrição enteral. Brasília: ANVISA, 200.

BRASIL. Ministério da Saúde. Secretaria de Vigilância Sanitária. *Portaria nº 120, de 14 de abril de 2009*. Regulamento Técnico para a Terapia de Nutrição de Alta complexidade. Brasília: MS, 2009.

BRASIL. Ministério da Saúde. Secretaria de Vigilância Sanitária. *Portaria nº 272, de 8 de abril de 1998*. Regulamento Técnico para a Terapia de Nutrição Parenteral. Brasília: MS, 1998.

CONSELHO FEDERAL DE ENFERMAGEM. *Resolução COFEN nº 277*, de 16 de junho de 2003. Dispõe sobre a ministração de Nutrição Parenteral e Enteral. Rio de Janeiro: COFEN, 2003. Disponível em: <http://novo.portalcofen.gov.br/resoluo-cofen-2772003_4313.html>. Acesso em: 22 nov. 2013.

COSTA, L. Sondagem gastrointestinal (Sonda Levin e Dobbhoff). [S.l.]: A-Z Saúde, 2011. Disponível em: <http://azsaude.blogspot.com.br/2011/01/sondagem-gastrointestinal-sonda-levin-l.html>. Acesso em: 11 fev. 2014.

MEDICAL LINE: material médico hospitalar. *Site*. São Paulo: [s.n., c2013]. Disponível em: <http://medicalline.com.br/>. Acesso em: 23 nov. 2013.

TAYLOR, C.; LILLIS, C.; LEMONE, P. *Fundamentos de enfermagem*: a arte e a ciência do cuidado de enfermagem. 5. ed. Porto Alegre: Artmed, 2007.

LEITURAS RECOMENDADAS

DREYER, E.; BRITO, S. *Terapia nutricional*: cuidados de enfermagem procedimentos padronizados para pacientes adultos. São Paulo: GAN; EMTN; HC, 2003.

GASTALDII, M. et al. *Nutrição parenteral total*: da promoção a administração. Pharmacia Brasileira, set./out. 2009. Disponível em: <http://www.sbrafh.org.br/site/index/library/id/56>. Acesso em: 23 nov. 2013.

NETINA, S. M. et al. *Manual de prática de enfermagem*. 3. ed. Rio de Janeiro: Guanabara Koogan, 2013.

NETINA, S. M. et al. *Prática de enfermagem*. 9. ed. Rio de Janeiro: Guanabara Koogan, 2011.

POTTER, P. A; PERRY, A. G. *Guia completo de procedimentos e competências de enfermagem*. Rio de Janeiro: Elsevier, 2012.

TIMBY, B. K. *Conceitos e habilidades fundamentais no atendimento de enfermagem*. 8. ed. Porto Alegre: Artmed, 2007.

capítulo 10

Necessidades de oxigenação e cuidados com o sistema respiratório

O oxigênio é um gás inodoro, sem sabor e transparente, ligeiramente mais pesado do que o ar. É um combustível não armazenado pelo organismo e indispensável à sobrevivência humana. A enfermagem, no cotidiano de sua prática, sempre se depara com alguns pacientes que apresentam dificuldades em utilizar o oxigênio para benefício orgânico.

Competência

Prestar cuidados de enfermagem a pacientes com complicações respiratórias nos diversos cenários da prática, a fim de preservar a permeabilidade das vias aéreas superiores.

Objetivos de aprendizagem

›› Identificar os mecanismos da ventilação pulmonar e manter ou favorecer a expansão pulmonar.
›› Mobilizar e fluidificar as secreções do sistema respiratório.
›› Manter a permeabilidade das vias aéreas.

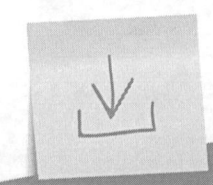

> **DEFINIÇÃO**
> Respiração é a troca e o transporte de oxigênio e gás carbônico entre as células do corpo e o meio externo.

>> Introdução

A respiração contribui para as atividades metabólicas celulares e para a produção de energia, estando diretamente relacionada aos sistemas circulatório e ventilatório. O ser humano necessita da efetividade dessas trocas, pois qualquer comprometimento que afete a função respiratória traz implicações para as diversas funções orgânicas.

Potter (2009) afirma que as alterações respiratórias podem ser causadas por condições ou processos patológicos do sistema pulmonar que acarretam modificações tanto anatômicas como funcionais. As vias aéreas, a circulação pulmonar, os pulmões e os músculos respiratórios são indispensáveis para o aparelho respiratório poder realizar suas três funções, que são:

- ventilação;
- perfusão;
- troca de gases respiratórios.

> **DEFINIÇÃO**
> Ventilação é o processo de conduzir o ar da atmosfera até os alvéolos pulmonares.

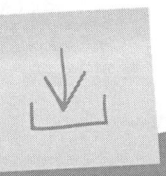

>> Ventilação pulmonar

Nas fossas nasais e na nasofaringe, existem estruturas vasculares que aquecem e umidificam o ar inspirado. A ventilação ideal depende da combinação harmônica de diversos segmentos, como:

- músculos;
- elasticidade dos pulmões;
- caixa torácica;
- integridade dos nervos.

A expansão e a retração dos pulmões promovem a entrada e a saída de ar do seu interior. Dois mecanismos são responsáveis pela movimentação dos pulmões: o movimento do diafragma (para cima e para baixo, que faz variar o volume da caixa torácica) e a elevação e o abaixamento das costelas, que aumentam ou diminuem o diâmetro anteroposterior da caixa torácica.

A ventilação pulmonar pode ser medida pela determinação dos volumes de ar existentes nos pulmões em diferentes circunstâncias. O estudo das alterações nos volumes pulmonares é feito pela **espirometria**. A ventilação pulmonar depende das posturas adotadas pelos indivíduos, da ação da gravidade ou de patologias pulmonares associadas, que podem reduzir a capacidade da ventilação pulmonar.

> **DEFINIÇÃO**
> Perfusão pulmonar é a passagem de sangue pelos capilares pulmonares, carregando oxigênio para nutrir os tecidos.
> Espaço morto, em fisiologia, é o ar inalado pelo corpo durante a respiração, mas que não participa das trocas gasosas no organismo. O espaço morto pode ser dividido em anatômico e fisiológico. Espaço morto fisiológico é o volume de gás alveolar que não sofre difusão para a corrente sanguínea.

>> Perfusão pulmonar

A perfusão depende do débito cardíaco, da frequência cardíaca, do retorno venoso e da resistência vascular periférica. A circulação pulmonar serve ainda como reservatório de sangue e filtro para trombos pequenos. A relação ventilação/perfusão capilar ideal é aquela em que o ar inspirado distribui-se uniformemente a todos os alvéolos pulmonares, de tal modo que as pressões parciais de oxigênio sejam iguais. A ventilação e a perfusão estão intimamente ligadas.

O desequilíbrio na relação ventilação/perfusão pode gerar uma hipoxemia (quantidade inadequada de oxigênio sanguíneo) no indivíduo em algumas situações, como efeito *shunt* e efeito espaço morto. Um *shunt* pulmonar geralmente ocorre quando os alvéolos se enchem de líquido, fazendo com que partes do pulmão não sejam ventiladas, embora ainda sejam perfundidas. O *shunt* intrapulmonar é a principal causa de hipoxemia, podendo estar relacionado a um edema pulmonar ou a condições como pneumonia, em que os pulmões tornam-se consolidados.

» Difusão e transporte de gases

O transporte de oxigênio ocorre por meio das hemoglobinas, que são proteínas presentes nas hemácias. Cada molécula de hemoglobina combina-se com quatro moléculas de oxigênio, formando a oxi-hemoglobina. Por difusão, o gás oxigenado passa dos alvéolos para a corrente sanguínea.

O mesmo acontece com o oxigênio, mas no sentido contrário. Conduzido pelo sangue, o oxigênio chega às células, possibilitando a oxidação do material orgânico e transformando-o em energia indispensável às células. A combustão do material produz gás carbônico, água e energia. O gás carbônico é eliminado pelos pulmões. O Quadro 10.1 apresenta as alterações da função respiratória.

Os profissionais de saúde devem estimular constantemente os pacientes que apresentem um diagnóstico que comprometa o sistema respiratório (como permeabilidade ineficaz das vias aéreas), aqueles em pós-operatório ou idosos acamados, tanto no hospital como no domicílio, a realizarem exercícios respiratórios e a não negligenciarem a ingestão hídrica diária.

Quadro 10.1 » Alterações da função respiratória	
Hiperventilação	A hiperventilação é o aumento da frequência respiratória. É um estado de ventilação que ultrapassa a ventilação alveolar necessária para manter o gás carbônico dos tecidos em níveis aceitáveis.
	Pode ser produzida por ansiedade, esforço físico, lesões ou infecções do centro respiratório medular, febre, estímulos químicos e acidose metabólica.
	A irrigação sanguínea para os órgãos vitais diminui devido à vasoconstrição dos baixos níveis de gás carbônico e da diminuição do débito cardíaco.
	A hemoglobina não libera oxigênio em níveis normais aos tecidos, resultando em hipoxia tecidual.
Hipoventilação	A hipoventilação é a diminuição da frequência respiratória, ocasionando a retenção de gás carbônico.
	Pode levar à hipercapnia (aumento dos níveis sanguíneos de gás carbônico). O gás carbônico em excesso na corrente sanguínea aumenta o ácido carbônico e assim instala-se a acidose respiratória.
	Pode ser causada por um mecanismo fisiológico. O SNC pode ter sido afetado por dosagens excessivas de medicamentos, traumatismo do tronco cerebral ou do próprio pulmão. Outras causas são atelectasia maciça (colapso dos alvéolos, impedindo as trocas respiratórias de oxigênio e gás carbônico) e doença pulmonar obstrutiva crônica (DPOC).
Hipoxia	A hipoxia é um estado de oxigenação inadequada das células que resulta na deficiência de fornecimento ou no uso de oxigênio a nível celular.
	A cianose ou coloração azulada na pele e nas mucosas são um sinal tardio de hipoxia. É causada pela presença de hemoglobina insaturada. A hipoxia representa um risco à vida.

» Espirometria com estímulo

A espirometria com estímulo é utilizada para prevenir ou tratar a atelectasia. Existem dois tipos de espirômetro com estímulo: com base em fluxo e com base em volume (Figura 10.1).

» Mobilização das secreções pulmonares

O acúmulo de secreção pulmonar pode aumentar a permanência no hospital, além de elevar os custos dos pacientes e familiares e diminuir seu tempo de convivência com a família. O técnico de enfermagem deve adotar as seguintes medidas para a mobilização das secreções:

- hidratação;
- umidificação;
- nebulização.

A hidratação é indispensável ao organismo para manter a função de limpeza do epitélio ciliar dentro dos limites aceitáveis. A umidificação consiste em introduzir água em uma mistura gasosa. O ar ou o oxigênio, com elevado grau de umidade relativa, mantêm a umidade das mucosas das vias aéreas e favorecem a mobilização das secreções pulmonares. A nebulização consiste em acrescentar ao ar inspirado gotículas de vapor de água ou partículas de medicamentos.

> » **IMPORTANTE**
> Entre as indicações para o uso do oxigênio, estão corrigir a hipoxemia/hipoxia tissular e prevenir o trabalho cardiopulmonar excessivo.

» Métodos de administração de oxigênio

A administração de oxigênio deve ser realizada com o mesmo cuidado dedicado a qualquer administração de medicamento. A umidificação do oxigênio é recomendada sempre que o gás for administrado por mais de 10 minutos (Figura 10.2). O oxigênio pode ser administrado ao paciente de diversas formas:

- cateter nasal;
- cânula nasal;
- máscara facial;
- ventilador mecânico.

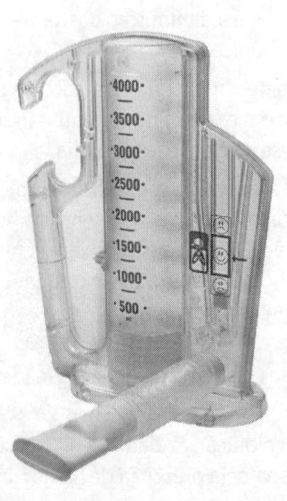

Figura 10.1 Equipamento para exercício de expansão pulmonar.
Fonte: Shutterstock.

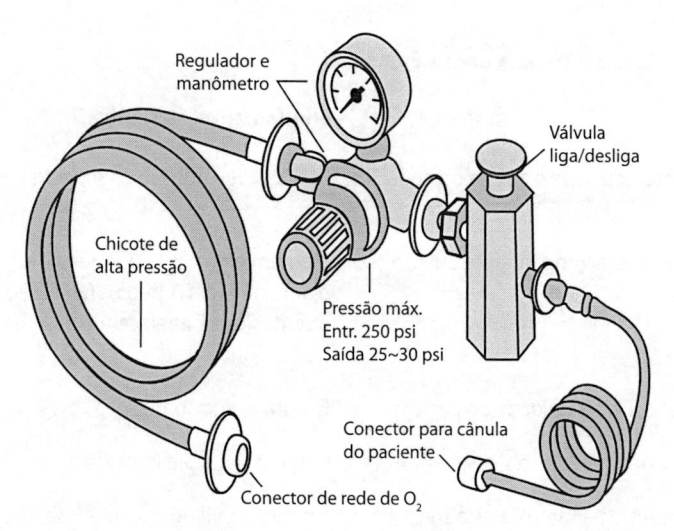

Figura 10.2 Sistema de oxigenoterapia.
Ilustração: Gilnei Cunha.

Oxigenoterapia por cateter nasal

A oxigenoterapia por cateter nasal (nasofaríngeo) é a administração de oxigênio em concentração maior do que a encontrada no ambiente (cerca de 30%). É frequentemente utilizada em pacientes com infarto agudo do miocárdio, pneumonia e choque.

Entre as vantagens da oxigenoterapia, destacam-se sua boa tolerância por parte dos pacientes e a não interferência na ingestão alimentar. Como desvantagens, podem ser citados:

- ressecamento da mucosa nasal;
- desconforto e irritação em caso de uso prolongado do cateter;
- dor nos seios nasais se o fluxo de oxigênio for rápido.

O Quadro 10.2 apresenta a técnica e a fundamentação teórica para a administração de oxigenoterapia por cateter nasal (nasofaríngeo).

Oxigenoterapia por máscara de Venturi

A máscara de Venturi fornece alta concentração de oxigênio, de 24 a 50%, sendo indicada para pacientes com deficiência respiratória. O fluxo geralmente utilizado é de 4 a 12 litros por minuto, conectado diretamente à rede de oxigênio. Essa máscara deve estar bem ajustada à face dos pacientes. Com umidificador, usa-se 15 L/min. A máscara de Venturi possui um regulador de porcentagem e uma pequena traqueia para adaptação (Figura 10.3).

A Tabela 10.1 apresenta as porcentagens de acordo com a cor do conector da máscara de Venturi.

Entre as vantagens da máscara de Venturi, pode-se citar o fato de ser produzida com material leve, sendo por isso bem tolerada pelo paciente. São desvantagens o fato de que ela se desloca com facilidade se estiver mal ajustada e dificulta a comunicação e alimentação durante seu uso. O Quadro 10.3 apresenta a técnica e a fundamentação teórica para administração de oxigenoterapia por máscara de Venturi.

Inalação

A inalação é a administração de substâncias nas vias aéreas por meio de um inalador (que substituiu a palavra nebulizador) ou realizada por bomba de aerossol (Figura 10.4). Em geral, é de aplicação intermitente. O objetivo principal é umidificar as vias aéreas superiores, dilatar os brônquios e facilitar a saída da secreção.

> **» IMPORTANTE**
> Entre os materiais utilizados para administração de oxigenoterapia por cateter nasal (nasofaríngeo), estão:
> - umidificador de oxigênio;
> - água destilada;
> - fonte de oxigênio (rede canalizada de cor verde);
> - fluxômetro de oxigênio;
> - extensão de oxigênio;
> - luvas de procedimento;
> - cânula nasal de tamanho adequado;
> - haste flexível ou algodão.

> **» IMPORTANTE**
> Entre os materiais utilizados para inalação, estão:
> - medicamento prescrito;
> - inalador;
> - oxigênio ou ar comprimido com fluxômetro;
> - extensão para inalador;
> - soro fisiológico a 0,9% ou água destilada;
> - prescrição médica.

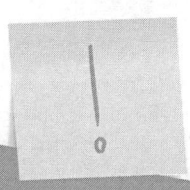

Quadro 10.2 » Oxigenoterapia por cateter nasal

Técnica	Fundamentação teórica
Lavar as mãos antes, durante e após o procedimento.	Reduz a transmissão de microrganismos.
Orientar o paciente ou acompanhante quanto ao procedimento.	Mantém o paciente tranquilo e orientado para o autocuidado. Agrega a família ao processo de orientação, estabelecendo relacionamento pessoal de confiança.
Reunir o material e levar à unidade do paciente.	Facilita a ergonomia.
Calçar as luvas de procedimento.	Confere proteção individual.
Conectar o fluxômetro na fonte de oxigênio.	No caso de cilindro, conferir se há oxigênio suficiente.
Preparar o umidificador, adicionando água destilada até o nível indicado.	Providencia oxigênio úmido para não ressecar as mucosas das vias aéreas.
Conectar o umidificador ao fluxômetro.	Controla o fluxo de oxigênio.
Conectar o umidificador à extensão e ao cateter nasal.	Conecta o umidificador ao mecanismo de distribuição.
Cortar duas tiras de Micropore®, filme transparente ou esparadrapo.	Fixa o cateter na narina.
Lubrificar a ponta do cateter com uma gaze embebida em soro fisiológico a 0,9%.	Evita o atrito do cateter com a mucosa nasal.
Medir a distância da ponta do nariz ao lobo da orelha e marcar.	Introduz a medida certa de cada paciente, evitando assim lesões e desconforto.
Limpar as secreções das narinas com uma haste flexível ou algodão úmido.	Remove as secreções para facilitar a entrada do cateter.
Introduzir o cateter na narina até a marcação.	Permite que o paciente receba a quantidade de oxigênio prescrita.
Fixar delicadamente o cateter de acordo com as normas da instituição.	Garante a permanência do cateter.
Conectar o cateter ao extensor e este à válvula de oxigênio.	—
Abrir lentamente a válvula até fluir a quantidade de litros de oxigênio prescrita por minuto.	O oxigênio resseca e irrita as membranas mucosas, razão pela qual deve ser umidificado.
Orientar o paciente que respire pelo nariz.	Possibilita maior aproveitamento do oxigênio administrado.
Avaliar o padrão respiratório do paciente com maior frequência.	Proporciona conforto e segurança ao paciente.
Anotar no plano de assistência de enfermagem o horário da instalação, o fluxo de oxigênio, o padrão respiratório e as possíveis intercorrências.	Obtém subsídios para prescrição médica e de enfermagem.

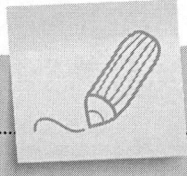

>> Agora é a sua vez!

1. Considerando o que foi visto sobre as necessidades de oxigenação e os cuidados com o sistema respiratório, conceitue respiração e ventilação.
2. Como o oxigênio deve ser administrado em pacientes com infarto agudo do miocárdio, pneumonia ou choque?

Respostas no ambiente virtual de aprendizagem: www.grupoa.com.br/tekne.

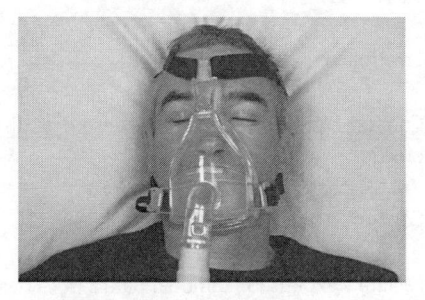

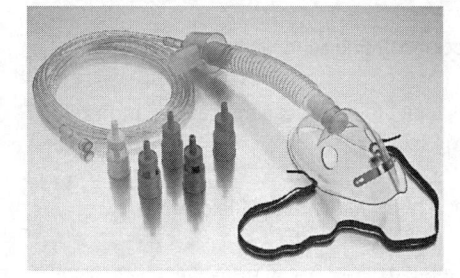

Figura 10.3 Máscara de Venturi.
Fonte: Shutterstock.

Tabela 10.1 >> **Conector da máscara de Venturi**

Cor do conector	Concentração de oxigênio	Fluxo de oxigênio
Azul	24%	4 L/min
Amarelo	28%	4 L/min
Branco	31%	4 L/min
Verde	35%	6 L/min
Vermelho	40%	8 L/min
Laranja	50%	12 L/min

Fonte: Newmed (c2013).

Quadro 10.3 » Oxigenoterapia por máscara de Venturi

Técnica	Fundamentação teórica
Higienizar as mãos antes, durante e após o procedimento.	Reduz a transmissão de microrganismos.
Orientar o paciente ou acompanhante quanto ao procedimento.	Mantém o paciente tranquilo e orientado para o autocuidado. Conta com o apoio familiar estabelecendo relacionamento pessoal de confiança.
Reunir o material e levar à unidade do paciente.	Facilita a ergonomia e demonstra que o profissional planejou a ação.
Calçar as luvas de procedimento.	Utiliza equipamento de proteção individual.
Instalar o fluxômetro na fonte de oxigênio, preferencialmente em rede canalizada.	No caso de cilindro, conferir se há oxigênio suficiente.
Preparar o umidificador, adicionando água destilada até o nível indicado.	Providencia oxigênio úmido nas mucosas das vias aéreas.
Conectar o umidificador ao fluxômetro.	Controla o fluxo de oxigênio.
Conectar o umidificador à máscara pela conexão de oxigênio.	Conecta o umidificador ao mecanismo de distribuição.
Testar o funcionamento do fluxômetro.	Controla o fluxo de oxigênio.
Posicionar o paciente confortavelmente, deixando a cabeceira da cama elevada.	Facilita a expansão pulmonar para a troca gasosa.
Regular o fluxo de oxigênio de acordo com a prescrição médica.	Regula a quantidade de oxigênio.
Colocar a máscara facial no paciente.	Ajusta a máscara no nariz, na boca e na parte do queixo.
Puxar as faixas de elástico ou o cadarço por trás da cabeça, passando por cima das orelhas.	Garante um ajuste firme, porém sem lesar a pele da face do paciente.
Avaliar o padrão respiratório do paciente com maior frequência.	Proporciona conforto e segurança ao paciente.
Anotar no plano de assistência de enfermagem o horário da instalação, o fluxo de oxigênio, o padrão respiratório e as possíveis intercorrências.	Obtém subsídios para prescrição médica e de enfermagem.

O Quadro 10.4 apresenta a técnica e a fundamentação teórica para administração de inalação.

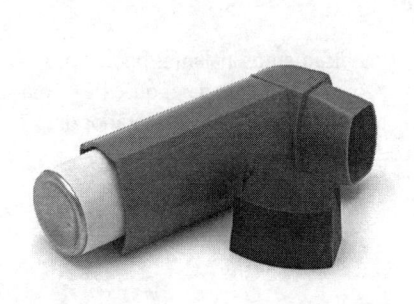

Figura 10.4 (A) Bomba de aerossol. (B) Inalador.
Fonte: Shutterstock.

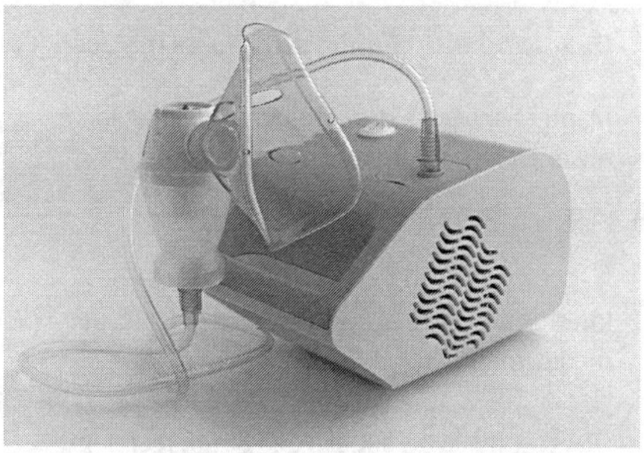

Quadro 10.4 » **Administração de inalação**

Técnica	Fundamentação teórica
Lavar as mãos antes, durante e após o procedimento.	Reduz a transmissão de microrganismos.
Orientar o paciente ou acompanhante quanto ao procedimento.	Mantém o paciente tranquilo e orientado para o autocuidado. Conta com o apoio familiar estabelecendo relacionamento pessoal de confiança.
Monitorar a frequência cardíaca antes e depois do tratamento nos pacientes que fazem uso de broncodilatadores.	Os broncodilatadores podem causar taquicardia, palpitações, tontura, náusea ou nervosismo.
Reunir o material e levar à unidade do paciente.	Facilita a ergonomia e demonstra que o profissional de enfermagem planejou a ação.
Calçar as luvas de procedimento.	Confere proteção individual.
Conferir a solução preparada com a prescrição médica.	Traz segurança e conforto ao paciente e reduz os riscos de troca de medicação.
Colocar o paciente sentado ou em posição de Fowler na cama, no berço (se criança) ou no colo do acompanhante.	Permite maior expansibilidade pulmonar.
Conectar o inalador à extensão e o adaptador à fonte de oxigênio ou ar comprimido, ou, ainda, instalar o motor elétrico específico para inalação.	No caso de motor elétrico, antes de ligar na tomada, verificar a voltagem do aparelho.
Abrir a válvula do fluxômetro em aproximadamente 4 a 6 L/min.	Observa a velocidade através da reação do paciente.
Observar o funcionamento do inalador pela névoa que se forma.	Testa o funcionamento do aparelho.
Adaptar a máscara do inalador ao paciente, mantendo o recipiente do inalador em posição vertical.	Evita perda da solução.

(Continua)

Quadro 10.4 » **Administração de inalação** (*Continuação*)

Manter a inalação durante o tempo indicado e observar o paciente e as possíveis alterações.	Alguns medicamentos inalantes podem provocar náusea, vômito, aumento da frequência cardíaca, entre outros. Evita inalação nos horários das refeições.
Interromper a inalação em caso de reação ao medicamento.	Comunicar ao médico ou ao enfermeiro.
Oferecer lenço de papel e deixar um recipiente de lixo próximo ao paciente.	Em caso de expectoração.
Fechar a válvula do fluxômetro quando a névoa parar.	Ao final da inalação.
Desconectar a extensão do inalador e colocá-lo em saco plástico.	—
Deixar o paciente em posição confortável.	—
Lavar as mãos.	Evita infecção.
Checar o procedimento na prescrição médica e anotar no plano de assistência de enfermagem.	Obtém subsídios para prescrição médica e de enfermagem.
Proceder à desinfecção do inalador conforme rotina da instituição.	Lavar e secar os inaladores, submetendo-os à desinfecção com hipoclorito de sódio a 0,5% ou 1% por 30 minutos. Os inaladores danificados devem ser desprezados.

Oxigenoterapia por máscara facial simples

A oxigenoterapia por máscara facial simples fornece um fluxo moderado de oxigênio ao nariz e à boca. A concentração fornecida de oxigênio é de 40 a 60%. Na máscara simples, a concentração de oxigênio varia com o volume corrente e a frequência respiratória do paciente (Figura 10.5).

Entre os materiais utilizados para oxigenoterapia por máscara facial simples, estão:

- fonte de oxigênio;
- frasco umidificador com água destilada;
- máscara plástica para o aerossol;
- cateter de pequeno calibre;
- fluxômetro;
- aviso de não fumar.

O Quadro 10.5 apresenta a técnica e a fundamentação teórica para oxigenoterapia por máscara facial simples.

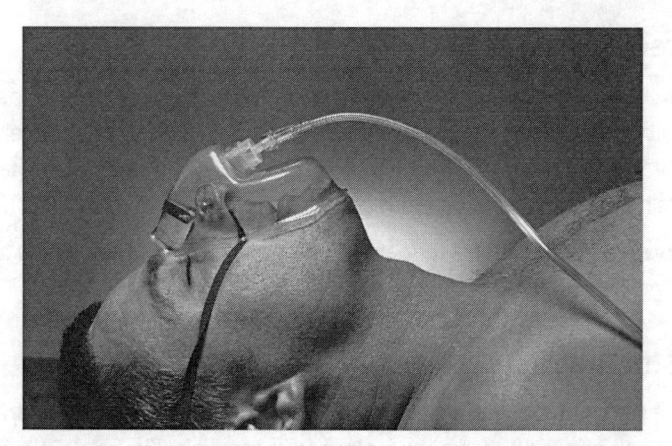

Figura 10.5 Máscara facial simples.
Fonte: Shutterstock.

Quadro 10.5 » Oxigenoterapia por máscara facial simples

Técnica	Fundamentação teórica
Lavar as mãos antes, durante e após o procedimento.	Reduz a transmissão de microrganismos.
Orientar o paciente ou acompanhante quanto ao procedimento.	Mantém o paciente tranquilo e orientado para o autocuidado. Conta com o apoio familiar estabelecendo relacionamento pessoal de confiança.
Reunir o material e levar à unidade do paciente.	Facilita a ergonomia e demonstra que o profissional de enfermagem planejou a ação.
Calçar as luvas de procedimento.	Utiliza equipamento de proteção individual.
Fixar avisos de não fumar na porta do local em que o paciente se encontra e bem à mostra dos visitantes.	Chama atenção para o risco de incêndio/explosões.
Certificar-se de que o umidificador está repleto até a marca indicada.	Será oferecida menos umidificação se o frasco não estiver na marca indicada.
Ajustar a concentração de oxigênio desejada no frasco de umidificação.	As concentrações habituais são em torno de 35 a 50%.
Ajustar a velocidade do fluxo até a produção da névoa desejada, em torno de 10 a 12 L/min.	Assegura que o paciente está recebendo o fluxo suficiente de oxigênio para atender à demanda inspiratória.
Ajustar a máscara ao rosto do paciente e também as fixações para o encaixe firme.	
Adaptar a máscara do inalador ao paciente, mantendo o recipiente do inalador em posição vertical.	Evita perda da solução.
Manter a inalação durante o tempo indicado e observar o paciente e as possíveis alterações.	Alguns medicamentos inalantes podem provocar náusea, vômito, aumento da frequência cardíaca, entre outros. Evita inalação nos horários das refeições.
Interromper a inalação em caso de reação ao medicamento.	Comunicar ao médico ou ao enfermeiro.
Avaliar o padrão respiratório do paciente com maior frequência.	Proporciona conforto e segurança ao paciente.
Anotar no plano de assistência de enfermagem o horário da instalação, o fluxo de oxigênio, o padrão respiratório e as possíveis intercorrências.	Obtém subsídios para prescrição médica e de enfermagem.

Máscara de reinalação parcial

A máscara de reinalação parcial tem concentrações elevadas (de 50 a 75%). A máscara sem reinalação possui uma bolsa insuflável para armazenar oxigênio a 100%, mas a concentração fornecida depende da respiração. Há uma válvula unidirecional entre a bolsa e a máscara para impedir que o ar inspirado entre na bolsa. É oferecida uma concentração de 100% de oxigênio (Figura 10.6).

O Quadro 10.6 apresenta a técnica e a fundamentação teórica para utilização de máscara de reinalação parcial.

Cateter transtraqueal

O procedimento é realizado por meio de cateter pequeno, geralmente o de n° 8, inserido pela cartilagem cricoide e pela segunda e terceira cartilagem da traqueia (Figura 10.7). Não interfere com a conversação e a ingestão de líquidos, podendo ficar escondido sob as roupas. O aporte de oxigênio é mais eficiente porque todo oxigênio entra nos pulmões.

O cateter transtraqueal foi desenvolvido para ser utilizado com ventilação transtraqueal de emergência, quando a ventilação convencional por máscara ou tubo endotraqueal não puder ser realizada. O dispositivo permite o controle manual do fluxo de oxigênio.

> **IMPORTANTE**
> Entre os materiais utilizados para utilização do cateter transtraqueal, estão:
> - fonte de oxigênio;
> - cateter transtraqueal com conexão;
> - fluxômetro;
> - aviso de proibido fumar.

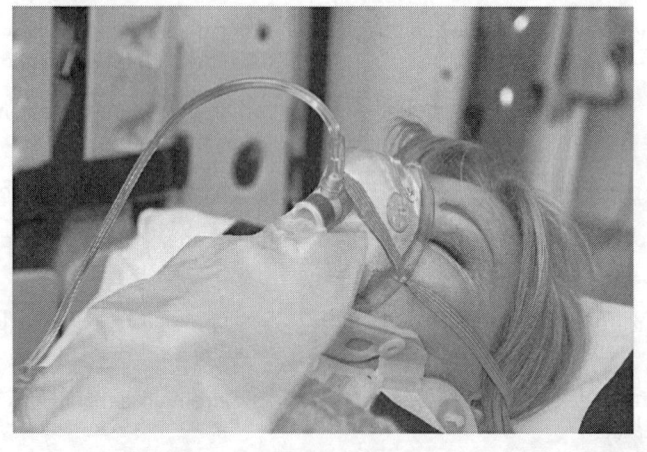

Figura 10.6 Máscara de reinalação parcial.
Fonte: Shutterstock.

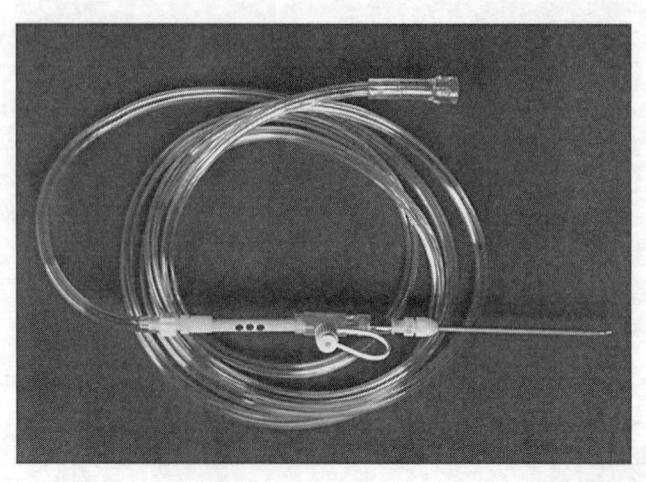

Figura 10.7 Cateter transtraqueal.
Fonte: E. Tamussino (2013).

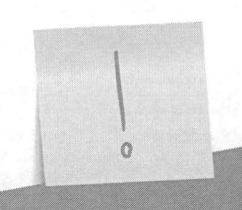

Quadro 10.6 » **Máscara de reinalação parcial**

Técnica	Fundamentação teórica
Lavar as mãos antes, durante e após o procedimento.	Reduz a transmissão de microrganismos.
Mostrar a máscara ao paciente ou acompanhante e explicar o procedimento.	Mantém o paciente tranquilo e orientado para o autocuidado. Conta com o apoio familiar estabelecendo relacionamento pessoal de confiança.
Reunir o material e levar à unidade do paciente.	Facilita a ergonomia.
Calçar as luvas de procedimento.	Confere proteção individual.
Encher o umidificador com água destilada.	Verifica a umidade necessária e se o umidificador está repleto até a marca de umidificação.
Conectar o equipo ao terminal do umidificador.	—
Conectar ao fluxômetro.	—
Deixar passar o oxigênio para a bolsa reservatória para enchê-la e ajustar o fluxômetro para 6 a 10 L/min.	A bolsa serve como reservatório, mantendo o oxigênio para inspiração do paciente.
Colocar a máscara no rosto do paciente.	Conferir o bom ajuste entre a máscara e o rosto do paciente para impermeabilizar o ar.
Ajustar o fluxo para que a bolsa reinalatória não colabe durante o ciclo inspiratório, mesmo durante a inspiração profunda.	Pode-se conseguir uma concentração de oxigênio inspirado de 60 a 90% com uma bolsa reinalatória bem ajustada para que a inspiração do paciente não a esvazie.
Permanecer com o paciente durante alguns minutos.	Mantém a segurança e o conforto do paciente.
Interromper a inalação em caso de reação ao medicamento.	Comunicar ao médico ou ao enfermeiro.
Avaliar o padrão respiratório do paciente com maior frequência.	Proporciona conforto e segurança ao paciente.
Anotar no plano de assistência de enfermagem o horário da instalação, o fluxo de oxigênio, o padrão respiratório e as possíveis intercorrências.	Obtém subsídios para prescrição médica e de enfermagem.

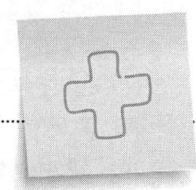

» CASO CLÍNICO

Sr. Valdir, 65 anos de idade, metroviário, tabagista de longa data (35 cigarros/dia, em média). Há alguns anos, começou a sentir falta de ar, sintoma que foi aumentando progressivamente; procurou assistência médica quando passou a apresentar dispneia e deformidade no tórax, semelhante a um tonel. Foi diagnosticado com enfisema pulmonar.

Por que o Sr. Valdir apresentou esses sinais e sintomas?

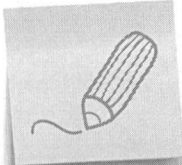

>> Agora é a sua vez!

3. Quais são as vantagens e as desvantagens da máscara de Venturi?
4. Em que situação o cateter transtraqueal deve ser utilizado?

Respostas no ambiente virtual de aprendizagem: www.grupoa.com.br/tekne.

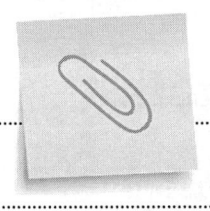

>> JUNTANDO TUDO

A assistência respiratória requer atenção da equipe de enfermagem em relação ao volume a ser administrado. Um fator a ser observado é a quantidade de medicamento prescrito para inalações, que pode provocar distúrbios fisiológicos importantes, como a taquicardia. Na dúvida, o melhor é solicitar a confirmação da dosagem. Outro aspecto importante dos cuidados respiratórios são as orientações que estimulam a mudança de hábitos, as quais melhoram a qualidade de vida e possibilitam um melhor padrão respiratório.

A observação do posicionamento do paciente é um procedimento simples e relevante para o tratamento de doenças respiratórias. Portanto, para os pacientes com disfunções respiratórias que dependem integralmente dos cuidados de enfermagem, essa observação faz toda a diferença no tratamento.

REFERÊNCIAS

E. TAMUSSINO. *Site*. [S.l.: s.n.], 2013. Disponível em: <http://www.tamussino.com.br/pt/index.php/>. Acesso em: 26 nov. 2013.

EBAH. *Site*. [S.l.: s.n.], 2013. Disponível em: <http://www.ebah.com.br/>. Acesso em: 26 nov. 2013.

NEWMED: breathing health. *Site.* São Paulo: Newmed, [c2013]. Disponível em: <http://newmed.com.br>. Acesso em: 26 nov. 2013.

POTTER, P. A. *Fundamentos de enfermagem*. 7. ed. Rio de Janeiro: Elsevier, 2009.

LEITURAS RECOMENDADAS

APOSTOLO, H. *Biologia*: sistema respiratório humano: anatomia e fisiologia. [S.l.]: Revolução Educacional, 2013. 1 Vídeo. Disponível em: <*www.youtube.com/watch?v=yD-ObEHCyfc*>. *Acesso em: 22 nov. 2013*.

DAVID, C. et al. *Associação de medicina intensiva brasileira*. São Paulo: Revinter, 2004

JAVIS, C. *Exame físico e avaliação da saúde*. Rio de Janeiro: Elsevier, 2012.

LEITÃO, A. M. *A importância dos sinais vitais*. [S.l.]: Enfermagem & Saúde, 2011. Disponível em: <http://www.enfermagemesaude.com.br/guia-enfermagem/4296/a-importancia-dos-sinais-vitais>. Acesso em: 22 nov. 2013.

NARDELLI, L. M. et al. Entendendo os mecanismos determinantes da lesão pulmonar induzida pela ventilação mecânica. *Revista Brasileira de Terapia Intensiva*, São Paulo, v. 19, n. 4, p. 469-474, out./dez. 2007.

POTTER, P. A. et al. *Grande tratado de enfermagem prática*: clínica e prática hospitalar. 3. ed. São Paulo: Santos, 2001.

POTTER, P. A.; PERRY, A. G. *Guia completo de procedimentos e competências de enfermagem*. Rio de Janeiro: Elsevier, 2012.

SCARPINELLA-BUENO, M. A. et al. Uso do suporte ventilatório com pressão positiva contínua em vias aéreas (CPAP) por meio de máscara nasofacial no tratamento da insuficiência respiratória aguda. *Revista da Associação Médica Brasileira*, São Paulo, v. 43, n. 3, p. 180-184, 1997.

SOCIEDADE BRASILEIRA DE PNEUMOLOGIA E TISIOLOGIA. Oxigenoterapia domiciliar prolongada (ODP). *Jornal de Pneumologia*, São Paulo, v. 26, n. 6, nov./dez. 2000. Disponível em: <http://www.scielo.br/scielo.php?script=sci_arttext&pid=S0102-35862000000600011>. Acesso em: 22 nov. 2013.

TAYLOR, C.; LILLIS,C.; LEMONE, P. Fundamentos de enfermagem: a arte e a ciência do cuidado de enfermagem. 5. ed. Porto Alegre: Artmed, 2007.

VEIGA, D. A. *Manual de técnicas de enfermagem*. 7. ed. Sagra: DC Luzzatto, 1996.

capítulo 11

Necessidades de eliminação

Figueiredo (2003), em uma visão simplificada sobre a importância da ingestão de água pelo organismo, afirma que o corpo humano armazena cerca de 45 litros de água. Desses 45 litros, 30 encontram-se no interior das células (líquido intracelular) e os 15 restantes ficam fora das células (líquido extracelular). Desses 15 litros, 12 são de líquido tissular e 3 são de plasma. A ingestão de água é garantida pela sensação de sede, e sua absorção se dá no intestino delgado.

Competência

Compreender a dinâmica de funcionamento dos sistemas urinário e gastrintestinal, identificando os fatores que os afetam com base na avaliação das perdas, possíveis reposições, sinais e sintomas de intercorrências, dimensões essas orientadoras da realização de procedimentos não invasivos.

Objetivos de aprendizagem

- Entender o funcionamento do sistema urinário.
- Identificar as principais funções do sistema urinário.
- Conhecer os tipos de sondagem e cateterismo.
- Compreender a necessidade de eliminação intestinal.
- Avaliar a atividade gastrintestinal.
- Descrever os fatores que afetam a evacuação normal.
- Realizar a avaliação das fezes.

>> Introdução

É preciso registrar nos relatórios de enfermagem todos os líquidos que entram e saem do organismo. Em geral, a água entra no organismo humano por meio da ingestão de líquidos, como chás, sucos, água, leite e derivados, hidratação venosa, sangue e derivados, bem como por meio dos alimentos.

A água é perdida através da urina, transpiração, respiração, diarreia ou vômitos. A excreção compreende o conjunto de mecanismos fisiológicos utilizados para remover substâncias inúteis ou prejudiciais ao organismo humano, além de promover a eliminação dos resíduos resultantes do metabolismo celular. O produto final desse mecanismo é a **urina.**

>> Sistema urinário

O bom funcionamento do complexo **sistema urinário** garante a estabilidade funcional de todo o organismo, o que recebe o nome de homeostase. No corpo humano, um dos principais mecanismos de eliminação é realizado pelo sistema urinário, que é constituído por:

- um par de rins;
- um par de ureteres;
- uma bexiga urinária;
- uma uretra.

Os rins situam-se na parte dorsal do abdome, logo abaixo do diafragma, um de cada lado da coluna vertebral, sendo que o rim direito localiza-se um pouco mais abaixo em relação ao rim esquerdo. Nessa posição, os rins estão protegidos pelas últimas costelas e também por uma camada de tecido adiposo. Apresentam o formato de um grão de feijão em maior tamanho e possuem uma cápsula fibrosa, que protege o córtex mais externo e a medula mais internamente (Figura 11.1).

>> Principais funções

Uma das funções do sistema urinário é a regulação da excreção dos eletrólitos, que mantém a osmolaridade e o volume de líquido corporal, retirando do corpo o excesso de água e consequentemente regulando a pressão arterial. O sistema urinário também controla a densidade, que reflete a capacidade do rim para concentrar ou diluir a urina, e pode determinar o grau de hidratação ou desidratação, sendo que a densidade normal varia de 1.005 a 1.025.

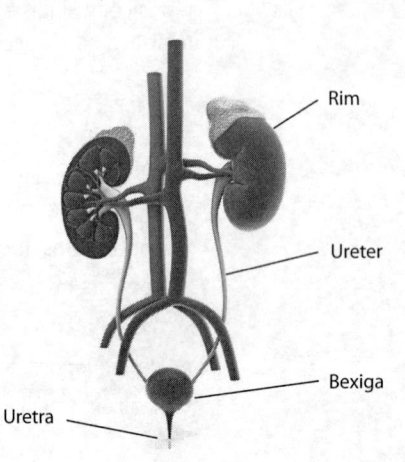

Figura 11.1 Sistema urinário.
Fonte: Shutterstock.

Outra função é a regulação do equilíbrio acidobásico, que mantém o pH sanguíneo constante. O pH da urina reflete a capacidade do rim para manter a concentração normal de íons de hidrogênio no plasma e líquido extracelular, além de indicar acidez ou alcalinidade da urina. O pH normal é de aproximadamente 6 (pH ácido), podendo variar entre 4,6 e 7,5. Também são funções do sistema urinário retirar do organismo substâncias tóxicas provenientes do metabolismo celular, como a ureia e a creatinina, e eliminar o ácido úrico, que é a transformação das purinas e do nitrogênio dos ácidos nucleicos.

Outras funções são contribuir para a regulação dos níveis de glicose no sangue, participar da síntese de hormônios (como eritropoetina, aldosterona, cininas e prostaglandinas), converter a vitamina D que chega aos rins (após ser convertida em uma forma possível de ser transportada na corrente sanguínea, promove a absorção de cálcio pelo trato digestivo), além de atuar na formação da urina. Em condições normais, um indivíduo urina uma média de 1.000 a 1.500 mL ao longo de 24 horas. Esse volume pode sofrer alterações de acordo com:

- estilo de vida;
- ingesta hídrica;
- ingesta alimentar;
- período climático do ano ou da região.

>> **ATENÇÃO**
O excesso de ácido úrico retido deposita-se nas articulações e resulta em uma doença chamada gota.

>> Alterações da urina

As alterações da urina seguem algumas terminologias relacionadas a:
- alterações da cor e da quantidade da urina;
- esvaziamento das vias urinárias;
- obstrução das vias urinárias inferiores.

Terminologias relacionadas às alterações da cor e da quantidade da urina

A presença de sangue na urina, também conhecida como hematúria, pode ocorrer devido a uma causa sistêmica, como discrasia sanguínea, terapêutica anticoagulante, neoplasias, traumatismos, litíases renais ou no trajeto da urina (cálculo). Também pode apresentar-se em pacientes com tuberculose renal, doença policística dos rins, pielonefrite aguda, trombose e embolia, que afetam a artéria ou veia renal.

A urina de cor castanho-amarelada ou castanho-esverdeada pode dever-se à lesão obstrutiva do sistema dos canais biliares ou icterícia obstrutiva. A poliúria é o aumento do volume de eliminação urinária em um período de 24 horas, podendo ser um dos sinais clássicos indicativos de diabetes melito, diabetes insípido, doença renal ou uso de diuréticos.

A polaciúria é o aumento da frequência urinária sem que haja aumento de volume. Pode ser causada por infecção e doença das vias urinárias, ingestão de grande quantidade de água, gestação, doença metabólica, hipertensão arterial e uso de diuréticos. A oligúria é o pequeno volume de urina presente em 24 horas. O débito urinário, nesse caso, geralmente situa-se entre 100 e 500 mL nas 24 horas. Pode ser indicativo de choque, insuficiência renal aguda, desidratação e desequilíbrio hidreletrolítico.

A anúria é o volume urinário igual ou inferior a 50 mL em um período de 24 horas. Em geral, indica disfunção renal grave. A pneumatúria é a passagem de gases na urina durante a micção. Pode ser causada por infecção das vias urinárias formadora de gases, sendo a diverticulite sigmoide a causa mais comum.

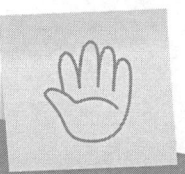

Terminologias relacionadas ao esvaziamento das vias urinárias

A disúria corresponde à micção dolorosa e com desconforto para os pacientes. A sensação de ardência pode ocorrer devido a diversas doenças inflamatórias e infecciosas do sistema urinário. A urgência corresponde ao forte desejo de urinar, sendo a sensação de difícil controle. Pode ter como causa as doenças inflamatórias da bexiga, próstata ou uretra. A nictúria é a micção em excesso no período noturno, com interrupção do sono. As causas normalmente são insuficiência cardíaca, diabetes melito e esvaziamento insuficiente da bexiga.

A enurese é a micção involuntária durante o sono. Pode ser fisiológica até os 3 anos de idade ou funcional nas doenças obstrutivas. A incontinência urinária é a perda involuntária de urina e pode ocorrer devido a fatores fisiológicos, anatômicos ou patológicos que afetam as vias urinárias. A estrangúria é a micção lenta e dolorosa, podendo estar acompanhada por hematúria, relatada nas cistites intensas.

Terminologias relacionadas à obstrução das vias urinárias inferiores

A hesitação, uma dificuldade em iniciar a micção, pode indicar compressão da uretra, obstrução da saída e bexiga neurogênica. O gotejamento terminal é o gotejamento prolongado depois de terminada a micção. Em geral, é causado por obstrução da uretra. O esvaziamento incompleto, ou diurese residual, é a sensação de que a bexiga continua cheia, o que pode levar à infecção.

» Sondagem vesical ou cateterismo vesical

A sondagem vesical ou cateterismo vesical é a introdução de um cateter estéril através da uretra até a bexiga, com o objetivo de:

- controlar o volume urinário;
- aliviar a distensão da bexiga causada pela retenção urinária (bexigoma);
- preparar o paciente para cirurgia;
- auxiliar no diagnóstico de lesões traumáticas do trato urinário;
- avaliar diurese horária em pacientes gravemente enfermos.

O cateterismo vesical é indicado em casos de incontinência e retenção urinária. As complicações mais comuns referentes ao procedimento de cateterismo vesical são falso trajeto, traumatismo uretral e dor. Quando houver incontinência urinária, é melhor inicialmente dar preferência a fraldas, absorventes, calça plástica ou preservativo adaptado diretamente ao pênis e ligado por extensão ao coletor externo (uripen). O uripen é um sistema aberto de drenagem urinária. Os tamanhos do uripen são pequeno, médio ou grande, facilitando a adaptação para cada tipo de paciente (Figura 11.2).

Quando o paciente apresenta retenção urinária, a sensação de que a bexiga pode a qualquer momento explodir, associada geralmente à sensação de dor, causa tanto desconforto que o cateterismo vesical representa um alívio imediato. Esse procedimento somente deve ser realizado quando se esgotarem todas as medidas de estimulação da micção. As medidas naturais de estimulação miccional são simples, tais como:

- abrir a torneira da pia do banheiro;
- encaminhar o paciente ao banho se estiver em condições;
- manter a privacidade do paciente ao utilizar a comadre;
- realizar higiene externa em pacientes acamados;

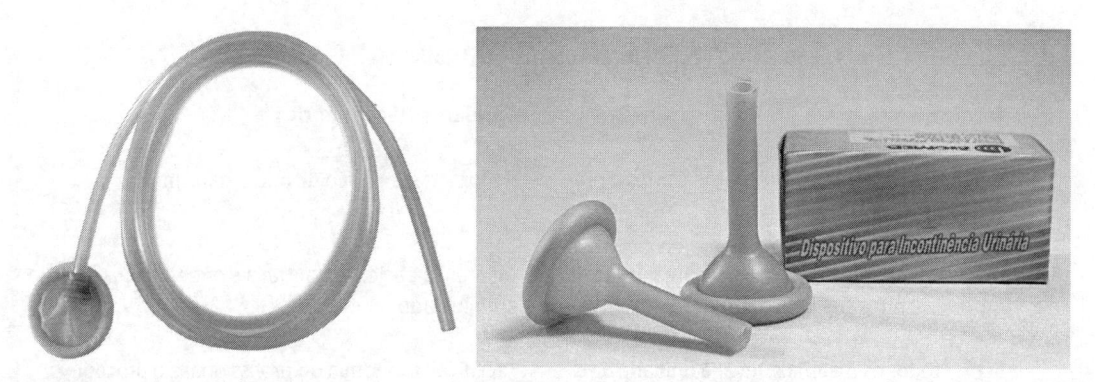

Figura 11.2 Método externo não invasivo masculino.
Fonte: Shutterstock.

- irrigar a região suprapúbica com água morna;
- verificar se é realmente retenção urinária ou se existe redução de produção de urina (anúria).

Cateterismo vesical intermitente ou de alívio feminino

A realização do cateterismo vesical intermitente ou de alívio feminino tem como objetivo a promoção do esvaziamento da bexiga urinária ou coleta de material para exames.

Entre os materiais necessários para o cateterismo vesical intermitente ou de alívio feminino, estão:

- pacote estéril de cateterismo vesical (cuba rim, pinça Pean, gazes, cuba redonda pequena);
- campo fenestrado;
- uma sonda uretral descartável (poliuretano ou silicone) de calibre adequado ao tamanho da uretra do paciente (geralmente de calibre 10Fr);
- solução antisséptica aquosa de povidine degermante (PVPI) ou solução de clorexidina a 2%;
- pacotes de gaze;
- uma seringa de 10 ou 20 mL (se paciente do sexo masculino) com a ponta de bico e não de rosca;
- tubo de gel anestésico, de preferência, individual;
- um par de luvas estéril;
- frasco coletor estéril (se necessário);
- cálice graduado se o paciente estiver com controle hídrico.

Entre os materiais acessórios, estão material para higiene íntima (toalha de banho, luvas de procedimento, sabão líquido, bacia com água morna e comadre) e biombos.

O Quadro 11.1 apresenta a técnica e a fundamentação teórica para o cateterismo vesical intermitente ou de alívio feminino.

Cateterismo vesical de demora feminino

No cateterismo vesical de demora (CVD) feminino, o cateter fica instalado por um tempo maior, conforme indicação médica, em geral para esvaziar a bexiga, monitorar o débito urinário ou preparo cirúrgico. A fim de evitar contaminação, esse procedimento deve ser realizado preferencialmente por dois profissionais de enfermagem.

Quadro 11.1 » Cateterismo vesical intermitente ou de alívio feminino

Técnica	Fundamentação teórica
Higienizar as mãos antes, durante e após o procedimento.	Reduz a transmissão de microrganismos.
Orientar a paciente e acompanhante quanto ao procedimento e sua finalidade.	Mantém a paciente tranquila e orientada para o autocuidado.
Reunir todos os materiais, levar à unidade da paciente e colocar sobre a mesa de cabeceira.	Facilita a ergonomia do profissional e o procedimento.
Proteger a unidade da paciente com biombos.	Mantém a privacidade.
Calçar as luvas de procedimento.	Reduz a transmissão de microrganismos (mesmo se a paciente ajudar no procedimento) e evita o contato do profissional de saúde com a urina da paciente.
Colocar a paciente em posição litotômica, protegendo-a com o lençol de tratamento.	Facilita a introdução do cateter e mantém a privacidade da paciente.
Realizar higiene íntima com água e sabão antisséptico.	Diminui a colonização local e evita infecções nas vias urinárias.
Abrir com técnica asséptica o campo estéril sobre a cama, entre as pernas da paciente, observando o rigor da técnica.	Facilita o procedimento e evita a contaminação do material.
Colocar o antisséptico na cuba redonda e o gel anestésico na gaze.	Faz a antissepsia do meato urinário. O gel anestésico diminui o atrito do cateter com a uretra.
Abrir a embalagem da sonda vesical, colocando-a na cuba rim ou sobre o campo estéril.	Usar técnica asséptica facilita a realização do procedimento.
Calçar a luva estéril respeitando a técnica.	Diminui os riscos de contaminação.
Colocar o campo fenestrado no períneo e aproximar a cuba rim.	Respeita a privacidade da paciente e permite a realização do procedimento.
Afastar os pequenos lábios com o indicador e o polegar da mão não dominante e, com a mão dominante, realizar a antissepsia do períneo com a gaze embebida em solução antisséptica.	Diminui a colonização da área. Além disso, a antissepsia deve ser sempre unidirecional, isto é, no sentido do púbis para o ânus, respeitando a sequência grandes lábios, pequenos lábios, clitóris, meato urinário e introito vaginal.
Continuar mantendo a exposição do vestíbulo genital com a mão não dominante.	—
Com a mão dominante, segurar o cateter, de forma que fique enrolado em sua mão, e passar o gel anestésico na ponta do cateter.	Facilita a execução da técnica e evita a contaminação do cateter.

(*Continua*)

Quadro 11.1 » Cateterismo vesical intermitente ou de alívio feminino (*Continuação*)

Introduzir a extremidade do cateter lentamente no meato uretral de 7,5 a 10 cm, colocando a outra extremidade do cateter na cuba rim para receber a drenagem urinária.	Considerando que a uretra feminina mede de 2,5 a 5,0 cm.
Aguardar o esvaziamento total da bexiga, utilizando, se necessário, um frasco estéril.	Descomprime a bexiga.
Ao término da drenagem, retirar a sonda vagarosamente, desprezando-a no lixo.	Evita trauma e desconforto uretral.
Utilizar o cálice graduado para medir o volume de urina, desprezando-a no vaso sanitário em seguida.	Possibilita a verificação de alterações na quantidade de urina registrada na prescrição ou prontuário.
Recolher todo o material, colocar a paciente em posição confortável e deixar a unidade.	Organiza o ambiente e proporciona conforto ao paciente.
Retirar as luvas.	Marca o fim do procedimento estéril.
Higienizar as mãos.	Evita a transmissão de microrganismos e preserva a saúde dos profissionais.
Realizar a anotação do procedimento, volume urinário e possíveis intercorrências.	As intercorrências devem ser registradas imediatamente após a realização do procedimento.

Os materiais necessários utilizados para o CVD feminino incluem uma bandeja contendo:

- um pacote estéril para cateterismo vesical (cuba rim, uma pinça Pean, compressas de gaze, cuba redonda pequena);
- um campo fenestrado;
- um cateter de Foley (duas vias) de calibre adequado ao paciente (geralmente de 12Fr, 14Fr ou 18Fr);
- uma bolsa coletora de sistema fechado obrigatoriamente;
- solução antisséptica aquosa de PVPI ou solução de clorexidina a 2%;
- um pacote de gaze estéril;
- uma agulha 40x12;
- uma seringa de 10 ou 20 mL;
- duas ampolas de 10 mL de água destilada;
- cuba redonda com bolas de algodão ou gazes embebidas em álcool a 70%;
- um par de luvas de procedimento para higiene externa e outro par estéril para realização do procedimento;
- fita hipoalergênica para fixação do cateter.

Entre os materiais acessórios, estão material para higiene íntima (toalha de banho, luvas de procedimento, sabão líquido, bacia com água morna e comadre) e biombos.

O Quadro 11.2 apresenta a técnica e a fundamentação teórica para o CVD feminino.

Quadro 11.2 » Cateterismo vesical de demora feminino

Técnica	Fundamentação teórica
Higienizar as mãos antes, durante e após o procedimento.	Reduz a transmissão de microrganismos.
Orientar a paciente e acompanhante quanto ao procedimento e sua finalidade.	Mantém a paciente tranquila e orientada para o autocuidado.
Reunir todos os materiais, levar à unidade da paciente e colocar sobre a mesa de cabeceira.	Facilita a ergonomia do profissional e o procedimento.
Proteger a unidade da paciente com biombos.	Mantém a privacidade.
Calçar as luvas de procedimento.	Reduz a transmissão de microrganismos (mesmo se a paciente ajudar no procedimento).
Colocar a paciente em posição litotômica, protegendo-a com o lençol de tratamento.	Facilita a introdução do cateter e mantém a privacidade da paciente.
Encaminhar a paciente para higienização íntima no banheiro com água morna e sabonete. Caso a paciente esteja acamada, calçar as luvas de procedimento e realizar a higiene íntima no leito.	Diminui a colonização local e evita infecções nas vias urinárias.
Realizar a desinfecção das ampolas de água destilada com algodão embebido em álcool a 70%, deixando-as sobre a mesa de cabeceira.	Diminui o risco de infecção.
Abrir, com técnica asséptica, o campo estéril sobre a cama, entre as pernas da paciente, observando o rigor da técnica.	Facilita o procedimento e evita a contaminação do material.
Colocar o antisséptico na cuba redonda e o gel anestésico na gaze.	Faz a antissepsia do meato urinário. O gel anestésico diminui o atrito do cateter com a uretra.
Abrir a embalagem da sonda vesical, da seringa, da agulha, do pacote de gazes, da bolsa coletora e do campo fenestrado, colocando-os no campo estéril.	Usa técnica asséptica e facilita a realização do procedimento.
Calçar a luva estéril respeitando a técnica.	Diminui o risco de contaminação.
Segurar a seringa, conectar a agulha e solicitar ao seu auxiliar que abra a ampola de água destilada e segure-a para que você aspire o conteúdo sem contaminar. Retirar o ar, desconectar a agulha da seringa e conectar a via do balonete da sonda (válvula de inflação) com a finalidade de testar o funcionamento do cateter.	Efetuar o teste do balonete da sonda injetando 10 mL de água destilada ou outro volume conforme as instruções do fabricante. Se o balonete inflar como pretendido, retirar o líquido e manter a seringa conectada ao cateter.
Conectar a sonda ao coletor (sistema de drenagem fechado).	Verifica se o tubo de drenagem da bolsa coletora está fechado.
Pegar as gazes estéreis e solicitar ao seu auxiliar que as umedeça com água destilada da outra ampola ou gel anestésico. Umedecer a ponta da sonda e deixá-la protegida dentro da cuba rim.	Lubrifica o cateter e reduz o seu atrito com a uretra, facilitando sua entrada.

(Continua)

Quadro 11.2 » Cateterismo vesical de demora feminino (*Continuação*)

Recolher o campo fenestrado, desdobrá-lo com a abertura para baixo e colocá-lo sobre o períneo da paciente, expondo apenas os grandes e pequenos lábios.	Auxilia na manutenção da privacidade da paciente.
Usando uma pinça na mão dominante estéril, pegar uma bola de algodão umedecida na solução.	
Com os dedos indicador e polegar da mão não dominante, abrir os pequenos lábios, levantando com delicadeza para o alto para expor o meato urinário. Essa mão deve ficar expondo a região até o término da inserção do cateter.	Reduz o risco de infecção. Diminui a microbiota da flora residente e transitória.
Pinçar a segunda bola de algodão umedecida e realizar a antissepsia do pequeno lábio direito.	Pinçar a segunda compressa de gaze umedecida e realizar a antissepsia do pequeno lábio direito.
Com o polegar e o primeiro dedo da mão dominante, pegar o cateter (que está umedecido na gaze) a uma distância aproximada de 3,0 a 5,0 cm da ponta e enrolar a extremidade da sonda na mão.	Mantém a segurança da paciente.
Pedir que a paciente relaxe, respire lenta e profundamente e encorajá-la a continuar respirando dessa forma até que o cateter esteja inserido.	Introduzir o cateter no meato uretral, aproximadamente 7,5 a 10 cm ou até que a urina reflua.
Se houver resistência, interromper o procedimento por alguns segundos, encorajando a paciente a continuar respirando lenta e profundamente.	Facilita o procedimento.
Após introduzir o cateter e obter o retorno de urina, retirar a mão que estava expondo a região uretral e segurar firmemente o cateter.	Injetar a quantidade da água destilada respeitando a orientação do fabricante, que está na seringa na via do balonete.
Tracionar o cateter delicadamente até sentir manualmente uma resistência.	Traz segurança e conforto à paciente.
Fixar o cateter na face interna da coxa com a fita hipoalergênica, sem tracionar, permitindo livre movimentação dos membros inferiores.	Proporciona conforto para a paciente. Evita tração e torção do cateter.
Recolher o material usado e colocá-lo na bandeja.	Manter a Unidade do Paciente em ordem.
Colocar a bolsa coletora na parte inferior da cama da paciente do mesmo lado em que foi fixado o cateter vesical, abaixo do nível da bexiga, e observar o volume drenado e as características da diurese.	Proporciona melhor controle e visualização por parte dos profissionais.
Retirar as luvas e higienizar as mãos.	Marca o fim do procedimento estéril.
Identificar a bolsa coletora com data, horário, número do cateter utilizado, volume injetado no balão e nome do executor do procedimento.	Proporciona segurança e conforto à paciente.
Deixar a paciente limpa e em posição confortável.	Mantém a segurança e o conforto da paciente.

(*Continua*)

Quadro 11.2 » **Cateterismo vesical de demora feminino (*Continuação*)**	
Retirar as luvas.	Previne infecções.
Higienizar as mãos.	Previne infecções.
Realizar a anotação do procedimento, a quantidade, as características da urina e as eventuais intercorrências.	As intercorrências devem ser registradas imediatamente após a realização do procedimento.

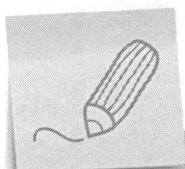

» Agora é a sua vez!

1. Quais são as possíveis causas da presença de sangue na urina?
2. Quais são os objetivos da sondagem vesical ou cateterismo vesical?

Respostas no ambiente virtual de aprendizagem: www.grupoa.com.br/tekne.

Cateterismo vesical de demora masculino

As indicações do CVD masculino são as mesmas do CVD feminino.

Os materiais necessários para o CVD masculino incluem uma bandeja contendo:

- um pacote estéril para cateterismo vesical (cuba rim, uma pinça Pean, compressas de gaze, cuba redonda pequena);
- um campo fenestrado;
- um cateter de Foley (duas vias) de calibre adequado ao paciente (normalmente de 12Fr, 14Fr, 18Fr ou 20Fr);
- uma bolsa coletora de sistema fechado obrigatoriamente;
- solução antisséptica aquosa de PVPI ou solução de clorexidina a 2%;
- um pacote de gaze estéril;
- uma agulha 40x12;
- duas seringas de 10 ou 20 mL;
- duas ampolas de 10 mL de água destilada;
- cuba redonda com bolas de algodão ou gazes embebidas em álcool a 70%;
- um par de luvas de procedimento para higiene externa e outro par estéril para realização do procedimento;
- fita hipoalergênica para fixação do cateter.

Entre os materiais acessórios, estão material para higiene íntima (toalha de banho, luvas de procedimento, sabão líquido, bacia com água morna e comadre) e biombos.

O Quadro 11.3 apresenta a técnica e a fundamentação teórica para o CVD masculino.

Quadro 11.3 » **Cateterismo vesical de demora masculino**

Técnica	Fundamentação teórica
Higienizar as mãos antes, durante e após o procedimento.	Reduz a transmissão de microrganismos.
Orientar o paciente e acompanhante quanto ao procedimento e sua finalidade.	Mantém o paciente tranquilo e orientado para o autocuidado.
Reunir todos os materiais, levar à unidade do paciente e colocar sobre a mesa de cabeceira.	Facilita a ergonomia do profissional e o procedimento.
Proteger a unidade do paciente com biombos.	Mantém a privacidade. Verificar a iluminação do ambiente e, se necessário, providenciar um foco de luz.
Colocar o paciente em decúbito dorsal com as pernas afastadas, protegendo-o com o lençol de tratamento.	Facilita a introdução do cateter e mantém a privacidade do paciente.
Encaminhar o paciente para higiene íntima no banheiro com água morna e sabonete. Caso o paciente esteja acamado, calçar as luvas de procedimento e realizar a higiene íntima no leito.	Diminui a colonização local e evita infecções nas vias urinárias.
Calçar as luvas estéreis e segurar o pênis com o auxílio de uma gaze, sempre com a mão dominante.	A gaze diminui o atrito e a sensibilidade entre as mãos do profissional e o pênis do paciente. Posicionar o pênis com o auxílio da gaze em posição perpendicular ao abdome.
Realizar a antissepsia, retraindo o prepúcio com o polegar e o indicador da mão dominante e realizar a desinfecção do meato urinário em direção ao corpo peniano.	Seguir o conceito sempre do mais limpo para o mais sujo. Avaliar o diâmetro do canal da uretra para o número do cateter selecionado.
Retirar o êmbolo da seringa e solicitar que seu auxiliar coloque dentro do corpo da seringa aproximadamente 10 mL de gel anestésico.	Injetar, de forma rápida, no canal uretral e segurar a glande para evitar o refluxo do gel.
Com a mão dominante, segurar o cateter de forma que fique todo em sua mão.	Mantém a ergonomia do profissional e a segurança do procedimento.
Introduzir o cateter até a sua extremidade e a medida da uretra masculina (18 a 20 cm) com movimentos para baixo, com o pênis elevado perpendicularmente. Baixar o pênis delicadamente para facilitar a passagem na uretra.	Auxilia na prevenção de fístulas uretrais.

(Continua)

> **» IMPORTANTE**
> É importante esvaziar o saco coletor sempre que necessário, utilizando como referência o nível de urina, que corresponde ao limite de segurança recomendado pelo fabricante. Evitar manipulação desnecessária diminui automaticamente a possibilidade de infecção.

Quadro 11.3 » Cateterismo vesical de demora masculino (*Continuação*)

Insuflar o balonete com água destilada respeitando a quantidade anunciada pelo fabricante no rótulo do cateter.	Mantém a segurança do paciente.
Recobrir a glande com o prepúcio ao término do procedimento.	Em pacientes que não foram circuncidados, lembrar que a função do prepúcio é proteger e lubrificar a glande.
Fixar o cateter na região hipogástrica.	Evita retração do cateter e fístulas uretrais.
Identificar a bolsa coletora com data, horário, número do cateter utilizado, volume injetado no balão e nome do executor do procedimento.	Fornece segurança e conforto ao paciente.
Deixar o paciente limpo e em posição confortável.	Mantém a segurança e o conforto do paciente.
Retirar as luvas.	Previne infecções.
Higienizar as mãos.	Previne infecções.
Realizar a anotação do procedimento, a quantidade, as características da urina e as eventuais intercorrências.	As intercorrências devem ser registradas imediatamente após a realização do procedimento.

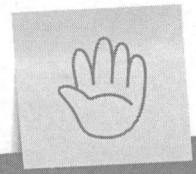

> » **ATENÇÃO**
> Ao trocar o cateter, deve-se trocar todo o sistema (cateter e circuito fechado de drenagem urinária).

Ao coletar a urina, trocar o coletor ou manusear externamente o cateter, o uso de EPIs, como luvas de procedimento e óculos de proteção individual, é indicado para que o profissional, em caso de acidente no momento da manipulação do cateter, preserve sua saúde. Não é recomendado o esvaziamento simultâneo de urina de vários sacos coletores, uma vez que esse cuidado é individual para cada paciente. Algumas alterações podem sugerir a necessidade da troca do CVD, tais como:

- obstrução da luz do cateter ou tubo de conexão da bolsa coletora;
- suspeita ou evidência de incrustação na superfície interna do cateter urinário;
- contaminação do cateter por técnica inadequada tanto na instalação como no manuseio do cateter;
- superfície interna do circuito fechado com aspecto purulento.

Os materiais necessários para coleta de urina em pacientes com CVD incluem uma bandeja contendo:

- pacote de gaze estéril;
- álcool a 70%;
- seringa de 5 mL e agulha;
- luvas de procedimento.

O Quadro 11.4 apresenta a técnica e a fundamentação teórica para coleta de urina em pacientes com CVD.

Quadro 11.4 » **Coleta de urina em pacientes com cateter vesical de demora**

Técnica	Fundamentação teórica
Higienizar as mãos antes, durante e após o procedimento.	Reduz a transmissão de microrganismos.
Orientar o paciente e acompanhante quanto ao procedimento e sua finalidade.	Mantém o paciente tranquilo e orientado para o autocuidado.
Reunir todos os materiais, levar à unidade do paciente e colocar sobre a mesa de cabeceira.	Facilita a ergonomia do profissional e o procedimento.
Clampear o tubo de extensão logo abaixo do adaptador próprio para coleta de material.	Deixar por 30 minutos fechado.
Desinfetar o látex com álcool a 70%.	Diminui o risco de infecção.
Colher de 3 a 5 mL de urina com o auxílio da seringa previamente agulhada.	De acordo com a finalidade.
Transferir a amostra da urina da seringa para o frasco estéril.	Mantém suas características e previne contaminação.
Encaminhar ao laboratório rapidamente. Havendo impossibilidade, manter a amostra de urina em geladeira por até 1 hora.	Preserva a amostra para análise.
Deixar o paciente limpo e em posição confortável.	Mantém a segurança e o conforto do paciente.
Retirar as luvas e descartá-las no lixo comum.	Previne infecções.
Higienizar as mãos com água e sabão.	Previne infecções.
Realizar a anotação do procedimento, a quantidade, as características da urina e as eventuais intercorrências.	As intercorrências devem ser registradas imediatamente após a realização do procedimento.

» *Necessidade de eliminação intestinal*

A eliminação intestinal corresponde ao movimento de evacuação das fezes pela defecação, o que costuma ocorrer uma vez ao dia. A frequência dessa eliminação pode ser influenciada por fatores físicos e/ou psicológicos, mas a consistência das fezes geralmente é mole e apresenta formato moldado. Um intestino que funciona bem não significa, no entanto, que o indivíduo tenha de evacuar todos os dias.

Não existe uma regra para o hábito intestinal. A frequência das evacuações pode variar de três vezes ao dia a três vezes por semana, dependendo dos hábitos individuais. A vida moderna tem sido a grande vilã dos problemas intestinais, com alterações bruscas no estilo de vida, mudança alimentar com ingestão deficiente de fibras e diminuição da ingesta hídrica. O trato gastrintestinal possui vários órgãos musculares ocos e revestidos por mucosas com as seguintes funções:

- absorção dos líquidos e nutrientes ingeridos;
- preparo dos alimentos para a completa absorção e uso pelas células;
- armazenagem temporária das fezes;
- manutenção do equilíbrio hídrico, já que o volume de líquido absorvido pelo trato gastrintestinal é extremamente elevado.

» Atividade gastrintestinal

Existem alguns reflexos que estimulam a evacuação, cuja função é promover o funcionamento intestinal diário e matinal (Quadro 11.5).

O **intestino grosso** é a continuação do intestino delgado e representa a última parte do tubo digestivo. Tem início na fossa ilíaca direita através da junção ileocecal. No flanco direito, localiza-se o colo ascendente, onde as fezes são líquidas. Na região epigástrica, localiza-se o colo transverso, porção em que as fezes são semilíquidas. No flanco esquerdo, situa-se o colo descendente, com fezes sólidas. Na fossa ilíaca esquerda, fica o sigmoide e o início do reto. Nesse final do intestino, as fezes estão moldadas.

O **intestino delgado** divide-se em três porções:

- duodeno;
- jejuno;
- íleo.

As funções do intestino delgado são completar a digestão e realizar a absorção e secreção. A Figura 11.3 apresenta a anatomia dos intestinos grosso e delgado.

Existem dois tipos de movimentos que ocorrem no trato gastrintestinal: os **movimentos propulsivos** (peristalse), que fazem o alimento percorrer todo o trato gastrintestinal em direção ao ânus a uma velocidade apropriada para que ocorram a digestão e a absorção, e os **movimentos de mistura**, que mantêm os conteúdos intestinais bem misturados todo o tempo. Os vasos sanguíneos do sistema gastrintestinal fazem parte de um dos sistemas mais extensos do organismo, denominado circulação esplênica.

Quadro 11.5 » **Reflexos que estimulam a evacuação**

Reflexo ortocólico	Quando acordamos e ficamos em pé.
Reflexo gastrocólico	Causado pela chegada do desjejum ao estômago, que se distende e lança o aviso para a medula espinal, que informa ao intestino que é hora de funcionar.
Peristaltismo	Movimenta o que sobrou dos nutrientes através do colo sigmoide na direção do ânus. É responsável por empurrar o alimento (também chamado de bolo alimentar, quimo ou quilo, de acordo com a fase da digestão) ao longo do tubo digestivo, para que sua digestão ocorra no nível devido.
Reflexo da evacuação	Tem início quando a massa fecal ou os gases se movem do sigmoide para o reto. Os esfíncteres anais relaxam.

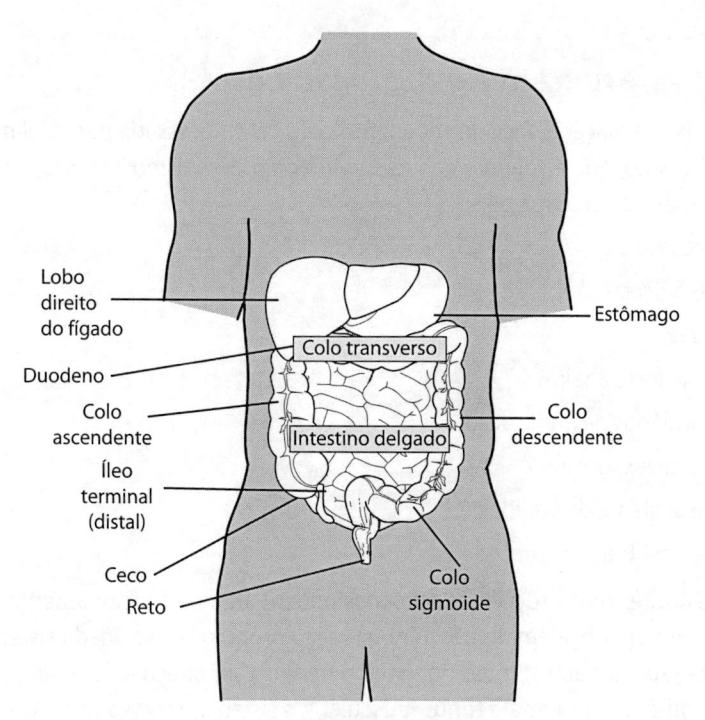

Figura 11.3 Anatomia dos intestinos grosso e delgado.
Fonte: Shutterstock.

A circulação esplênica inclui o fluxo sanguíneo através do intestino, baço, pâncreas e fígado. O intestino também conta com uma microbiota intestinal popularmente conhecida como flora intestinal, que consiste em um conjunto de bactérias que habitam o intestino, ajudando na digestão dos alimentos e controlando, por competição, o crescimento de microrganismos patogênicos, como bactérias, fungos, protozoários, entre outros.

A microbiota intestinal é dividida em dois tipos: **permanente** e **transitória**. A microbiota intestinal permanente é ligada às células da mucosa do intestino. Possui vários microrganismos fixos que se proliferam com agilidade e estão bem adequados ao organismo. A microbiota intestinal transitória não está ligada às células da mucosa. É oriunda da parte superior do trato digestivo e varia de acordo com o meio ambiente e a alimentação ingerida pelo indivíduo.

Agora é a sua vez!

3. Algumas alterações podem sugerir a necessidade da troca do cateter vesical de demora. Quais são elas?
4. Quais são os tipos de movimento que ocorrem no trato gastrintestinal? Explique a função de cada um deles.

Respostas no Ambiente Virtual de Aprendizagem: www.grupoa.com.br/tekne.

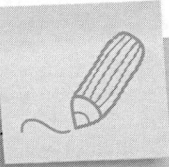

» Fatores que afetam a evacuação normal

A necessidade da evacuação é fácil de ser entendida, pois é necessária para a eliminação do produto final da digestão, que é sólido e não absorvido pelo organismo. O ato de evacuar pode ser inibido por diversas razões, entre elas:

- fatores psicossociais;
- fatores fisiológicos;
- sedentarismo;
- dor ou desconforto anal;
- efeitos secundários de medicação;
- uso abusivo de laxantes;
- ingestão insuficiente de líquidos;
- dieta pobre em fibras.

Em relação aos fatores psicossociais, as emoções podem afetar o funcionamento intestinal, uma vez que o intestino grosso, além de possuir inervação própria, denominada sistema nervoso entérico, responde também ao estímulo do sistema nervoso simpático e parassimpático. O sistema nervoso parassimpático aumenta o tônus muscular e o sistema nervoso simpático o inibe. Assim, quando a ação parassimpática está aumentada, ocorre diarreia. Já quando a ação do sistema nervoso simpático está elevada, ocorre constipação.

Sobre os fatores fisiológicos, cabe mencionar que o controle do ato da evacuação é voluntário. Embora o sistema nervoso mesentérico receba a mensagem de que o reto contém fezes, o indivíduo consegue retardar voluntariamente o reflexo da evacuação contraindo o esfincter anal. Quando o indivíduo ignora a vontade de evacuar, o reto se ajusta à pressão aumentada, podendo devolver as fezes para o sigmoide. Se continuar insistindo com esse mau hábito intestinal, o indivíduo pode perder o reflexo, o que ocasiona a constipação intestinal.

A atividade física regular é necessária para promover a contração normal dos músculos da parede intestinal (peristaltismo). Assim, um estilo de vida sedentário, em nível profissional, ou a ausência de exercício físico aumentam o risco de constipação intestinal. A fissura anal ou as hemorroidas provocam dor ou desconforto durante a defecação. Para evitar a dor, o indivíduo reprime, por vezes, a vontade de defecar, acabando por desenvolver constipação intestinal.

A constipação intestinal é um efeito secundário de alguns medicamentos. Aqueles geralmente associados à constipação incluem:

- suplementos e vitaminas contendo ferro;
- suplementos de cálcio;
- antiácidos contendo alumínio;
- antidepressivos;
- antipsicóticos;
- tranquilizantes utilizados no tratamento da esquizofrenia e das alucinações;
- medicamentos utilizados no tratamento de parkinsonismo, convulsões, bexiga hiperativa e alguns utilizados no tratamento da hipertensão arterial;
- analgésicos opiáceos;
- anestésicos gerais;

> » **DEFINIÇÃO**
> Fissura é uma pequena ferida na pele do ânus. Hemorroida é uma dilatação de uma veia do ânus.

- diuréticos;
- relaxantes musculares.

O uso prolongado e constante de laxantes torna o intestino dependente dos medicamentos para o seu funcionamento regular. A ingestão insuficiente de líquidos também afeta a evacuação intestinal. Assim, a dieta diária deve incluir, pelo menos, de 6 a 8 copos de água para ajudar a prevenir a desidratação e o endurecimento das fezes. Uma dieta pobre em fibras afeta a evacuação intestinal, pois são necessários aproximadamente 25 a 30 gramas de fibras todos os dias para manter as fezes amolecidas e normalizar o trânsito intestinal.

» Avaliação das fezes

É importante que toda a equipe de enfermagem esteja atenta ao avaliar as características das fezes, considerando cor, odor, consistência e quantidade. Cabe lembrar que algumas substâncias alteram a coloração e a consistência das fezes (Figura 11.4).

O Quadro 11.6 apresenta as terminologias e características das fezes.

Para aliviar o desconforto dos pacientes constipados, são usadas substâncias laxativas, que podem ser supositório, enema retal, lavagem ou irrigação do colo, sendo, em alguns casos, necessária a remoção manual das fezes. A lavagem intestinal ou limpeza intestinal é uma técnica milenar, usada desde Hipócrates (460 a.C.), com excelentes benefícios.

A técnica de limpeza intestinal ou o enema/clister podem ser realizados pelos membros da equipe de enfermagem, auxiliares e técnicos de enfermagem (Artigo 11, inciso III, alínea "d", e Artigo 10, inciso II, do Decreto n° 94.496, de 8 de junho de 1987, que regulamenta a Lei n° 7.498, de 25 de junho de 1986) com a supervisão do enfermeiro, bem como pelo próprio enfermeiro em casos de maior complexidade de base científica e capacidade de tomar decisões imediatas (Artigo 11, inciso I, alínea "m" da Lei n° 7.498, de 25 de junho de 1986.).

> **» DEFINIÇÃO**
> A lavagem intestinal é a instilação, pelo ânus, de grande quantidade de volume (1.000 a 2.000 mL), também conhecida como colonterapia e/ou hidrocolonterapia. Já o enema/clister é a instilação de pequenas quantidades de solução pelo ânus (150 a 500 mL).

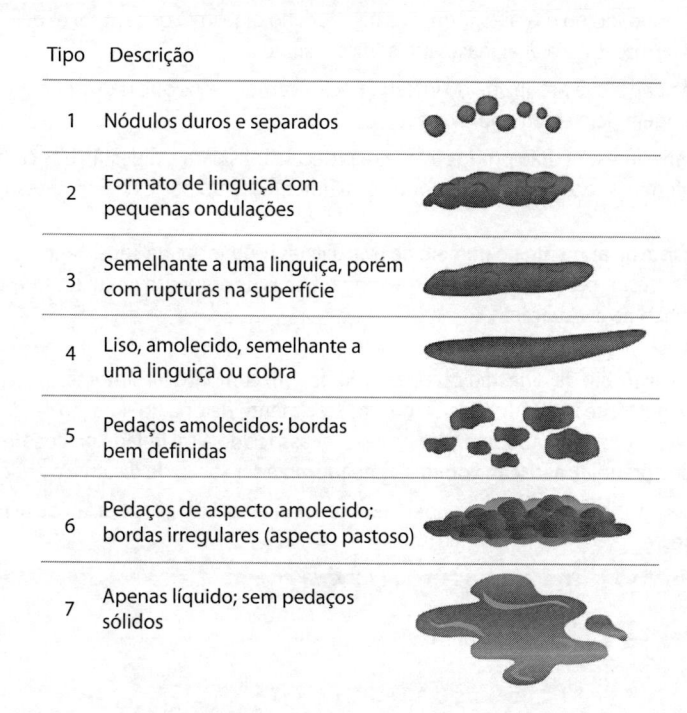

Tipo	Descrição
1	Nódulos duros e separados
2	Formato de linguiça com pequenas ondulações
3	Semelhante a uma linguiça, porém com rupturas na superfície
4	Liso, amolecido, semelhante a uma linguiça ou cobra
5	Pedaços amolecidos; bordas bem definidas
6	Pedaços de aspecto amolecido; bordas irregulares (aspecto pastoso)
7	Apenas líquido; sem pedaços sólidos

Figura 11.4 Escala das características das fezes de Bristol.
Fonte: Modificada de Lewis e Heaton (1997).

Quadro 11.6 » Terminologias e características das fezes

Terminologias	Características
Absorção	• Após a digestão, os nutrientes atravessam as paredes do intestino delgado e passam para o sangue e para a linfa e daí para o fígado, de onde são distribuídos para todo o organismo. • Os produtos da digestão das gorduras não passam pelo fígado, pois são levados diretamente para a corrente sanguínea.
Eructação	• É causada pela liberação de ar engolido ou de dióxido de carbono produzido no estômago. • O nome vulgar é arroto, em geral é acompanhado por um som característico. • Ocorre quando os gases do estômago são eliminados pela boca.
Constipação	• Diminuição na frequência da defecação acompanhada por dificuldade ou passagem incompleta das fezes ou passagem de fezes excessivamente duras.
Impactação	• A constipação crônica evolui para uma impactação fecal, que consiste na obstrução de determinada porção do intestino grosso por uma massa de fezes que já não consegue ser impulsionada pelos movimentos peristálticos intestinais. • O impacto fecal pode causar dores e vômitos. • Essas fezes endurecidas são chamadas de fecaloma.
Defecação	• É o ato de eliminar fezes do organismo através do relaxamento do esfincter e da contração do reto anal.
Incontinência intestinal	• É a incapacidade de controlar a eliminação das fezes líquidas ou sólidas. • Pode variar de um vazamento ocasional das fezes até a perda total do controle sobre os movimentos intestinais, levando à incapacidade de reter as fezes voluntariamente.
Flatulência	• O ar engolido ou os gases formados no aparelho digestivo podem ser expelidos por via oral (arroto) ou via anal (gases intestinais ou flatos). • A maior parte é produzida no intestino pelos carboidratos que não foram quebrados na passagem pelo estômago. • Como o intestino não produz as enzimas necessárias para a digestão dos carboidratos, eles são fermentados por bactérias que normalmente fazem parte da flora intestinal residente.
Diarreia	• Consiste no aumento no número de evacuações e alteração da consistência das fezes, que podem estar pastosas ou líquidas, acompanhadas do aumento de ruídos intestinais, cólicas e urgência na evacuação.
Dispepsia	• É um distúrbio da digestão caracterizado por um conjunto de sintomas relacionados ao trato gastrintestinal superior, como o aparecimento de dor, queimação ou desconforto na região superior do abdome, que pode estar associado à saciedade precoce, empachamento pós-prandial, náuseas, vômitos, timpanismo e sensação de distensão abdominal. • Seu aparecimento ou piora podem estar ou não associados à ingestão de alimentos ou ao estresse.

Os tipos de enema são:

- soluções hipertônicas utilizadas em enemas de limpeza, com volume reduzido (devem ser administradas esporadicamente, devido ao risco de irritação da mucosa e de desidratação);
- enema com medicação, usado em casos de parasitose e inflamação intestinal;
- enema oleoso de retenção, utilizado nos casos de constipação e/ou impactação fecal;
- enema carminativo, que promove a expulsão do excesso de flatos; a quantidade administrada é de 200/350 mL.

Os materiais necessários para a realização do enema incluem uma bandeja contendo:

- solução prescrita pelo médico (solução glicerinada ou *fleet* enema);
- sonda retal (22 ou 24 para mulheres e 24 ou 26 para homens);
- gazes;
- gel anestésico;
- cuba rim;
- papel higiênico;
- luvas de procedimento;
- comadre;
- biombo;
- impermeável;
- lençol móvel.

O Quadro 11.7 apresenta a técnica e a fundamentação teórica para realização de enema.

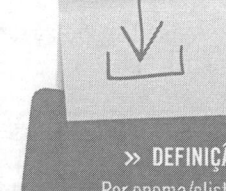

>> **DEFINIÇÃO**
Por enema/clister entende-se o ato ou efeito de introduzir uma solução líquida no intestino através do ânus, mediante a utilização de uma sonda retal, com o objetivo de:
- limpar o intestino de fezes;
- estimular o peristaltismo;
- preparar para exames radiológicos e/ou intervenções cirúrgicas.

Quadro 11.7 >> **Realização de enema**

Técnica	Fundamentação teórica
Higienizar as mãos antes, durante e após o procedimento.	Reduz a transmissão de microrganismos.
Orientar o paciente e acompanhante quanto ao procedimento e sua finalidade.	Mantém o paciente tranquilo e orientado para o autocuidado.
Reunir todos os materiais, levar à unidade do paciente e colocar sobre a mesa de cabeceira.	Facilita a ergonomia do profissional e o procedimento, economizando tempo e energia.
Proteger a unidade do paciente com biombos.	Mantém a privacidade. Verificar a iluminação do ambiente e, se necessário, providenciar um foco de luz.
Calçar as luvas de procedimento.	Diminui o risco de infecção.
Colocar o impermeável forrado sob os glúteos do paciente.	Evita que o lençol protetor do colchão seja molhado.
Colocar o paciente em posição de Sims esquerdo com exposição do ânus, protegendo-o com o cobertor até o início do procedimento.	Permite que o líquido flua pelo intestino pela força da gravidade e garante a privacidade do paciente.

(Continua)

Quadro 11.7 » Realização de enema (*Continuação*)

Lubrificar a sonda com o frasco da solução prescrita.	Facilita a introdução da sonda no reto e diminui a irritação da mucosa.
Afastar a prega interglútea com auxílio de uma gaze.	Facilita a visualização do ânus e consequentemente a introdução da sonda.
Solicitar que o paciente inspire profundamente e introduzir vagarosamente mais ou menos 7,5 a 10 cm da sonda no reto.	A inspiração auxilia no relaxamento do esfincter anal, o que facilita a entrada da sonda.
Parar a infusão quando o paciente tiver vontade de evacuar.	A distensão e a irritação da parede intestinal produzem uma forte peristalse, induzindo o esvaziamento do trânsito intestinal inferior.
Retirar a sonda ao término da solução de enema, colocando-a na cuba rim, devidamente forrada com papel-toalha.	Evita a introdução de ar no paciente e previne infecção cruzada.
Pedir, durante o procedimento, que o paciente tente reter o líquido o máximo possível (mais ou menos por 10 minutos).	Obtém melhor efeito do tratamento realizado.
Se o paciente puder ir ao banheiro, melhor. Caso contrário, posicionar a comadre, oferecer papel higiênico e manter a privacidade do paciente.	Promove a higiene e o conforto do paciente.
Neste último caso, providenciar material de higiene ao paciente.	Diminui o risco de infecção cruzada.
Deixar o paciente em posição confortável.	Mantém a segurança e o conforto do paciente.
Retirar as luvas e descartá-las no lixo comum.	Previne infecções.
Higienizar as mãos com água e sabão.	Previne infecções.
Realizar a anotação do procedimento, a quantidade, as características das fezes e as eventuais intercorrências.	As intercorrências devem ser registradas imediatamente após a realização do procedimento.

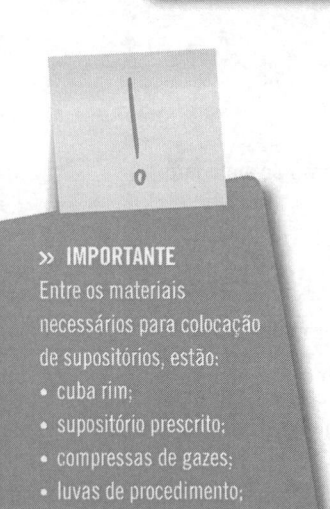

> **» IMPORTANTE**
> Entre os materiais necessários para colocação de supositórios, estão:
> - cuba rim;
> - supositório prescrito;
> - compressas de gazes;
> - luvas de procedimento;
> - lubrificante, se necessário.

» Colocação de supositórios

Os supositórios são formas farmacêuticas a serem inseridas em orifícios corporais, normalmente no ânus e na vagina. Esse componente medicamentoso de forma sólida, ao ser inserido na cavidade, solubiliza e libera a substância terapêutica. A colocação do supositório deve ser valorizada pela equipe de enfermagem pelos riscos de expulsão voluntária e, em consequência, administração apenas parcial da dosagem, com redução da eficácia.

O Quadro 11.8 apresenta a técnica e a fundamentação teórica para colocação de supositórios.

Quadro 11.8 » Colocação de supositórios

Técnica	Fundamentação teórica
Higienizar as mãos antes, durante e após o procedimento.	Reduz a transmissão de microrganismos.
Orientar o paciente e acompanhante quanto ao procedimento e sua finalidade.	Mantém o paciente tranquilo e orientado para o autocuidado.
Reunir todos os materiais, levar à unidade do paciente e colocar sobre a mesa de cabeceira.	Facilita a ergonomia do profissional e o procedimento, economizando tempo e energia.
Proteger a unidade do paciente com biombos.	Mantém a privacidade. Verificar a iluminação do ambiente e, se necessário, providenciar um foco de luz.
Calçar as luvas de procedimento.	Diminui o risco de infecção.
Colocar o paciente em posição de Sims esquerdo com exposição do ânus, protegendo-o com o cobertor até o início do procedimento.	Permite que o líquido flua pelo intestino pela força da gravidade e garante a privacidade do paciente.
Retirar o supositório da embalagem e lubrificá-lo.	A lubrificação facilita a penetração do supositório no ânus sem causar desconforto ou lesão da mucosa.
Afastar a prega interglútea com auxílio de uma gaze.	Facilita a visualização do ânus e consequentemente a introdução do supositório.
Solicitar que o paciente inspire profundamente. Introduzir o supositório vagarosamente de 7,5 a 10 cm no reto.	A inspiração auxilia no relaxamento do esfincter anal, o que facilita a entrada do supositório. A introdução do supositório de 7,5 a 10 cm facilita a absorção e a retenção do medicamento.
Pedir que o paciente retenha o supositório por mais ou menos 20 minutos.	Obtém melhor efeito do tratamento realizado.
Deixar o paciente em posição confortável.	Mantém a segurança e o conforto do paciente.
Retirar as luvas e descartá-las no lixo comum.	Previne infecções.
Higienizar as mãos com água e sabão.	Previne infecções.
Realizar a anotação do procedimento e eventuais intercorrências.	As intercorrências devem ser registradas imediatamente após a realização do procedimento.

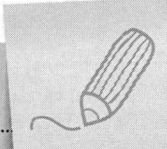

Agora é a sua vez!

3. O ato de evacuar pode ser inibido por diversas razões. Quais são elas?
4. Qual é a diferença entre lavagem intestinal e enema/clister?

Respostas no ambiente virtual de aprendizagem: www.grupoa.com.br/tekne

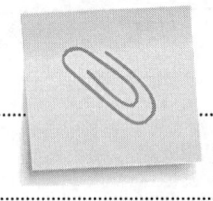

>> JUNTANDO TUDO

O controle e a avaliação das eliminações intestinais e vesicais representam uma importante forma de acompanhamento da evolução clínica do paciente. A enfermagem também controla a dieta e administra medicamentos que podem alterar a função e as características da urina e das fezes. Associadas aos procedimentos técnicos citados, estão outras ações de responsabilidade da equipe de enfermagem que fazem diferença no restabelecimento do paciente, tais como:

- rigoroso controle do balanço hídrico e do peso corporal;
- controle da diurese horária;
- densidade urinária;
- sinais vitais.

São feitas ainda orientações sobre a dieta, ingestão hídrica e cuidados higiênicos, além dos cuidados com os cateteres. Em suma, todos esses cuidados são realizados pela equipe de enfermagem, cabendo a ela a orientação e supervisão quando os cuidados forem realizados por familiares ou indivíduos leigos.

REFERÊNCIAS

CONSELHO FEDERAL DE ENFERMAGEM. *Decreto nº 94.406, de 8 de junho de 1987*. Regulamenta a Lei nº 7.498, de 25 de junho de 1986, que dispõe sobre o exercício da enfermagem, e da outras providências. Brasília: COFEN, 1987.

FIGUEIREDO, N. M. A. *Práticas de enfermagem*: fundamentos, conceitos, situações e exercícios. São Paulo: Difusão Paulista de Enfermagem, 2003.

LEWIS, S. J.; HEATON, K. W. Stool form scale as a useful guide to intestinal transit time. *Scadinavian Journal of Gastroenterology*, V. 32, n. 9, p. 920-924, Sept. 1997.

LEITURAS RECOMENDADAS

CALIRI, M. H. et al. *Manual de técnicas de enfermagem*. 7. ed. Sagra: DC Luzzatto, 1996.

CESARETTI, I. U. R. et al. Irrigação da colostomia: revisão acerca de alguns aspectos técnicos. *Acta Paulista de Enfermagem*, São Paulo, v. 21, n. 2, p. 338-344, 2008.

FEDERAÇÃO BRASILEIRA DAS ASSOCIAÇÕES DE GINECOLOGIA E OBSTETRÍCIA. Guia prático de condutas higiene genital feminina. São Paulo: FEBRASGO, 2009.

FIGUEIREDO, N. M. A. (Org.). *Especializações em enfermagem*: atuação, intervenção, e cuidados de enfermagem. São Caetano do Sul: Yedis, 2010. v. 1.

FIGUEIREDO, N. M. A.; VIANA, D. L.; MACHADO, W. C. A. *Tratado prático de enfermagem*. 2. ed. São Caetano do Sul: Yendis, 2008. v. 2.

GUYTON, A. C. *Tratado de fisiologia médica*. 11. ed. Rio de Janeiro: Elsevier. 2006.

LENZ, L. L. Cateterismo vesical: cuidados, complicações e medidas preventivas. *Arquivos Catarinenses de Medicina*, Florianópolis, v. 35, n. 1, 2006. Disponível em: <http://www.acm.org.br/revista/pdf/artigos/361.pdf>. Acesso em: 23 nov. 2013.

PAVANELLO, R. et al. Principais fatores de risco para infecção do trato urinário (ITU) em pacientes hospitalizados: proposta de melhorias. *Enfermería Global*, Murcia, n. 15, fev. 2009. Disponível em: <http://scielo.isciii.es/scielo.php?pid=S1695--61412009000100004&script=sci_arttext&tlng=pt>. Acesso em: 23 nov. 2013.

POTTER, P. A. *Fundamentos de enfermagem*. 7. ed. Rio de Janeiro: Elsevier, 2009.

POTTER, P. A. et al. *Grande tratado de enfermagem prática*: clínica e prática hospitalar. 3. ed. São Paulo: Santos, 2001.

POTTER, P. A. PERRY, A. G. *Guia completo de procedimentos e competências de enfermagem*. 7. ed. Rio de Janeiro: Elsevier, 2012.

SANTOS JÚNIOR, J. C. M. Constipação intestinal. *Revista Brasileira de Coloproctologia*, Rio de Janeiro, v. 25, n. 1, p. 79-93, 2005.

VEIGA, D. A. *Manual de técnicas de enfermagem*. 7. ed. Sagra: DC Luzzatto, 1996.

capítulo 12

Cuidados com o paciente portador de lesões cutâneas ou feridas

A realização de um curativo não é atividade para leigos. É necessário conhecimento científico e um olhar atento para as novas tecnologias que surgem a todo momento no mercado. Nesse contexto de transformação, a escolha de uma cobertura para curativo não pode ser um ato de experimentação, nem deve ser movida pela perpetuação do antigo.

O que antecede essa escolha é a capacidade do profissional de enfermagem de identificar o perfil do indivíduo a ser cuidado, o tipo da lesão, o tempo da lesão e o tratamento ideal disponível e possível. Assim, a escolha está diretamente relacionada ao querer do sujeito cuidado, o que exige uma avaliação minuciosa de suas necessidades básicas, para que o ato de fazer um curativo não seja visto apenas como uma tarefa diária da equipe de enfermagem.

Competência

Cuidar do paciente portador de lesões agudas e/ou crônicas, a partir do entendimento do processo de instalação das feridas e realização de curativos de acordo com o material disponível no mercado e a realidade socioeconomica do paciente.

Objetivos de aprendizagem

» Identificar a lesão com base nas características, localização e processo de instalação.

» Conhecer os tipos de curativos disponíveis no mercado e as respectivas indicações terapêuticas.

» Descrever o tipo de lesão e a medida terapêutica adotada.

>> Introdução

A definição de ferida possui significados diferentes de acordo com a história. No passado, acreditava-se que os indivíduos que tinham uma ferida estavam sendo castigados e, por isso, teriam uma cicatriz eterna. O estigma criado no passado deve-se ao fato de que as feridas tanto podem incapacitar o indivíduo como trazer fragilidades para a família, para o próprio indivíduo e também para a comunidade.

Para os profissionais de saúde que avaliam e cuidam dessa disfunção do sistema tegumentar, em algumas situações, o sentimento é de impotência em razão das dificuldades sociais e econômicas que envolvem indiretamente o ato de realização do curativo.

>> Tratamento das feridas

De acordo com vários autores, o **tratamento das feridas** vem evoluindo desde 3.000 a.C., tendo como base os diferentes tipos de cobertura e a utilização de frio e calor. Na pré-história, a fitoterapia já estava presente com o uso de extratos de plantas, água, neve, gelo, frutas e lama. Com a civilização, outros métodos surgiram, como emplastros de ervas, mel, cauterização com ferro quente ou óleo fervendo. O objetivo era diminuir as hemorragias e facilitar o processo de cicatrização. Em seguida, na era medieval, tem-se o registro da aplicação de teia de aranha, vinho, óleos quentes, emplastros e orações para um corpo sagrado.

A forma de apresentação de uma ferida, dependendo da circunstância pela qual foi gerada, pode ser, entre outras, a seguinte:

- orgânica;
- social, provocada por violência urbana;
- emocional.

As feridas orgânicas são aquelas decorrentes de uma disfunção do organismo em razão de problemas circulatórios transitórios ou doenças crônicas. É comum ver indivíduos expondo suas feridas sociais nas calçadas das grandes metrópoles para mendigar e ganhar seu sustento. A fotografia dessa degradação humana é chocante e serve de alerta para as condições de destituição a que a população está exposta e, em consequência, para a deterioração dos níveis de qualidade de vida da população. Essas feridas provocadas pela violência urbana estão associadas direta ou indiretamente aos níveis sociais.

É claro que outros fatores interferem, como a condição de hidratação corporal, o nível nutricional e o bom funcionamento do sistema circulatório. Foi com esse pensamento que Florence Nightingale, precursora da enfermagem moderna, desenvolveu um trabalho de resgate da autoestima dos soldados durante a guerra da Crimeia. Ao cuidar das lesões infectadas dos soldados, ela proporcionava esperanças de cura a indivíduos que não acreditavam que seu restabelecimento fosse possível.

Assim, a enfermagem como profissão teve seu lugar na história do tratamento de feridas, pois Florence implantou a limpeza do ambiente para diminuir os índices de infecção nas lesões. Outros cuidados – como limpeza das feridas, alimentação e apoio emocional – foram associados a essa medida, o que resultou na redução das taxas de mortalidade entre os soldados.

> **>> IMPORTANTE**
> Não obstante a época ou as questões que envolvem o desenvolvimento e o tratamento das feridas, o principal fundamento do tratamento é o resgate da autoestima do indivíduo a ser cuidado, a fim de favorecer o processo de cicatrização.

» Ética no tratamento do paciente com feridas

A enfermagem deve sempre considerar que aquilo que liga o sujeito ao tratamento é o vínculo. As feridas, por si só, já trazem um estigma muito grande para o indivíduo, o que pode ser traduzido em discriminação, preconceito e isolamento social por diversos motivos, entre eles:

- estética repulsiva;
- odor;
- dores;
- aparência.

Tudo isso afasta o indivíduo do convívio social, familiar, comunitário e das relações no trabalho. Outro problema a ser considerado é o custo com o tratamento de qualquer ferida, que pode aumentar de forma considerável, principalmente para os pacientes com doenças crônicas que dificultam o processo de cicatrização, como o diabetes. Os recentes estudos e avanços da crescente industrialização de medicamentos tópicos, as coberturas e a produção de câmaras hiperbáricas de alta precisão têm aumentado a perspectiva de cura.

Tais alternativas também têm estimulado seu consumo em excesso, o que, por vezes, interfere na indicação do tratamento mais adequado para um determinado tipo de ferida. Na verdade, os recursos de última geração disponíveis no mercado ainda estão distantes de uma grande parcela da sociedade, seja por fatores culturais, sociais ou econômicos. O acesso ideal e justo a esses produtos deve ser igual para todos os cidadãos que deles necessitam.

O grande desafio para os gestores de saúde e principalmente para as comissões de curativos a serem organizadas nos serviços de saúde é disponibilizar tecnologias de última geração em todas as unidades de saúde. As comissões de curativos têm respaldo na Lei nº 8.080, de 19 de setembro de 1990, que regula todas as ações de saúde realizadas em território nacional, na qual a organização de comissões de caráter permanente ou eventual é citada.

Depois disso, estados, municípios e federação passaram a fazer seus próprios regulamentos internos no sentido de atender às necessidades de cada região. No início, as comissões de curativo foram geradas a partir das comissões de infecção hospitalar. Atualmente algumas comissões substituíram seu nome por Comissão de Assistência aos Portadores de Ferida.

A prevenção e o tratamento de feridas são temas de compreensão e prática multidisciplinar. Por isso, existe a necessidade de que a comissão de curativos seja composta por representantes de todas as áreas envolvidas, tais como enfermeiros, técnicos de enfermagem, fisioterapeutas, nutricionistas, dermatologistas, psicólogos, assistentes sociais, infectologistas e farmacêuticos. A comissão de curativos tem como objetivos:

- atuar na prevenção e no tratamento de feridas;
- acompanhar os pacientes portadores de lesões durante a hospitalização;
- capacitar os profissionais de saúde;
- padronizar a forma de realizar os curativos, de forma específica e individualizada, objetivando a qualidade da assistência, a redução do período de internação e automaticamente o custo.

Um dos princípios fundamentais da ética ao realizar um curativo é o **respeito**. Assim, é essencial que se garanta a autonomia do paciente em aceitar ou recusar o tratamento proposto pelo cuidador. Deve-se também respeitar a singularidade da sua condição emocional, social e econômica, bem como a sua privacidade, evitando a exposição e os comentários sobre a ferida sem autorização prévia.

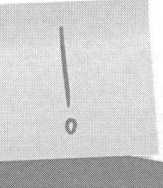

> » **IMPORTANTE**
> O cuidado aos pacientes que apresentam lesões da pele é uma especialidade da enfermagem, reconhecida pela Associação Brasileira de Enfermagem em Dermatologia (SOBENDE) e pela Associação Brasileira de Estomaterapia (SOBEST).

» Composição da pele

A **pele** é considerada um dos órgãos mais extensos do corpo humano. Ela possibilita a comunicação direta com o meio externo devido à sua grande exposição a esse ambiente. Ao mesmo tempo, ela impede a penetração de microrganismos, como bactérias, fungos e vírus. Esse tecido, quando íntegro, protege o ser humano das agressões dos agentes físicos, químicos, mecânicos e ergonômicos.

Para a avaliação do estágio de uma ferida, é importante conhecer as camadas da pele e sua fisiologia. Isso facilita a mensuração da dor, a avaliação da profundidade e a projeção do tempo estimado para cicatrização. Do ponto de vista fisiológico, a pele é constituída de camadas, anexos e glândulas (Quadro 12.1).

A Figura 12.1 apresenta as estruturas da pele.

Quadro 12.1 » Constituição da pele

Epiderme	• Camada mais superficial da pele, fina e não vascularizada, constituída por cinco camadas que favorecem a integridade da pele. Atua criando uma barreira física para proteção.
	• A sua espessura depende do esforço imposto a cada região; por exemplo, as palmas das mãos e solas dos pés apresentam maior quantidade da proteína chamada queratina. Essa camada renova-se continuamente por meio da descamação.
	• Contém ainda os melanócitos, que respondem pela produção de melanina, principal responsável pela pigmentação da pele.
Derme	• Apresenta-se imediatamente abaixo da membrana basal da epiderme.
	• É constituída por tecido conectivo com fibras de colágeno e elastina, vasos sanguíneos e linfáticos, nervos, folículos pilosos e glândulas sebáceas e sudoríparas.
	• Sua principal função é oferecer resistência e sustentação à epiderme e nutrição cutânea por meio do suprimento de sangue e oxigênio à pele.
Hipoderme ou tecido subcutâneo	• Constitui-se de tecido adiposo e conectivo, que liga a derme a estruturas subjacentes, vasos sanguíneos, vasos linfáticos e nervos.
Anexos da pele	• As unhas são estruturas rígidas, achatadas, compostas de queratina dura, e que crescem cerca de 1 mm por semana devido à proliferação de células germinativas em sua raiz.
	• Os pelos estão presentes em todo o corpo, com exceção dos lábios, corpo peniano, glande masculina e entre os grandes e pequenos lábios femininos. Nascem nos folículos pilosos, que são estruturas longas com base em forma de bulbo, localizadas na derme.
	• A parte visível dos pelos é a haste.
Glândulas da pele	• As glândulas sebáceas desenvolvem-se a partir dos folículos pilosos e neles eliminam sua secreção (sebo). Trata-se de uma substância oleosa rica em lipídeos.
	• A estimulação das glândulas sudoríparas depende dos nervos simpáticos, que as forçam a secretar uma solução aquosa de cloreto de sódio, com traços de ureia, sulfatos e fosfatos.
	• A quantidade de suor liberado pela glândula depende de diversos fatores, entre eles a temperatura e umidade do meio ambiente, a quantidade de atividade física e as condições de exposição ao estresse e à fadiga.

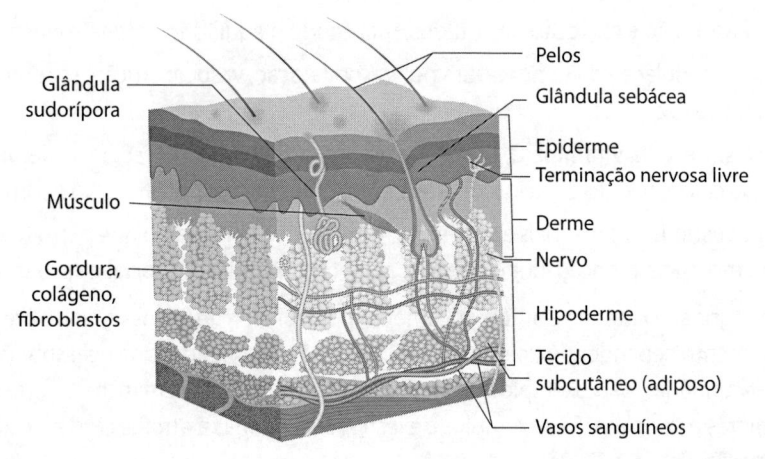

Figura 12.1 Estruturas da pele.
Fonte: Shutterstock.

» Funções da pele

A pele, considerada um órgão comunicador do corpo e o de maior extensão, fornece informações através de mecanismos sensoriais. Devido à importância do órgão, as lesões da pele, de modo geral, interferem diretamente na autoimagem do indivíduo. Isso refletirá positiva ou negativamente no modo de interação e no relacionamento com os indivíduos e com o mundo que os cerca.

A pele desempenha função protetora, que impede a passagem de microrganismos, substâncias químicas, agentes físicos nocivos e outras substâncias para o interior do organismo. Também protege os órgãos internos da forte influência ambiental, como:

- ondas de calor;
- luminosidade;
- temperaturas externas;
- perda excessiva de água e eletrólitos.

Essa função é proporcionada tanto pela constituição das diferentes camadas cutâneas como pelo meio ácido e oleoso que reveste a sua superfície, essencialmente formada pelas secreções produzidas pelas glândulas sudoríparas e sebáceas. A primeira barreira é representada por essa membrana oleosa e ligeiramente ácida que, por um lado, impede a passagem da água e, por outro, exerce um efeito antisséptico que dificulta a aglomeração de microrganismos.

No entanto, a superfície da pele é permanentemente habitada por milhões de micróbios por centímetro quadrado. Entre esses microrganismos, estão as bactérias e os fungos microscópicos, que encontram na superfície da pele condições favoráveis para se alimentarem e se manterem vivos. Em condições normais, são microrganismos não patogênicos, ou seja, a sua existência serve de proteção à pele, já que impedem a união e aglomeração de outros microrganismos agressivos ao meio.

A resistência e a elasticidade da estrutura da pele proporcionam proteção contra os agentes bacterianos e químicos, mas também contra golpes, atritos e pressões. A hipoderme, dada a sua acumulação de adipócitos, amortece os traumatismos ligeiros, enquanto a derme, rica em fibras conjuntivas, garante uma suficiente elasticidade. A melhor barreira contra os agentes externos é a epiderme, por sua camada córnea, com seu conteúdo de queratina, que é uma proteína dura, impermeável e renovável diariamente. São funções da pele íntegra:

- proteger contra agressões externas e microrganismos;

> » **DICA**
> A função de defesa da pele é eficaz apenas quando há limpeza regular, de modo a eliminar as impurezas e os resíduos, sem exagerar na repetição das lavagens, nem utilizar produtos muito alcalinos ou outros produtos corrosivos, que podem deteriorar a camada protetora.

>> **IMPORTANTE**
O que avaliar em uma ferida?
- tipo de ferida, se aguda ou crônica, séptica ou asséptica;
- localização anatômica; condições da pele ao redor da ferida (tecido adjacente);
- condição do bordo da ferida (regular ou irregular, aderida ao leito da ferida ou com presença de espaço morto);
- tipo do tecido presente no leito da ferida (granulação, epitelização ou algum tipo de necrose);
- tamanho da ferida;
- grau de contaminação.

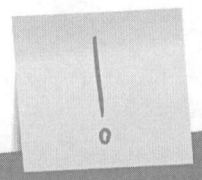

>> **DEFINIÇÃO**
Feridas limpas são aquelas produzidas em ambiente livre de material infectante, desde que não haja abertura de estruturas corporais internas, como trato digestivo, pulmões e trato urinário. **Feridas limpas contaminadas** são aquelas que aconteceram há menos de 6 horas do atendimento ou aquelas que, mesmo ocorrendo em ambiente limpo, envolvem estruturas corporais internas. Já **feridas contaminadas** são aquelas que ocorreram há mais de 6 horas do atendimento ou que tiveram contato com terra ou fezes. **Feridas infectadas** são aquelas com presença de infecção local, tecido desvitalizado, inflamação bacteriana e secreção purulenta.

- promover absorção e excreção de líquidos, mantendo o equilíbrio hidreletrolítico;
- participar da regulação da temperatura por vasodilatação, vasoconstrição e sudorese, mantendo-a em torno dos 37°C;
- permitir a síntese da vitamina D, que é ativada na presença de luz solar, acelerando o metabolismo de cálcio, fosfato e outros minerais importantes para a cicatrização e formação óssea;
- detectar os estímulos sensoriais através das terminações nervosas, o que permite que o indivíduo sinta frio, calor, emoção, dor e pressão, além de comunicação social e sexual.

A perda de integridade cutânea é automaticamente percebida, o que causa grande preocupação e/ou constrangimento dependendo do tipo de lesão. As lesões elementares da pele subdividem-se em primárias e secundárias. São exemplos de lesões primárias as bolhas, manchas, nódulos, pápulas, pústulas, tumores e vesículas. São exemplos de lesões secundárias a atrofia, crosta, cicatriz, escama, erosão, escoriação, fístula e úlcera.

Quando a continuidade da pele é rompida, tem-se uma lesão; todavia, nem toda lesão se transforma em uma ferida. O que caracteriza uma ferida é a ruptura da estrutura e consequentemente a alteração no funcionamento normal da pele. São modificações provocadas por processos inflamatórios, traumas, doenças degenerativas, distúrbios circulatórios ou metabólicos, processos patológicos internos ou externos. O ato de avaliar uma ferida está focado em um conjunto de detalhes, frutos da observação intencional que precede e orienta a realização de um curativo, o que requer escolhas adequadas para cada lesão.

Com relação ao tipo, a ferida pode ser classificada em **aguda** quando tende a cicatrizar mais facilmente e de forma ordenada, com aproximação dos bordos por pontos cirúrgicos, esparadrapos especiais ou colas próprias. Por essa razão, há menor perda tecidual, a exemplo das feridas cirúrgicas ou traumáticas. Em geral, a cicatrização leva de 4 a 14 dias. Já as feridas **crônicas** necessitam de uma equipe multidisciplinar no sentido de criar condições para que o organismo possa reagir e desenvolver capacidade de reparar os danos sofridos.

As feridas crônicas são definidas normalmente por sua irregularidade e extensão, não sendo fácil aproximar os bordos. O tempo de existência da lesão pode durar meses ou anos. As principais causas no retardo da cicatrização de feridas crônicas englobam trauma permanente, desnutrição, diabetes, hipertensão, hepatopatias, nefropatias, problemas vasculares, neoplasias, uso de alguns medicamentos, anemias e infecções.

Quanto à perda de tecidos, as feridas podem ser superficiais, parciais ou apresentar perda total das estruturas da pele, de tecido subcutâneo e, às vezes, músculos e osso. Ao avaliar o grau de contaminação, as feridas podem ser classificadas em quatro tipos diferentes:
- limpa;
- limpa contaminada;
- contaminada;
- infectada.

>> Processo de cicatrização

A cicatrização das feridas é descrita por fases que devem ocorrer de forma cronológica e ordenada, em que as peças precisam ser encaixadas delicadamente como em um grande quebra-cabeça. A Figura 12.2 mostra a evolução no número relativo de células sanguíneas e fibroblastos nas fases sequenciais do processo de cicatrização.

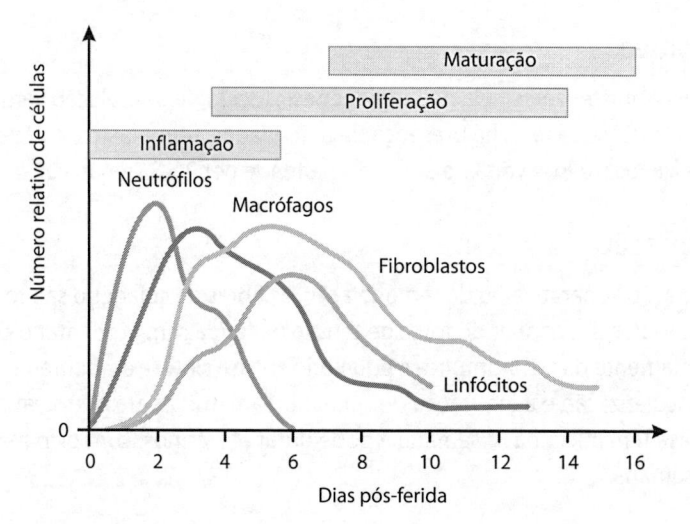

Figura 12.2 Evolução do número relativo de células sanguíneas e fibroblastos nas fases sequenciais do processo de cicatrização.
Fonte: Adaptada de Tazima, Vicente e Moriya (2008).

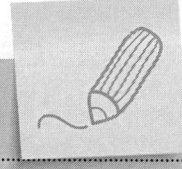

» Agora é a sua vez!

1. Quais são as principais funções da pele?
2. Considerando a classificação das feridas, explique a diferença entre feridas limpas, feridas limpas contaminadas, feridas contaminadas e feridas infectadas.

Respostas no ambiente virtual de aprendizagem: www.grupoa.com.br/tekne.

Fase inflamatória

A fase inflamatória inicia-se imediatamente após a lesão. Os elementos fundamentais dessa fase são os neutrófilos e monócitos, responsáveis pela limpeza e fagocitose da lesão. Seu tempo de duração é de 3 a 6 dias.

O coágulo formado estabelece uma barreira impermeabilizante que protege da contaminação. Com a lesão tecidual, ocorre a liberação local de histamina, serotonina e bradicinina, que causam vasodilatação e aumento de fluxo sanguíneo no local e consequentemente sinais inflamatórios, como calor e rubor. A permeabilidade capilar aumenta, causando extravasamento de líquidos para o espaço extracelular e, como consequência, edema (TAZIMA; VICENTE; MORIYA, 2008).

Fase proliferativa

A fase proliferativa caracteriza-se pela neoangiogênese, tecido de granulação vermelho-brilhante, de aspecto granuloso. Nessa fase, há presença de macrófagos, fibroblastos, colágeno e vasos sanguíneos, e seu início ocorre por volta do 3º dia e se estende por 2 a 3 semanas.

Fase de maturação

Na fase de maturação, reparativa ou de remodelação, as fibras de colágeno são reorganizadas, remodeladas e amadurecem, ganhando força de tensão na ferida sem aumentar o colágeno. O processo de remodelamento da ferida implica o equilíbrio entre a síntese e a degradação do colágeno, a redução da vascularização e a infiltração de células inflamatórias, até que se atinja a maturação da ferida. Essa fase tem início na 3ª semana e pode durar até 2 anos, com pico maior de ação por volta da 6ª à 8ª semana.

>> Tipos de cicatrização

Existem três formas diferentes de cicatrização das feridas que dependem da circunstância em que ocorreu a lesão (etiologia) e da presença ou não de infecção. As feridas podem cicatrizar por primeira intenção, segunda intenção ou terceira intenção (ou fechamento primário tardio). A primeira intenção é o tipo de cicatrização que ocorre sem perdas de tecidos e há aproximação das bordas da lesão por meio de sutura cirúrgica, colas especiais ou grampos cirúrgicos.

Na segunda intenção, não há aproximação das bordas da lesão, pois ocorre uma perda tecidual importante, com presença ou não de infecção. Nesse caso, a cicatrização ocorre por meio de contração e epitelização da lesão (Figura 12.3). A terceira intenção ocorre principalmente pela infecção da ferida, que deve ser tratada e, em seguida, ressuturada, envolvendo pele e tecido subcutâneo. Logo, a ferida é deixada aberta e depois fechada.

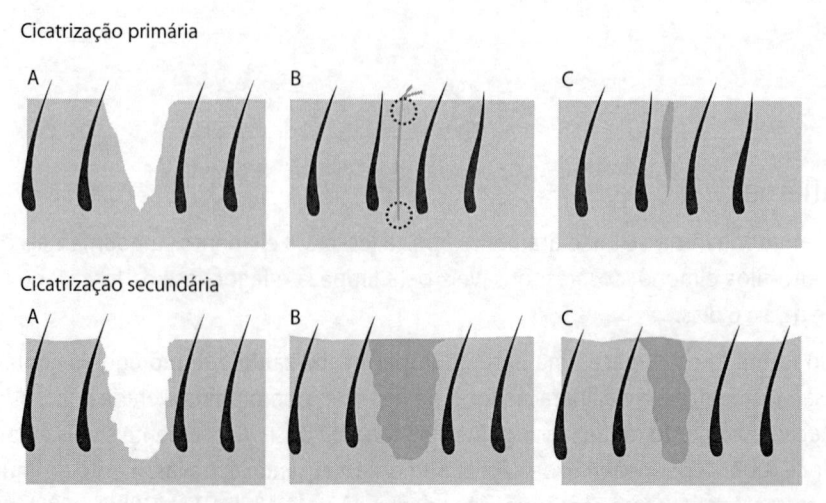

Figura 12.3 Representação esquemática do tipo de cicatrização por primeira e por segunda intenção.
Fonte: Adaptada de Tazima, Vicente e Moriya (2008).

» Úlcera por pressão

As úlceras por pressão são, sem dúvida, um dos maiores problemas para os profissionais da equipe de enfermagem, tendo em vista que a responsabilidade de mobilização dos pacientes é dessa equipe. Além disso, a abertura de uma úlcera por pressão acarreta, direta ou indiretamente, inúmeros fatores que devem ser considerados. Por muito tempo, a úlcera por pressão foi chamada de úlcera de decúbito ou escara, nomes que culpabilizavam, de forma direta, a equipe de enfermagem, acusada frequentemente de não mudar o decúbito e/ou deixar o paciente por muito tempo em lugar úmido.

Assim, a ideia de que úlcera por pressão, escara e úlcera de decúbito são sinônimos deve ser esquecida para que haja a compreensão das determinantes que envolvem a prevenção, a abertura e o tratamento das úlceras por pressão. Dessa forma, o decúbito não é o principal responsável por sua abertura, mas sim um contexto que envolve cuidados de enfermagem, cuidados da clínica e cuidados nutricionais.

Fatores desencadeantes de úlceras por pressão

Um dos principais fatores é o envelhecimento da população idosa, que, de acordo com estimativa do Ministério da Saúde, em 2025, crescerá em 15%. No entanto, o aumento da expectativa de vida é um indicador de saúde positivo, porque está relacionado à melhoria do índice de desenvolvimento humano (IDH). Por outro lado, o envelhecimento da população resulta em aumento da cronicidade das doenças, elevando os índices de complicações a elas associadas. Atualmente, existem 16 milhões de indivíduos acima de 60 anos de idade e, nos próximos 12 anos, esse número passará para 32 milhões.

O processo de envelhecimento tem como um de seus pilares o declínio biológico, podendo ser acompanhado de doenças e dificuldades funcionais com o avançar da idade. Também se percebe que as úlceras por pressão estão fortemente associadas aos pacientes com mobilidade física prejudicada, institucionalizados, hospitalizados e obesos. Juntos, esses fatores aumentam a possibilidade de morbimortalidade e o risco de infecção, trazendo dores que, como consequência, diminuem a qualidade de vida para o indivíduo e sua família.

Os fatores de risco para úlceras por pressão são todos aqueles que predispõem o indivíduo a períodos prolongados de isquemia induzida por pressão e que reduzem a capacidade de recuperação tecidual da lesão isquêmica, o que pode ocasionar o surgimento dessas lesões. Entre esses fatores, estão:

- pressão;
- cisalhamento;
- fricção;
- imobilização;
- umidade.

A pressão não depende da intensidade para o surgimento do dano tecidual. Em outras palavras, a pressão pode ser de baixa intensidade, porém ocorrer por um período prolongado, ou ser de alta intensidade e ocorrer por um período curto de tempo. A Figura 12.4 apresenta os locais do corpo mais expostos às pressões de acordo com o decúbito adotado pelo paciente.

A diminuição dos níveis séricos de albumina altera a pressão osmótica, ocorrendo a formação de edema e diminuição do suprimento de oxigênio ao tecido. Com isso, o risco de infecção por deficiência do sistema imunológico aumenta. Outra questão é a anemia, que afeta o transporte de oxigênio. As deficiências de vitaminas A, C e E também podem contribuir para o desenvolvi-

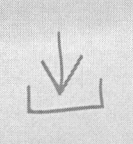

» **DEFINIÇÃO**
Decúbito é a posição adotada no leito por um indivíduo. Escara é um tipo de necrose de coagulação que pode ser encontrada no leito de qualquer ferida por ser um tecido desvitalizado.

» **DICA**
Os pacientes com algum tipo de paresia ou plegia crural podem desenvolver úlcera, mesmo não estando acamados.

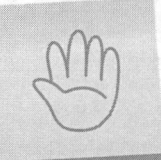

» **ATENÇÃO**
O termo institucionalização é usado para descrever tanto o processo como os prejuízos causados a seres humanos pela aplicação opressiva ou corrupta de sistemas de controle sociais, médicos ou legais, inflexíveis por instituições públicas ou sem fins lucrativos, criados originalmente com fins e razões benéficas. Os pacientes que comumente são ou foram institucionalizados são idosos, deficientes mentais, hansenianos, entre outros.

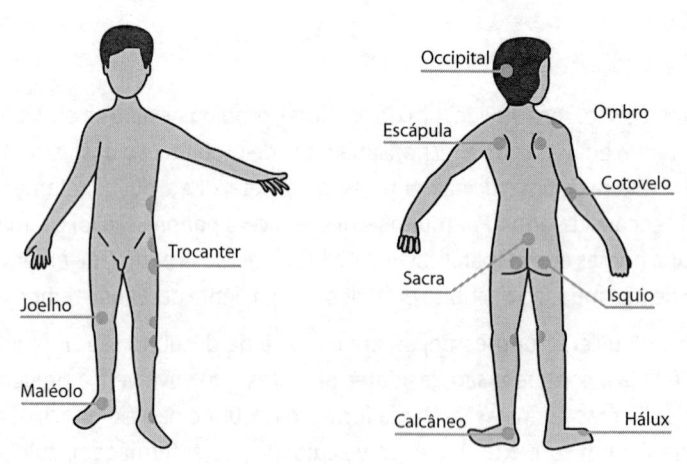

Figura 12.4 Áreas de maior incidência de úlcera por pressão.
Ilustração: Gilnei Cunha.

mento da úlcera por pressão devido ao papel que desempenham na síntese do colágeno, imunidade e integridade epitelial. As situações mais comuns que comprometem esse processo são:

- a idade avançada e a hipotensão arterial por diminuição do suprimento sanguíneo pelos capilares;
- os níveis de estresse, pois são considerados imunossupressores;
- o tabaco, que dificulta o processo de cicatrização, principalmente se associado às doenças crônicas degenerativas;
- algumas medicações e as incontinências urinária e fecal, que podem contribuir para o elevado e crescente número de casos de pacientes com úlceras por pressão.

O cuidado dos pacientes com úlceras por pressão, segundo Oliveira et al. (2013), deve ser ofertado por uma equipe multiprofissional para que a assistência seja de qualidade e integral, o que exige das instituições reestruturação em seu modelo de gestão para efetividade da promoção desse cuidado. Segundo Silva (2003 apud OLIVEIRA et al., 2013), não se justifica considerar o profissional de enfermagem como único responsável pelo aparecimento das úlceras. Essa afirmação deve-se às condições de trabalho oferecidas no setor de saúde, cuja escassez de espaços adequados e de insumos é recorrente e diária.

Os fatores apresentados mostram que a discussão das responsabilidades do surgimento de úlceras por pressão não está focada apenas na qualidade do trabalho da equipe de enfermagem, mas sim em várias lacunas existentes no sistema de saúde, no modo de viver dos indivíduos e nas diretrizes traçadas para o cuidado da ferida instalada. O mais importante é pensar nessas responsabilidades de forma sistêmica, tendo como foco a clínica ampliada.

A clínica ampliada tem sua ação centrada no sujeito que adoece, valorizando o que ele tem a dizer sobre o seu adoecimento, seu contexto social, familiar e cultural. Daí ser chamada também de clínica do sujeito. São atitudes desejáveis na perspectiva da clínica ampliada aprender a lidar com a dimensão do sofrimento, que está necessariamente inserida no processo de adoecer, e ultrapassar relações e práticas que neguem a subjetividade do adoecer, centradas apenas nas lesões e doenças visíveis e diagnosticáveis.

Outras atitudes são acolher a narrativa do sujeito, suas preocupações, temores e medos, buscando ajudá-lo a lidar com tais sentimentos. Além disso, deve-se dar voz ao sujeito adoecido: o diálogo deve fluir de modo a valorizar a compreensão do paciente sobre seu adoecimento, sua história de vida e suas expectativas de cuidado. Cabe promover uma informação clara e acessível à compreen-

> **» IMPORTANTE**
> Devem sempre ser avaliados os fatores importantes no desenvolvimento das úlceras por pressão. Além de pressão, cisalhamento, fricção e umidade, é preciso observar as condições nutricionais. O déficit nutricional pode contribuir diretamente para o desenvolvimento das úlceras por pressão.

são do paciente e de sua família e cuidar atuando sobre as necessidades do sujeito (biológicas, psíquicas e sociais) como partes indissociáveis do ser humano.

Também são atitudes desejáveis na perspectiva da clínica cuidar com efetividade, continuidade e terminalidade, preservando e estimulando a autonomia dos indivíduos e estabelecendo vínculo profissional-paciente. É preciso ter atitude de responsabilização com as necessidades de saúde do indivíduo e utilizar os recursos tecnológicos sem que substituam a presença humana. O homem (o paciente e o profissional de saúde) permanece o centro do processo de trabalho em saúde. Assim, deve-se promover a humanização da assistência e de quem assiste (ROMANO, 2011, p. 10-13).

Classificação

As úlceras por pressão são classificadas em quatro estágios, de acordo com o Instituto Nacional de Câncer (2009), além das úlceras consideradas não estagiáveis, devido à grande concentração de necrose de coagulação ou escara, impedindo a visualização das camadas de pele comprometidas (Quadro 12.2).

A Figura 12.5 mostra o estagiamento das úlceras por pressão.

Quadro 12.2 » Classificação das úlceras por pressão

Estágios	Característica da lesão
Estágio I	• Pele intacta com eritema que não regride após alívio da pressão é uma lesão precursora de ulceração de pele. • Localizada normalmente em área de proeminência óssea. • Em peles negras, pode-se observar descoloração da pele, calor, edema e intumescimento.
Estágio II	• Perda parcial da epiderme, derme ou ambas. • Apresenta-se clinicamente como bolha, abrasão ou cratera rasa rompida ou não.
Estágio III	• Perda profunda de espessura de tecido ou necrose do tecido subcutâneo, que pode invadir regiões mais profundas. Entretanto, não há exposição de ossos, tendões ou músculos. • A úlcera por pressão apresenta-se como uma cratera profunda com ou sem descolamento de tecidos subjacentes.
Estágio IV	• Perda total de espessura de tecido com extensa destruição, necrose de tecido, podendo ter danos em músculo, osso e cápsulas das articulações ou tendões. • Pode ser associada ao último estágio, pois há presença de descolamentos, fístulas ou túneis.
Não estagiável	• Perda total de espessura de tecido, onde a base da úlcera por pressão apresenta tecido necrótico (amarelo, bege, cinza, verde ou marrom) e/ou escara (bege, marrom ou preta). • Deve-se realizar o desbridamento do tecido necrótico e/ou escara para expor a base da ferida e aferir a verdadeira profundidade. A partir daí, definir o estágio da ferida. • Escara estável (seca, aderente, intacta, sem eritema), localizada no calcanhar, serve como capa protetora natural do organismo e não deve ser removida.

Fonte: National Pressure Ulcer Advisory Panel-NPUAP (2009).

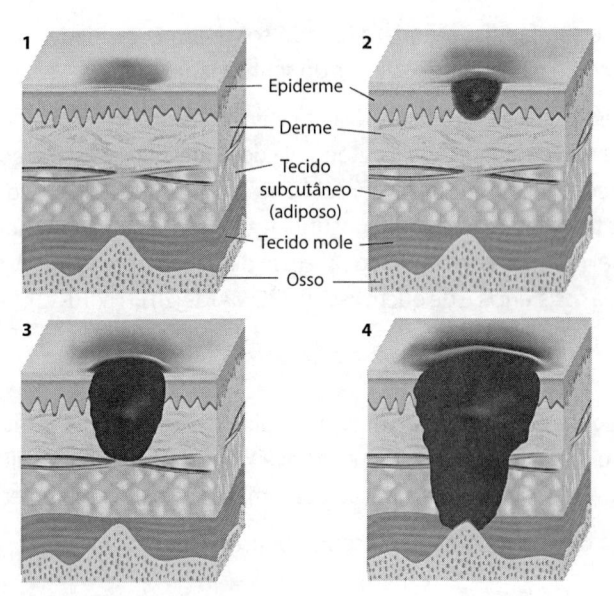

Figura 12.5 Estágios das úlceras por pressão.
Fonte: Shutterstock.

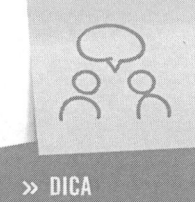

> **» DICA**
> Quanto mais baixa a pontuação na escala de Braden, maior será o potencial para desenvolvimento de uma úlcera por pressão.

Avaliação do grau de risco

A principal finalidade de utilizar uma escala, uma graduação, para as úlceras por pressão é individualizar o cuidado, avaliando separadamente cada paciente, com toda a complexidade que envolve a problemática. Afinal, trata-se de um problema de saúde pública e da equipe multidisciplinar. A escala de Braden foi adaptada para a língua portuguesa, avaliada e validada quanto à sua eficácia, principalmente para os pacientes restritos ao leito. A escala avalia alguns parâmetros, a saber:

- percepção sensorial: avalia a capacidade de reação significativa ao desconforto e à pressão;
- umidade: verifica o nível de exposição da pele à umidade e o seu comprometimento;
- atividade: avalia o nível de atividade física;
- mobilidade: avalia a capacidade de alterar e controlar a posição do corpo;
- nutrição: verifica as condições de alimentação habitual;
- fricção e cisalhamento: são avaliados juntos e verificam a força de deslizamento dos pacientes na mudança de decúbito.

O Quadro 12.3 apresenta a escala de Braden.

Aspectos a serem avaliados no desenvolvimento do curativo

Os pacientes com úlcera por pressão podem ser tratados nos diversos cenários, como hospitais, ambulatórios, unidades básicas de saúde, clínicas da família e domicílio. É importante o planejamento das ações de acordo com o ambiente, motivo pelo qual se deve avaliar a ferida quanto a alguns fatores, como sua classificação, se ferida séptica ou asséptica, para determinar a ordem de limpeza, sempre iniciando da parte mais limpa para a mais contaminada.

A localização anatômica interfere diretamente nas orientações de mudança de decúbito, pois, dependendo da localização e da exposição, a pressão é maior. Deve-se verificar o formato e tamanho da ferida, avaliando o bordo (regular ou irregular) e as perdas de tecidos envolvidos. Alguns curativos das novas tendências não podem ser cortados, e existem réguas esterilizadas para confirmação do tamanho da ferida.

Quadro 12.3 » **Escala de Braden**

Fatores de risco	Pontuação			
	1	2	3	4
Percepção sensorial	Totalmente limitado	Muito limitado	Levemente limitado	Nenhuma limitação
Umidade	Completamente molhada	Muito molhada	Ocasionalmente molhada	Raramente molhada
Atividade	Acamado	Confinado à cadeira	Anda ocasionalmente	Anda frequentemente
Mobilidade	Totalmente imóvel	Bastante limitado	Levemente limitado	Não apresenta limitações
Nutrição	Muito pobre	Provavelmente inadequado	Adequado	Excelente
Fricção e cisalhamento	Problema	Problema em potencial	Nenhum problema	
Total	Risco leve: 15 a 16	Risco moderado: 12 a 14	Risco grave: abaixo de 11	

Fonte: Adaptado de Hess (2002).

Outros fatores a serem avaliados são a profundidade da ferida e o exsudato, que pode ser seroso, serossanguinolento, sanguinolento, piossanguinolento ou purulento. Normalmente quem fornece a cor ao exsudato é a bactéria. Se purulento, deve-se avaliar a cor (amarelado, esverdeado ou marrom). Outros fatores que devem ser avaliados são:

- aparência da ferida;
- cor dos tecidos no leito da lesão (viáveis são os tecidos sadios de granulação ou epitelização; os inviáveis são necroses);
- extensão da ferida (lojas ao redor ou presença de espaço morto);
- odor (inodor ou fétido);
- dor, utilizando a escala analógica de intensidade da dor de 0 a 10;
- tempo de existência.

Execução da prática de realização do curativo

A relação das etapas a seguir é apenas uma orientação, não havendo necessidade de memorização. O importante é que o profissional, ao desenvolver essa técnica, considere aspectos como:

- prevenção de infecção;
- planejamento da ação para evitar idas e vindas ao posto de enfermagem;
- escolha do produto certo para a ferida certa.

>> PROCEDIMENTO

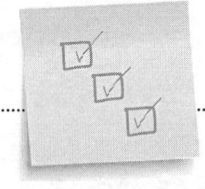

Os procedimentos para a realização do curativo são:

- lavar as mãos para prevenir infecção;
- explicar o procedimento aos pacientes e familiares para assegurar sua tranquilidade;
- reunir todo o material;
- fechar portas e janelas, desligar ventiladores de teto ou móveis para diminuir correntes de ar e agitação de poeira;
- colocar o paciente em posição adequada;
- manipular o pacote de curativo com técnica asséptica, incluindo a utilização de luvas estéreis;
- remover o curativo antigo com luvas de procedimento;
- fazer a limpeza com soro fisiológico a 0,9%;
- aplicar cobertura adequada;
- realizar curativo oclusivo quando necessário;
- lavar as mãos;
- recolher o material;
- reunir as informações e fazer a evolução de enfermagem sobre o procedimento.

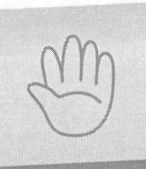

>> Limpeza das feridas

A manipulação adequada da ferida consiste na limpeza cuidadosa e rigorosa de toda sua extensão e profundidade. A melhor técnica de limpeza do delicado leito da ferida compreende a irrigação com jatos de soro fisiológico a 0,9%, que são suficientes para remover os corpos estranhos e os tecidos frouxamente aderidos, além de preservar o frágil tecido de granulação neoformado (Figura 12.6).

Na técnica limpa de higiene de feridas, utiliza-se solução salina ou água corrente, e a umidade é retirada com uso de gaze estéril. As luvas destinam-se à proteção do indivíduo executor do proce-

>> ATENÇÃO

O ato de esfregar a pele íntegra ao redor da área deve ser evitado para não traumatizá-la, uma vez que serve como barreira protetora à penetração de bactérias. Os movimentos leves e precisos são os mais adequados para que não ocorram lesões por fricção exagerada nessa área.

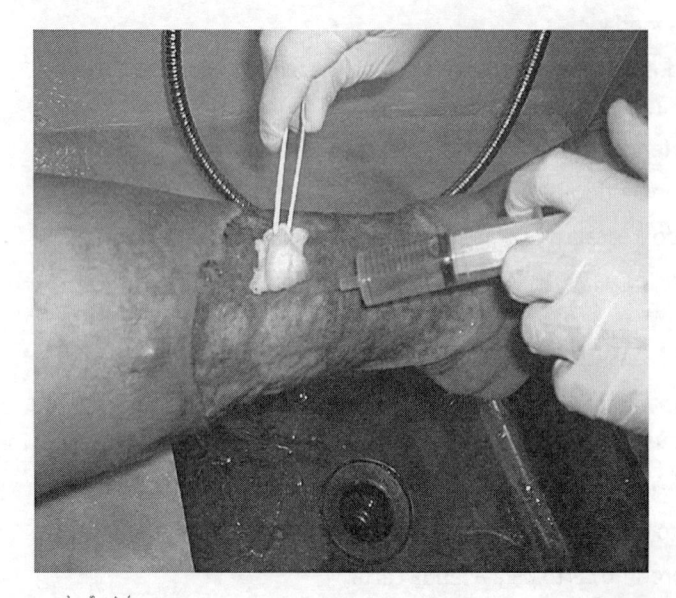

Figura 12.6 Limpeza da ferida.
Fonte: Enfermagem... (2012).

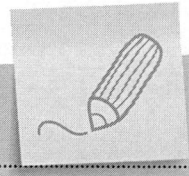

>> Agora é a sua vez!

3. Existem três formas diferentes de cicatrização das feridas que dependem da circunstância em que ocorreu a lesão (etiologia) e da presença ou não de infecção. Quais são elas?
4. Quais são os locais do corpo mais expostos às pressões de acordo com o decúbito adotado pelo paciente?

Respostas no ambiente virtual de aprendizagem: www.grupoa.com.br/tekne.

dimento. A técnica é recomendada para uso em domicílio, onde a microbiota representa menor patogenicidade. Já a técnica estéril é recomendada para uso no ambiente hospitalar, uma vez que a existência de microrganismos patogênicos e a possibilidade de infecção cruzada são maiores. Outra forma de limpar a ferida é o desbridamento, que pode ser autolítico, químico e mecânico.

O desbridamento autolítico consiste na autodegradação do tecido necrótico; para isso, o leito da ferida deve ser mantido com umidade fisiológica e temperatura em torno de 36,5 a 37°C. Deve-se impedir a dissecção e promover a autólise. Recomenda-se a utilização de coberturas sintéticas retentoras de umidade, como os hidrocoloides. O desbridamento químico tem como base a remoção do tecido necrótico por meio da utilização de enzimas proteolíticas, promovendo a degradação do colágeno ao utilizar a papaína ou a colagenase.

O desbridamento mecânico consiste na retirada da necrose do leito da ferida, utilizando-se de força física, que pode ser empregada por meio de fricção ou do uso de gaze úmida ou seca, sem instrumento cortante. Em geral, desbridar com instrumentos cortantes é competência dos profissionais de nível superior (médico ou enfermeiro). Em qualquer circunstância, o importante é que, ao fazer um curativo, o profissional de enfermagem fique atento às seguintes características que servem de parâmetro para identificar a qualidade do curativo:

- ser impermeável à água e a outros fluidos;
- dar viabilidade às trocas gasosas;
- ser de fácil aplicação e remoção, sem causar traumas;
- auxiliar na hemostasia;
- proteger a ferida contra trauma mecânico e infecção;
- limitar o movimento dos tecidos ao redor da ferida;
- promover um ambiente úmido;
- absorver exsudato;
- promover o desbridamento;
- aliviar a dor;
- proporcionar condições favoráveis às atividades de vida diária do paciente.

Ao finalizar um curativo, a tendência é optar pela oclusão com gases ou compressas, mas atualmente essa prática vem sendo substituída pela simples higienização da ferida com água e sabão e orientação para deixar a ferida livre sem cobertura. É essencial evitar o contato de insetos com a ferida, o que pode resultar em infestação e/ou contaminação.

Entretanto, o profissional de enfermagem deve analisar a característica da lesão e as condições de entendimento do paciente para decidir se a deixa fechada, aberta ou entreaberta, principalmente quando o atendimento é realizado no domicílio. Essa escolha segue a classificação do tipo de curativo. Nas unidades hospitalares, é comum que o formato de curativo seja prescrito pelo médico, enfermeiro ou em protocolo desenvolvido pela comissão interna de curativo ou pela comissão interna de infecção hospitalar. Dessa forma, o curativo pode ser:

- oclusivo: para proteger a ferida de traumas;
- semioclusivo: para permitir a visualização de drenagem e observar necessidade de trocas;
- aberto: quando a ferida permanece exposta;
- compressivo: cujo fundamento é a compressão para promover hemostasia.

Em relação ao contato com a ferida, o curativo pode ser primário ou secundário. O primário envolve o contato direto com a ferida. O secundário tem a finalidade de absorção e por isso fica em cima do curativo primário.

» Tecnologias disponíveis no mercado

A indústria produtora de insumos para a área de saúde produz a cada dia conhecimentos e novas tecnologias com o objetivo de acelerar o processo de cura e restauração da saúde dos indivíduos. No caso dos curativos, as novas tendências exigem alguns princípios para comprovar a sua eficácia:

- eliminar os tecidos desvitalizados;
- diminuir as infecções;
- atender às características da ferida;
- ser de uso prático para paciente e família;
- ter uma ótima relação custo-benefício;
- estar disponível no mercado.

A seguir, são abordados alguns tipos de curativos disponíveis no mercado.

Curativo com gaze umedecida em solução fisiológica a 0,9%

Para realização do curativo com gaze umedecida em solução fisiológica a 0,9%, é necessária uma bandeja contendo gaze estéril e soro fisiológico a 0,9%. O mecanismo de ação desse tipo de curativo é manter a ferida úmida, favorecer a formação do tecido de granulação, amolecer os tecidos desvitalizados, estimular o desbridamento autolítico e absorver o exsudato.

Esse tipo de curativo é indicado para manutenção da ferida úmida. Pode ser usado em todas as feridas com cicatrização por segunda ou terceira intenção. É contraindicado em feridas com cicatrização por primeira intenção e locais de inserção de drenos e cateteres. O modo de usar é:

- limpar a ferida com soro fisiológico a 0,9% por irrigação;
- manter a gaze úmida em contato com todo o leito da ferida com curativo primário;

- ocluir com curativo secundário seco estéril;
- fixar com esparadrapo ou atadura de crepom.

A periodicidade de troca ocorre de acordo com a saturação do curativo secundário ou a cada 24 horas. A solução de cloreto de sódio a 0,9% pode ser substituída por solução de Ringer simples, pois possui composição eletrolítica isotônica semelhante à do plasma sanguíneo.

Curativos hidrocoloides

Os hidrocoloides são curativos que podem ser apresentados sob a forma de placa, pasta, gel e grânulos. Em sua composição, o hidrocoloide em placa é um curativo sintético derivado da celulose natural que contém partículas hidrofílicas que formam uma placa elástica autoadesiva. A sua face externa contém uma película de poliuretano semipermeável não aderente. A camada de poliuretano proporciona uma barreira protetora contra bactérias e outros contaminantes externos.

As partículas de celulose expandem-se ao absorver líquidos e criam um ambiente úmido, que permite às células do microambiente da úlcera por pressão sofrerem um desbridamento autolítico. Essa condição estimula o crescimento de novos vasos (neovascularização) e do tecido de granulação e protege as terminações nervosas. Ele mantém o ambiente úmido, enquanto protege as células de traumas e da contaminação bacteriana e mantém também o isolamento térmico.

Os curativos hidrocoloides são indicados para úlceras com quantidade pequena ou moderada de exsudato, úlceras de pressão, traumáticas, venosas e áreas necróticas ressecadas (necrose de coagulação ou escara). Os hidrocoloides em forma de pasta são indicados para úlceras profundas, podendo ser usados para preencher os espaços mortos.

Estão contraindicados em casos de infecção, principalmente por microrganismos anaeróbios, uma vez que esses produtos são impermeáveis ao oxigênio e não podem ser usados se houver excessiva drenagem, devido à limitada capacidade de absorção. Não devem ser usados se houver exposição de músculos, ossos ou tendões. O modo de usar os curativos hidrocoloides é o seguinte:

- irrigar o leito da úlcera por pressão com soro fisiológico a 0,9%;
- secar a pele ao redor;
- escolher o hidrocoloide com diâmetro que ultrapasse a borda da lesão pelo menos de 2 a 3 cm;
- retirar o papel protetor;
- aplicar o hidrocoloide segurando-o pelas bordas da placa;
- pressionar firmemente as bordas e massagear a placa para perfeita aderência.

Se necessário, deve-se reforçar as bordas com fita adesiva e datar o hidrocoloide. É importante trocar a placa sempre que o gel extravasar, o curativo se deslocar e/ou, no máximo, a cada 7 dias. Os curativos hidrocoloides têm como vantagens:

- proteger o tecido de granulação e epitelização de ressecamento e trauma;
- liquefazer o tecido necrótico por autólise;
- absorver quantidade moderada de secreção;
- aderir a superfícies irregulares do corpo;
- possuir a capacidade de moldar-se, não exigindo uso de curativo secundário;
- não permitir a entrada de água durante o tratamento, fornecendo uma barreira efetiva contra bactérias;

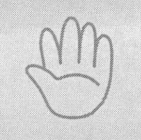

>> **ATENÇÃO**

Os curativos hidrocoloides produzem odor desagradável e podem permitir que resíduos adesivos da placa se fixem na pele, o que pode causar traumas ao serem removidos. A escolha do produto adequado para cada paciente deve ser criteriosa, de acordo com a avaliação da característica da úlcera.

Os grânulos e a pasta promovem os benefícios da cicatrização úmida em úlceras exsudativas e profundas, facilitando a epitelização. Os grânulos agem principalmente na absorção do excesso do exsudato. Já a pasta preenche o espaço existente no interior da lesão. Ambos promovem o desbridamento autolítico, com a camada de contato entre o leito da úlcera por pressão e a cobertura do hidrocoloide, maximizando sua ação.

- auxiliar na contenção do odor;
- reduzir a dor.

A desvantagem é que não permitem a visualização da ferida devido à sua coloração opaca, precisando ser removidos para avaliação. Podem apresentar odor desagradável na remoção, e o adesivo pode causar sensibilidade dolorosa. Cabe ressaltar o alto custo do curativo, que torna oneroso esse tipo de tratamento.

Curativos com filme transparente

Os curativos com filme transparente são curativos estéreis, constituídos por uma membrana de poliuretano, coberta com adesivo hipoalergênico. Não aderem à superfície úmida da ferida e possuem uma cobertura fina, transparente, semipermeável e não absorvente. Como mecanismo de ação, os curativos com filme transparente mantêm um ambiente úmido entre a úlcera por pressão e o curativo, favorecendo o desbridamento autolítico, protegendo contra traumas e ajudando na cicatrização.

A umidade natural reduz a desidratação e a formação de crosta, o que estimula a epitelização. Podem proporcionar barreiras bacterianas e virais, dependendo de sua porosidade. Permitem visualizar a úlcera, além de permanecerem sobre ela por vários dias, diminuindo o número de trocas. Podem também ser utilizados como curativo secundário. São indicados em:

- úlceras superficiais com drenagem mínima, em estágio I;
- úlceras cirúrgicas limpas, com pouco exsudato;
- queimaduras superficiais;
- áreas doadoras de pele;
- dermoabrasão;
- fixação de cateteres;
- proteção da pele adjacente a fístulas;
- prevenção de úlceras de pressão.

O modo de usar os curativos com filme transparente é limpar a pele e a úlcera, irrigando com soro fisiológico a 0,9%, secar a pele ao redor da lesão e escolher o filme transparente do tamanho adequado, com o diâmetro que ultrapasse a borda. Deve-se aplicar o filme transparente e trocá-lo quando descolar da pele ou se houver sinais de infecção. Podem ser utilizados como curativos secundários ou associados a outro produto.

Curativos com alginato de cálcio

Os curativos com alginato de cálcio têm em sua composição um polissacarídeo composto de cálcio, derivado de algumas algas marinhas. Realizam a hemostasia, absorção de líquidos, imobilização e retenção das bactérias na trama das fibras. Também existem à disposição curativos com sódio em sua composição.

O mecanismo de ação desse tipo de curativo é sua propriedade desbridante. Antes do uso, em seco, e quando as fibras de alginato entram em contato com o meio líquido (exsudato), realizam uma troca iônica entre os íons de cálcio do curativo e os íons de sódio da úlcera, transformando as fibras de alginato em um gel suave, fibrinoso, não aderente, que mantém o meio úmido ideal para o desenvolvimento da cicatrização.

> » **DICA**
> Não são recomendados os curativos com filme transparente para úlceras exsudativas, profundas e infectadas. Se utilizados de forma inadequada, podem levar à maceração da pele ao redor da lesão.

Os curativos com alginato de cálcio são indicados em úlceras infectadas e exsudativas, como as de pressão, traumáticas, áreas doadoras de enxerto, úlceras venosas e deiscentes. Podem ser utilizados para preencher os espaços mortos, como cavidades e fístulas. Se houver pequena quantidade de exsudato, a úlcera por pressão pode ressecar e necessitar de irrigação. A sua colocação deve ser feita de maneira frouxa para possibilitar a expansão do gel.

Após o seu uso, observa-se, no leito da úlcera, uma membrana fibrinosa, amarelo-pálida, esfacelamento ou necrose de liquefação, que deve ser retirada somente com irrigação. Podem ser usados em associação com outros produtos. As trocas devem ocorrer mediante a saturação dos curativos, geralmente após 24 horas. Apresentam como vantagem a alta capacidade de absorção e como desvantagem a possibilidade de causar maceração quando em contato com a pele sadia. Dependendo do fabricante, há necessidade de umedecer o alginato com soro fisiológico a 0,9% no leito da úlcera.

Curativos com carvão ativado

Os curativos com carvão ativado têm em sua composição uma cobertura composta de uma almofada contendo um tecido de carvão ativado, cuja superfície é impregnada com prata, que exerce uma atividade bactericida, reduzindo o número de bactérias presentes na úlcera, principalmente as gram-negativas.

Como mecanismo de ação, os curativos com carvão ativado possuem um alto grau de absorção e eliminação de odor das úlceras. O tecido de carvão ativado remove e retém as moléculas do exsudato e as bactérias, exercendo efeito limpante. A prata exerce função bactericida, complementando a ação do carvão, o que estimula a granulação e aumenta a velocidade da cicatrização. É uma cobertura primária, com baixa aderência, podendo permanecer por 3 a 7 dias, quando a ferida não estiver mais infectada. No início, a troca deve ser feita a cada 24 ou 48 horas, dependendo da capacidade de absorção.

São indicados em úlceras exsudativas infectadas, com odor acentuado, em fístulas e gangrenas. Deve-se irrigar o leito da úlcera com soro fisiológico a 0,9% e remover o exsudato e o tecido desvitalizado, se necessário. Após, coloca-se o curativo de carvão ativado e usa-se a cobertura secundária. Nas úlceras pouco exsudativas e nos casos de exposição osteotendinosa, deve ser utilizado com restrições devido à possibilidade de ressecamento e necrose do local da lesão.

Curativos com sulfadiazina de prata

Esses curativos têm em sua composição sulfadiazina de prata a 1%, hidrofílica. Seu mecanismo de ação é o íon de prata, que causa precipitação de proteínas, age diretamente na membrana citoplasmática da célula bacteriana e tem ação bacteriostática residual, pela liberação desse íon. São indicados para prevenção de colonização e tratamento de queimadura. São contraindicados em casos de hipersensibilidade. O modo de usar compreende:

- lavar a úlcera com soro fisiológico a 0,9%;
- remover o excesso do produto e tecido desvitalizado;
- espalhar uma fina camada (5 mm) do creme sobre as gazes e aplicá-las por toda a extensão da lesão (curativo primário);
- fechar com cobertura secundária, de preferência, estéril.

Existe ainda a sulfadiazina de prata com nitrato de cério, que pode ser utilizada em queimaduras, úlceras infectadas e crônicas, reduzindo a infecção e agindo contra uma grande variedade de mi-

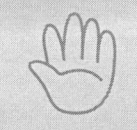

> **ATENÇÃO**
> O curativo com carvão ativado não deve ser cortado, porque as partículas soltas de carvão podem ser liberadas sobre a lesão e agir como um corpo estranho.

crorganismos. Facilita o desbridamento, auxilia na formação do tecido de granulação e inativa a ação de toxinas nas queimaduras. É contraindicada em casos com grandes áreas (mais de 25% de extensão), em mulheres grávidas, recém-nascidos e prematuros.

Curativos com ácidos graxos essenciais (AGEs)

Esses curativos têm em sua composição um produto originado de óleos vegetais poli-insaturados, composto fundamentalmente de AGEs não produzidos pelo organismo, como ácido linoleico, ácido caprílico, ácido cáprico, vitaminas A e E e lecitina de soja. Os AGEs são necessários para manter a integridade da pele e a barreira de água e não podem ser sintetizados pelo organismo.

O mecanismo de ação desses curativos é a promoção, por parte dos AGEs, de quimiotaxia (atração de leucócitos) e angiogênese (formação de novos vasos sanguíneos). Eles mantêm o meio úmido e aceleram o processo de granulação tecidual. A aplicação tópica em pele íntegra tem grande absorção, pois forma uma película protetora, previne escoriações devido à alta capacidade de hidratação e proporciona nutrição celular local. São indicados para:

- prevenção e tratamento de dermatites;
- úlceras de pressão;
- úlcera venosa e neurotrófica;
- tratamento de úlceras abertas com ou sem infecção.

O modo de usá-los é irrigar o leito da lesão com soro fisiológico a 0,9% e remover o exsudato e tecido desvitalizado, se necessário. Após, aplicar o AGE diretamente no leito da úlcera ou aplicar gaze úmida o suficiente para mantê-la úmida até a próxima troca. Ocluir com cobertura secundária (gaze, chumaço de gaze e compressa seca) e fixar. A periodicidade de troca deve ser até que o curativo secundário esteja saturado ou a cada 24 horas. O AGE pode ser associado ao alginato de cálcio, carvão ativado e outros tipos de coberturas.

Curativos com colagenase

Os curativos com colagenase têm em sua composição colagenase clostridiopeptidase-A e enzimas proteolíticas. Seu mecanismo de ação é a necrólise, ou seja, degradação seletiva do colágeno nativo no assoalho da ferida. A frequência de troca dos curativos é a cada 24 horas. São indicados para desbridamentos intensos. O modo de usá-los é:

- lavar a ferida com soro fisiológico a 0,9%;
- secar a pele ao redor;
- aplicar uma fina camada de pomada diretamente na área a ser tratada;
- colocar gaze com uma fina camada de pomada (curativo primário) e gaze de cobertura seca;
- ocluir com adesivo.

>> CURIOSIDADE

O setor de clínica vascular de determinado hospital, realizou um levantamento clínico sobre a percepção do paciente em relação ao odor de sua úlcera. Foi constatado que os pacientes questionados não sentiam o cheiro de sua ferida e achavam que o cheiro inalado no ambiente era proveniente da ferida de outro paciente.

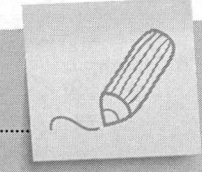

>> Agora é a sua vez!

5. Quais são as características que servem de parâmetro para identificar a qualidade do curativo?
6. Que estratégia você utilizaria para explicar o estágio da ferida, o protocolo de tratamento e a presença do odor?

Respostas no ambiente virtual de aprendizagem: www.grupoa.com.br/tekne.

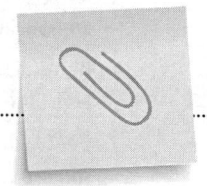

>> JUNTANDO TUDO

Este capítulo mostrou que a ação de realizar um curativo é complexa e, por essa razão, deve ser de responsabilidade dos profissionais de saúde, em particular da equipe de enfermagem. Mesmo quando da alta hospitalar, por vezes, o paciente precisa dar continuidade ao tratamento, avaliando e acompanhando o processo de cicatrização. Nessa perspectiva, independentemente do local em que se encontra o paciente, o importante é que ele tenha acesso ao tratamento por um profissional capacitado.

A questão é como transformar essa proposta em realidade diante do déficit de profissionais de enfermagem e do desencontro entre a oferta dos serviços. É realmente difícil, mas, ao se observar com atenção a hierarquização do sistema de saúde, o paciente pode receber alta de uma unidade hospitalar e ser referenciado para as unidades básicas de saúde, para a estratégia de saúde da família, para um serviço de *home care* ou para serviços sociais que oferecem assistência. O ideal é que o profissional de enfermagem entenda que ele é um dos trabalhadores de saúde mais capacitados para garantir que essa ação seja desenvolvida sem riscos aos usuários do sistema de saúde.

REFERÊNCIAS

BRASIL. *Lei nº 8.080, de 19 de setembro de 1990*. Dispõe sobre as condições para a promoção, proteção e recuperação da saúde, a organização e o funcionamento dos serviços correspondentes e dá outras providências. Brasília: Presidência da República, 1990. Disponível em: <http://www.planalto.gov.br/ccivil_03/leis/l8080.htm>. Acesso em: 22 nov. 2013.

ENFERMAGEM: curativos e feridas. Técnica de limpeza da ferida. [S.l.: s.n.], 2012. Disponível em: <http://enfermagemcurativos.blogspot.com.br/2012/05/tecnica-de-limpeza-da-ferida.html>. Acesso em: 07 mar. 2014.

HESS, C. T. *Tratamento de feridas e úlceras*. 4. ed. Rio de Janeiro: Reichmann & Affonso, 2002.

INSTITUTO NACIONAL DE CÂNCER. *Tratamento e controle de feridas tumorais e úlceras por pressão no câncer avançado*. Rio de Janeiro: INCA, 2009. (Série Cuidados Paliativos).

NATIONAL PRESSURE ULCER ADVISORY PANEL-NPUAP. *Site*. [S.l.: s.n., 2009]. Disponível em: <www.npuap.org>. Acesso em: 29 nov. 2013.

OLIVEIRA, E. et al. Prevenção das úlceras por pressão e ações de enfermagem. *EFDeportes.com, Revista Digital*, ano 17, n. 178, mar. 2013. Disponível em: <http://www.efdeportes.com/>. Acesso em: 08 abr. 2013.

ROMANO, R. T. *Enfermagem clínica*: assistência humanizada e cuidados integrais à saúde do adulto e do idoso. Rio de Janeiro: SENAC Nacional, 2011.

TAZIMA, M. F. G. S.; VICENTE, Y. A. M. V. A.; MORIYA, T. Biologia da ferida e cicatrização. *Medicina*, Ribeirão Preto, v. 41, n. 3, p. 259-264, 2008.

LEITURAS RECOMENDADAS

AMERICAN SOCIETY FOR PARENTERAL AND ENTERAL NUTRITION. *Nutritional care curriculum 2007*: a guide to practice. Boca Raton: ASPEN, 2005

BLACK, J. et al. National pressure ulcer advisory panel's updated pressure ulcer staging system. *Urologic Nurses*, v. 27, n. 2, p. 144-50, 2007.

BLANCK, M.; BARROS, M. C. D. Cuidados com as úlceras por pressão (UPP's). *Revista Hosp*, 2008. Disponível em: <http://www.revistahosp.com.br/dados/tema/174>. Acesso em: 02 dez. 2013.

BRASIL. Ministério da Saúde. Secretaria de Atenção à Saúde. Departamento de Ações Programáticas e Estratégicas. *Atenção à saúde da indivíduo idosa e envelhecimento*. Brasília: MS, 2010.

CONSELHO REGIONAL DE ENFERMAGEM DO ESTADO DE SÃO PAULO; REDE RASILEIRA DE ENFERMAGEM E SEGURANÇA DO PACIENTE. *10 passos para a segurança do paciente*. São Paulo: COREN-SP; REBRAENSP, 2010.

CUNHA, N. A. *Sistematização da assistência de enfermagem no tratamento de feridas crônicas*. Recife: FUNESO; UNESF; CCS, 2006.

EUROPEAN PRESSURE ULCER ADVISORY PANEL. *Site*. [S.l.: s.n., 2009]. Disponível em: <www.epuap.org>. Acesso em: 29 nov. 2013.

FERNANDES, L. M.; CALIRI, M. H. L. Uso da escala de Braden e de Glasgow para identificação do risco para úlceras de pressão em pacientes internados em centro de terapia intensiva. *Revista Latino-Americana de Enfermagem*, Ribeirão Preto, v. 16, n. 6, p. 973-978, nov./dez. 2008.

JORGE, S. A.; DANTAS, S. R. P. E. *Abordagem multiprofissional do tratamento de feridas*. São Paulo: Atheneu; 2005.

LUIZ, C. C. *Livro do feridólogo*: tratamento clínico-cirúrgico das feridas crônicas e agudas. Santos: O Autor, 2006.

POTTER, P. A. *Fundamentos de enfermagem*. 7. ed. Rio de Janeiro: Elsevier, 2009.

POTTER, P. A. PERRY, A. G. *Guia completo de procedimentos e competências de enfermagem*. 7. ed. Rio de Janeiro: Elsevier, 2012.

PRADINES, S. M. S. et al. *Protocolo para tratamento de feridas*. 5. ed. Rio de Janeiro: Guanabara Koogan, 2004.

SAMUEL, H. M; SANTIS, E. P; MANDELBAUM, M. H. S. Cicatrização: conceitos atuais e recursos auxiliares – parte I. *Anais Brasileiro de Dermatologia*, Rio de Janeiro, v. 78, n. 4., p. 393-410, jul./ago. 2003.

capítulo 13

Cuidados com o paciente terminal

A rejeição da morte, mesmo sabendo-se que um dia todos irão enfrentá-la, tem sido a tônica da sociedade atual. O que aflige a maioria dos seres humanos ao pensar na morte como finalização da existência é a perda daquilo que se passa anos construindo e o desconhecimento sobre o que acontece depois dela. Essa dúvida gera angústia e reproduz, no campo das ideias, várias teorias.

Competência

Realizar os cuidados antes, durante e após a morte, levando em consideração os estágios vivenciados pelo paciente e sua família na fase terminal da vida, respeitando os preceitos éticos estabelecidos socialmente e a condição humana.

Objetivos de aprendizagem

» Compreender os cinco estágios pelos quais os pacientes em fase terminal passam, a fim de orientar a prática de enfermagem.
» Identificar os sinais que indicam que o corpo está sem vida.
» Preparar o corpo após a morte.

>> Introdução

As representações geradas em torno da morte pelos indivíduos são produzidas e transformadas de geração para geração, de cultura para cultura, assumindo diferentes influências de acordo com as experiências vivenciadas. Há pouco tempo a morte e os ritos que a acompanhavam ainda possibilitavam a aceitação ou o preparo do indivíduo cuja morte se passava no ambiente domiciliar.

>> CURIOSIDADE

Na visão do hinduísmo, o nascimento e a morte seriam uma mudança de cenário para a alma. Morre-se para renascer. Nessa perspectiva, a alma nunca muda; apenas a roupa que ela está usando morre. Após a morte, a alma aceita um novo corpo para habitar em algum lugar dessa existência material (GAARDER; KELLER; NOTAKER, 2006).

Na visão protestante, há a separação entre o corpo, que volta para a terra, e a alma e o espírito, que retornam a Deus. Mais tarde, espera-se pela ressurreição, ou seja, a união outra vez entre alma e espírito com o corpo (BÍBLIA SAGRADA, I JOÃO, cap. 5, vers. 12) ou que o pó volte para a terra, como era, e o espírito volte a Deus, que o deu (BÍBLIA SAGRADA, ECLESIASTE, cap. 12, vers. 7).

Na visão católica, após a morte, há a ressurreição; Deus ressuscita o homem na morte e a vida continua (GAARDER; KELLER; NOTAKER, 2006).

No passado, o indivíduo morria em casa e era velado em casa. Hoje, esse momento que ocorria no ambiente domiciliar e familiar deslocou-se para o ambiente hospitalar, transformando o morrer em um momento solitário, por vezes impessoal, e afastado das pessoas amadas.

Apesar de a morte fazer parte do curso normal da vida, nem sempre é fácil para os profissionais de saúde o enfrentamento diário dessa situação. As reações são diversas – distanciamento, acolhimento, impotência e omissão – frente a uma situação irreversível que cientificamente não tem solução. Na verdade, a morte sempre traz vários questionamentos ("se fosse assim", "se cuidasse mais da saúde", "se fôssemos para outro hospital"); enfim, perguntas sem resposta.

São várias sensações e sentimentos que cercam esse momento, tanto por parte dos profissionais de saúde como dos familiares, porém o sentimento que os une é a impotência humana diante de uma perda. Contudo, em relação ao profissional, passado o ocorrido, é normal que ele se detenha em seguir as normas e rotinas das unidades de saúde para manter um distanciamento do luto inerente a esse evento.

As questões éticas sobre vida e morte são complexas, porém o que deve prevalecer é o cuidado, mesmo com um corpo inanimado. Para lidar mais facilmente com essa situação, deve-se tentar compreender melhor o processo que envolve a família, desde o momento em que o paciente é classificado como terminal até a concretização de sua morte. As palavras-chave que devem orientar a equipe de enfermagem são apoio e humanização.

>> Morte nas instituições

Para cumprir as funções de uma instituição de saúde, são elaborados programas, estabelecidas metas, adquiridas tecnologias de última geração e outros itens, em uma corrida intensa que, muitas vezes, nos faz esquecer que toda a atenção deve ser dirigida ao ser humano. O resultado é que o lado humano tem sido desconsiderado, com atitudes que, por vezes, fazem crer que o menos importante nas unidades de saúde são os usuários e, consequentemente, a preservação da vida.

O paciente pode se tornar terminal pela ineficiência do sistema de saúde, pela falta de profissionais qualificados ou pela falta de controle das agências reguladoras de alguns serviços. Assim, o paciente e a família passam por um processo de despersonalização, sem saber a quem recorrer nesse momento de total impotência.

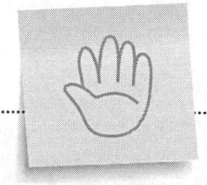

>> **ATENÇÃO**

Cabe ressaltar que a morte como fim pode representar o início para outros indivíduos que necessitam de transplante para continuar vivendo. No entanto, para que a captação de órgãos seja efetiva, toda a equipe de saúde deve conhecer o Programa Nacional de Transplantes de Órgãos e Tecidos, regido pela Lei nº 9.434, de 4 de fevereiro de 1997, que afirma que a retirada de órgãos e tecidos de pessoas mortas só pode ser realizada se precedida de diagnóstico de morte cerebral constatada por dois médicos e sob autorização de cônjuge ou parente (BRASIL, 1997).

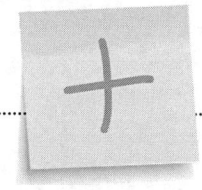

>> **PARA SABER MAIS**

Para saber mais sobre doação de órgãos, acesse o ambiente virtual de aprendizagem: www.grupoa.com.br/tekne.

>> Estágios da fase terminal de um paciente

Um indivíduo, ao receber a notícia de que não há mais nada a fazer para recuperar sua saúde, normalmente passa por estágios que precisam ser identificados pelos profissionais de saúde para que a crise que ele e sua família vivenciam seja melhor compreendida. Cada estágio caracteriza-se por reações que distanciam ou aproximam o paciente da família e interferem na aceitação dos cuidados, de modo que mudanças em seu humor são inevitáveis.

O primeiro estágio pelo qual o paciente passa é a **negação**. Ele não acredita que isso está acontecendo consigo e tem esperança de que algum exame que comprova o seu fim esteja errado. É normal que os pacientes solicitem ao médico a repetição dos exames ou questionem a veracidade dos dados, pois alimentam a esperança de que pertençam a outra pessoa.

A segunda reação é a **raiva**, que vem acompanhada da pergunta: "por que eu?". Nesse estágio, o paciente fica revoltado com o fato de que a sua existência está chegando ao fim e costuma deslocar sua raiva para o ambiente em que está vivendo ou voltar sua cólera em direção a Deus, ao cosmos ou a tudo em que até agora acreditava. Reclama dos médicos, da equipe de enfermagem, da equipe da limpeza, ou seja, de tudo e de todos.

Algumas reações são reclamar que a comida não lhe agrada, que a cama é desconfortável, que não foram higienizados apropriadamente ou que acordaram muito cedo para se aprontar para a visita dos médicos. Nessa fase, a equipe de enfermagem é confrontada, porque a maio-

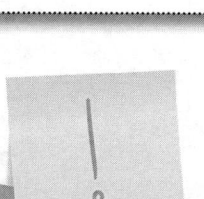

>> **IMPORTANTE**
Ao verificar que um paciente está no estágio da negação, é importante garantir a ele e aos familiares o direito de acesso ao prontuário. Se esse momento for acompanhado por um profissional de saúde, seja médico ou enfermeiro, as dúvidas podem ser esclarecidas de imediato. Cabe ao técnico de enfermagem oferecer ajuda perguntando se os familiares querem falar com um desses profissionais.

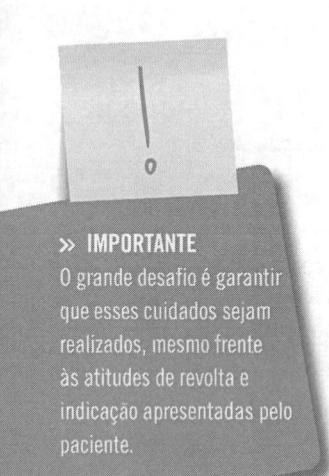

ria dos cuidados que esse paciente precisa é relativa ao suprimento das necessidades humanas básicas, tais como:

- hidratação;
- alimentação;
- higiene e conforto;
- medicações paliativas.

O terceiro estágio é o da **barganha**, que ocorre quando o indivíduo em fase terminal quer fazer uma troca com alguém, sendo que a maioria escolhe barganhar com Deus. Ele promete prestar serviços, pagar promessas ou pede para viver mais um pouco até que aconteça um evento familiar. Por vezes, a mudança significativa de dieta ou de atitude diante da vida pode funcionar, e o indivíduo acaba se curando: são os milagres que a ciência não explica.

A equipe de enfermagem deve acompanhar essa fase sem lhe dar muita esperança, mas também desmotivá-lo quando a barganha pensada for um hábito saudável ou um ato de fortalecimento da fé. Estes devem ser estimulados por contribuírem com a restauração do físico e do espiritual. Se o paciente perceber que a fase de barganha não está contribuindo para retardar a sua morte, ele pode retornar à fase da raiva ou da negação ou então passar para o quarto estágio: a **depressão**. Existem dois tipos de depressão: a reativa e a preparatória.

A **depressão reativa** ocorre quando o paciente compreende que nada pode ser feito e que a cura é impossível em sua situação. Com a piora dos sintomas, ele torna-se cada vez mais fraco e debilitado. Ele é tomado por um sentimento de perda, que também acontece em casos de mutilações, em cirurgias de mastectomia, histerectomia ou perda de membros inferiores ou superiores.

A **depressão preparatória** é bastante diferente porque vem acompanhada de melancolia e pesar sobre tudo o que vai deixar e sobre as coisas que não serão feitas. Nessa fase, é importante que a equipe de enfermagem tente ajudar o indivíduo a sentir-se melhor fisicamente, pois a higiene e o cuidado com a aparência (fazer a barba, pentear o cabelo e se maquiar) são de grande valor nesse momento. Outra contribuição é assegurar ao paciente que seus filhos e sua família serão amparados na sua ausência, o que pode ajudá-lo a atravessar a crise.

Alguns autores afirmam que, para chegar à fase de aceitação, um indivíduo em fase terminal precisa passar pela depressão, pois necessita desse tempo para estar com seu pesar e com seu profundo senso de perda. No entanto, durante essa fase, podem surgir os pensamentos suicidas, motivo pelo qual é importante que sejam tomadas medidas de segurança, tais como:

- não deixar o paciente sozinho;
- ter grades nas janelas;
- manter os vidros de medicamentos longe.

O quinto estágio é a **aceitação** ou **resignação**, que não pode ser interpretada como desistência, desesperança ou abandono, mas como indicação de que o conflito foi deixado de lado para dar lugar à tranquilidade em relação à situação vivenciada. Não é um desfecho feliz, mas pode ser pacífico. O Quadro 13.1 apresenta um resumo dos cinco estágios da fase terminal de um paciente.

>> **IMPORTANTE**
O grande desafio é garantir que esses cuidados sejam realizados, mesmo frente às atitudes de revolta e indicação apresentadas pelo paciente.

>> **PARA REFLETIR**
Se algum familiar seu fosse um paciente terminal, como você reagiria? Considere seus sentimentos, com base no contexto de relações pessoais, profissionais e familiares que você vive hoje.

Quadro 13.1 » **Resumo dos cinco estágios da fase terminal de um paciente**

Negação	Momento em que o indivíduo não acredita que está em risco de morte.
Raiva	O indivíduo constata que a sua vida realmente está em risco e fica revoltado com o agressor ou a doença.
Barganha (negociação)	O paciente tenta sobreviver buscando negociar com o agressor ou com Deus.
Depressão	Frente à constatação de que o quadro não será revertido, o paciente entra em um quadro de tristeza.
Aceitação	Momento de resignação e aceitação da morte pelo paciente, por ser um evento independente de sua vontade.

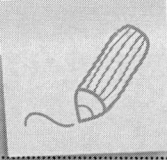

» Agora é a sua vez!

1. Explique a diferença entre depressão reativa e depressão preparatória.

Respostas no ambiente virtual de aprendizagem: www.grupoa.com.br/tekne.

» Equipe de enfermagem e a morte

Os profissionais da equipe de enfermagem, durante o turno de trabalho, passam por situações de sucesso e insucesso, em que a vida e a morte alternam-se e geram vivências e desgastes emocionais diferentes. No caso da morte, a sensação de impotência inicialmente resulta em sofrimento, reação que ao longo dos anos é transformada em distanciamento frente à realidade desse evento. É comum ouvir que os profissionais de saúde, ao entrarem na unidade de saúde, devem deixar seus problemas pessoais em casa e, ao sair do trabalho, devem deixar ali seus problemas profissionais.

Parece simples parar de pensar nos problemas e depois voltar a pensar neles, mas não é tão fácil e compartimentalizado como a teoria preconiza. O profissional de enfermagem é um ser humano com tristezas, alegrias, irritações, receios, medos, entre outros sentimentos. Todas essas emoções são mais ou menos potencializadas com as vivenciadas nas relações de trabalho, como a sensação de **perda**.

De qualquer forma, a orientação para os profissionais de enfermagem é conviver com os sentimentos, minimizando as tensões para assegurar que as suas respostas individuais não prejudiquem o atendimento ao paciente/família. Com essa questão bem resolvida, será possível prestar cuidados de forma humanizada, preservando a condição de sujeito do paciente ainda que em fase terminal, no momento de sua morte. Em resumo, o profissional de enfermagem deve respeitar o ser humano até a morte ou pós-morte (CONSELHO FEDERAL DE ENFERMAGEM, 2007).

Diagnóstico da morte

Entre os sinais de constatação da morte, percebe-se de imediato que, após a parada cardiorrespiratória, o corpo fica sem mobilidade e torna-se flácido. Verifica-se a ausência de respiração, circulação e sensibilidade, pois não há reflexos. Minutos ou horas mais tarde, surgem manchas de sangue, e o corpo fica cadavérico. Entre 4 e 5 horas após a morte, ocorre a **rigidez cadavérica**, o que dificulta a mobilização do corpo e o seu preparo.

Com 24 horas, o corpo entra em putrefação e ocorre a dissecação espontânea da pele. Esse elenco de sinais é válido para a perícia constatar o momento real da morte, bem como orienta a equipe de enfermagem quanto às dificuldades encontradas caso haja demora no preparo do corpo após a morte. A putrefação é um fenômeno tardio que pode ser observado nas seguintes fases:

- **fase cromática**, representada pela mudança de coloração, como a mancha verde-escuro no abdome;
- **fase gasosa**, com produção de gás sulfídrico e aumento do volume do cadáver;
- **fase coliquativa**, quando os tecidos ficam liquefeitos.

>> CURIOSIDADE

Todo o processo que envolve as mudanças da morte é chamado de tanatologia, que consiste no estudo dos fenômenos cadavéricos, ou seja, da morte e de seus fatores associados. Ela demonstra o que acontece com o corpo humano após a morte, informando o momento em que ocorreu o falecimento, qual o seu motivo, entre outros dados.

Para a enfermagem, a tanatologia está associada ao preparo do corpo após o óbito, procedimento no qual o cadáver é preparado para ser entregue aos cuidados dos serviços funerários e/ou familiares. Esse procedimento é de competência da equipe de enfermagem, mas só pode ser realizado após a constatação da morte pelo médico.

>> Preparo do corpo após a morte

Durante o preparo do corpo após a morte, a equipe de enfermagem deve observar alguns aspectos de biossegurança e ergonomia. O profissional deve realizar a lavagem das mãos antes e depois do procedimento e, durante o preparo, deve utilizar luvas, capas protetoras e óculos de proteção, principalmente ao manipular secreções, excreções e mucosas.

O corpo a ser preparado deve ser colocado em posição supina, com bom alinhamento, para prevenir problemas com o *rigor mortis* e *livor mortis* da face e do tórax superior. Nesse momento, deve-se respeitar a crença religiosa de cada paciente e família, principalmente em relação à posição dos braços: se cruzados ou estendidos ao longo do corpo. Para o preparo do corpo, diversos materiais devem estar disponíveis para utilização (Quadro 13.2).

Atualmente, após a constatação da morte e o preparo do pacote, o corpo é conduzido ao necrotério do hospital ou serviço de verificação de óbito. Posteriormente, o serviço funerário contratado pela família se responsabiliza pela vestimenta e pela estética do cadáver, dando prosseguimento ao funeral.

Em algumas instituições, os familiares trazem a roupa, e a equipe de enfermagem o veste, evitando que a família passe por mais um abalo emocional.

Quadro 13.2 » Material necessário para o preparo do corpo

- Gaze
- Luvas de procedimento
- Óculos de proteção
- Máscara
- Avental
- Gorro
- Ataduras de crepom
- Fraldas descartáveis
- Bolas de algodão
- Etiquetas de identificação
- Fita adesiva antialérgica
- Bacia com água
- Pinça pean
- Lençóis ou pacote
- Maca
- Biombo

Descrição do procedimento técnico

Ao realizar o preparo do corpo, alguns procedimentos devem ser observados pela equipe de enfermagem. Inicialmente, deve-se notificar o médico plantonista sobre o óbito, caso ele não esteja presente no momento da morte. Na sequência, deve-se procurar o serviço social para comunicar o óbito à família. Normalmente a família ou o paciente escolhe um familiar para receber a notícia e avisar aos demais. A política da instituição para os cuidados *post mortem* deve ser considerada, bem como as normas sobre o manuseio dos pertences do paciente. Todos os objetos de valor devem ser retirados e guardados em um envelope idetificado, para protocolar e entregar à família.

Prepare o material necessário para a realização do procedimento, levando-o para o próximo corpo. Se houver outro paciente no quarto, o ideal é levá-lo para outro cômodo, mas, se não for possível, utilizar o biombo ou qualquer equipamento que sirva para individualizar esse momento. Durante a realização do procedimento, use equipamentos de proteção individual (luvas, óculos e máscara) e não esqueça de higienizar as mãos. Essas medidas diminuem os riscos de contaminação no trabalho.

É importante fechar os olhos do cadáver se estiverem abertos. É necessário retirar todos os dispositivos, drenos, sondas e equipamentos conectados ao paciente, bem como realizar a limpeza de ferimentos, curativos e punções, cobrindo-os com gaze e esparadrapo. Também se deve realizar tamponamento nasal, auricular, bucal, genital e anal, com bolas de algodão e pinça pean, colocando por fim fralda descartável. Deve-se fechar a boca do paciente, fixando-a com atadura amarrada no queixo, e fixar mãos e pés com atadura ou esparadrapo.

Dependendo da disponibilidade do material, usam-se duas etiquetas: uma deve ser colada no tórax do morto; a outra, em cima do lençol ou do pacote descartável usado para enrolar o corpo. Deve-se registrar o procedimento no prontuário e, após, transportar o corpo para a maca. Se possível, o transporte do corpo até o necrotério deve ser acompanhado por familiar responsável ou por agente funerário contratado. Por fim, protocolar e entregar os pertences aos familiares.

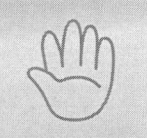

> **» ATENÇÃO**
> Ao preparar o corpo, o profissional deve ficar atento aos riscos de contaminação com fluidos e secreções, que geralmente são drenados de forma espontânea. Além disso, durante o preparo do corpo, devem ser evitadas brincadeiras que possam ser interpretadas como desrespeito ou discriminação ao corpo inerte. Se possível, não se deve realizar nenhum comentário, mantendo-se respeito pelo luto vivenciado pela família.

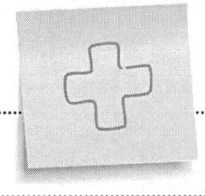

>> CASO CLÍNICO

W.S.A., enfermeira, voltava do trabalho de supervisão quando sofreu um acidente automobilístico. Foi levada a um hospital referência de emergência do SUS na área adstrita ao evento. Esse hospital funcionava com apenas um médico, a equipe de enfermagem era reduzida, não havia centro cirúrgico e a condição das enfermarias era precária. Ao perceber o caos e a gravidade do caso, foi solicitada pela família a transferência da paciente para um hospital público ou para um hospital credenciado ao seu plano de saúde.

O plano de saúde justificou que não poderia transferi-la para um hospital público e que, para transferi-la para um hospital privado, a família deveria procurar a vaga. O hospital de referência não tinha ambulância ou condições de manter a paciente devido à precariedade da sua estrutura física e humana. A paciente foi transferida para o hospital em que trabalhava, sofreu várias cirurgias e foi internada na UTI, mas morreu 10 dias após o acidente.

Em que momento teve início o processo de morte?

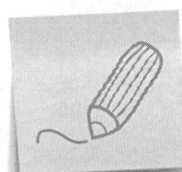

>> Agora é a sua vez!

2. Quais são as fases observadas durante o fenômeno chamado putrefação?
3. Como deve ser realizado, por parte da equipe de enfermagem, o preparo do corpo após a morte?

Respostas no ambiente virtual de aprendizagem: www.grupoa.com.br/tekne.

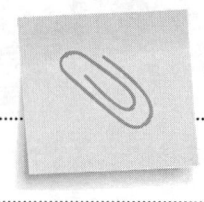

>> JUNTANDO TUDO

Talvez o procedimento técnico mais difícil de ser executado pela equipe de enfermagem seja o cuidado com o cadáver, porém, mesmo nesse momento, espera-se do profissional o compromisso com aquele ser inerte e com a família enlutada. O papel da enfermagem é ajudar o paciente em todos os momentos até a morte, oferecendo apoio emocional, atenção e respeito aos seus sentimentos e limitações.

Para isso, o profissional de enfermagem deve compreender os cinco estágios pelos quais os pacientes em fase terminal passam, identificar os sinais que indicam que o corpo está sem vida e preparar o corpo após a morte, de acordo com as normas e rotinas de sua instituição.

REFERÊNCIAS

BRASIL. Ministério da Saúde. *Lei nº 9.434, de 4 de fevereiro de 1997*. Dispõe sobre a remoção de órgãos, tecidos e partes do corpo humano para fins de transplante e tratamento e dá outras providências. Brasília: Presidência da República, 1997. Disponível em: <https://www.planalto.gov.br/ccivil_03/leis/l9434.htm>. Acesso em: 26 nov. 2013.

CONSELHO FEDERAL DE ENFERMAGEM. *Resolução COFEN nº 311, de 8 de fevereiro de 2007*. Aprova a Reformulação do Código de Ética dos Profissionais de Enfermagem. Disponível em: <http://novo.portalcofen.gov.br/resoluo-cofen-3112007_4345.html>. Acesso em: 22 nov. 2013.

ECLESIASTE. In: BÍBLIA SAGRADA: antigo e novo testamento. 2. ed. Traduzido por João Ferreira de Almeida. Barueri: Sociedade Bíblica do Brasil, 1998.

GAARDER, J.; KELLER, V.; NOTAKER, H. *O livro das religiões*. São Paulo: Companhia das Letras, 2006.

I JOÃO. In: BÍBLIA SAGRADA: antigo e novo testamento. 2. ed. Traduzido por João Ferreira de Almeida. Barueri: Sociedade Bíblica do Brasil, 1998.

LEITURAS RECOMENDADAS

FERNANDES, A. M. O.; DAHER, M. C.; HANGUI, W. Y. *Manual de normas e rotinas hospitalares*. Goiânia: AB, 2006.

KUBLER-ROSS, E. *Sobre a morte e o morrer*. São Paulo: Martins Fontes, 1992.

POTTER; P. A.; PERRY, A. G. *Fundamentos de enfermagem*. 5. ed. Rio de Janeiro: Elsevier, 2005.

SMITH-TEMPLE, J.; JOHNSON, J. Y. *Guia para procedimentos de enfermagem*. 4. ed. Porto Alegre: Artmed, 2004.

» *Apêndice*

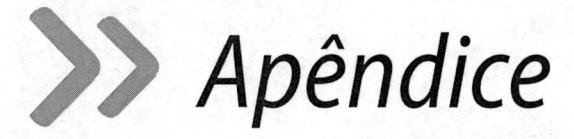

Critérios e aspectos avaliativos dos principais procedimentos realizados pela enfermagem

Avaliar sempre foi um desafio para o professor em sala de aula. A ansiedade em fazer o melhor nos leva a experimentar várias estratégias para que esse momento seja o mais preciso e justo possível. A discussão sobre a subjetividade da avaliação é tema recorrente entre professores e alunos, seja pelos conflitos gerados, seja pela dificuldade em constatar se o profissional colocado no mercado de trabalho está apto a desenvolver suas funções sem causar riscos à clientela. Esta é a grande interrogação do ato de avaliar quando se trata de educação profissional para o cuidado de pessoas.

As autoras defendem a não existência de aspectos subjetivos de avaliação, uma vez que as subjetividades do cuidar podem ser visualizadas em atitudes concretas da prática em saúde. Assim, o ponto de partida é sempre responder à pergunta: O que o aluno/profissional precisa desenvolver no campo da ação prática? Quais princípios precisam ser materializados em suas ações? Como exemplo, citamos o princípio da privacidade, tão exortado no cotidiano da prática de enfermagem, mas também tão desrespeitado. Sua materialização está em simples atitudes como: reduzir a exposição do corpo do paciente, usar biombos, fechar a porta no momento do procedimento e perguntar se o paciente aceita a presença do acompanhante ou prefere ficar sozinho.

São detalhes que fazem diferença na qualidade do cuidado prestado. Em virtude disso, a visualização clara e transparente dos critérios norteadores de uma determinada prática é o foco dessa tentativa, ainda experimental, de estabelecer critérios e aspectos avaliativos precisos para retratar a essência do cuidar. Neste livro, destacamos cinco critérios que entendemos ser a essência do cuidado em saúde/enfermagem: planejamento, aspectos éticos, habilidades, sustentabilidade e biossegurança.

Dessa forma, a apresentação de um instrumento de avaliação voltado para os principais procedimentos técnicos desenvolvidos pela enfermagem no cotidiano dos serviços de saúde neste livro é um estímulo para que modalidades avaliativas como esta sejam adotadas em programas de formação profissional e de educação permanente que visem ao desenvolvimento de pessoas para o trabalho em enfermagem.

Para a apresentação deste modelo, utilizamos os currículos do Projeto Larga Escala, coordenado pelo OPAS e pelo Ministério da Saúde, direcionado à formação de profissionais de enfermagem, e o Sistema de Avaliação da Olimpíada do Conhecimento, organizada pelo SENAI e pelo SENAC, na qual a enfermagem participa desde 2010, como referências.

Capítulo 1 » Sistema de saúde

Critérios	Aspectos avaliativos	Sim	Não
Planejamento	Planejou a ação de acordo com as características do paciente, família ou comunidade.		
	Organizou o processo de trabalho de forma a facilitar o acesso da população aos serviços.		
	Replanejou a ação de acordo com as situações adversas.		
Aspectos éticos e legais	Manteve o sigilo sobre as informações do paciente, família ou comunidade.		
	Cuidou dos usuários sem expressar, de forma verbal ou não, qualquer atitude discriminatória.		
	Solicitou o consentimento livre e esclarecido ao realizar qualquer procedimento de enfermagem, individual ou coletivo.		
	Manteve a privacidade do cliente em qualquer situação da prática profissional.		
Habilidades	Comunicou-se verbalmente a fim de coletar a história do paciente.		
	Observou a postura do paciente para proporcionar o acolhimento adequado.		
	Pensou em atividades inclusivas que proporcionaram conforto e segurança.		
	Realizou medidas preventivas para evitar contaminação.		
Sustentabilidade	Descartou os resíduos resultantes do procedimento de forma correta, tendo como meta a redução de riscos de acidentes internos e externos.		
	Utilizou o material sem desperdício para economizar os recursos financeiros e reduzir o custeio da internação/atendimento, garantindo o bom uso dos recursos públicos e privados.		
	Utilizou água, papel-toalha e luvas de látex de forma sustentável, para não causar prejuízos ao meio ambiente e à sociedade.		
Biossegurança	Utilizou os equipamentos de proteção individual sem excessos e sem desvios, reduzindo os custos da internação/atendimento e garantindo o bom uso dos recursos públicos e privados.		

Capítulo 2 » Tecnologias do cuidar

Critérios	Aspectos avaliativos	Sim	Não
Planejamento	Planejou a ação de acordo com a especificidade do tipo de cama.		
	Organizou a roupa de cama seguindo a ordem estabelecida, evitando movimentos desnecessários e reduzindo o tempo da técnica.		
	Posicionou o paciente confortavelmente.		
	Replanejou a ação de acordo com as situações adversas.		
Aspectos éticos e legais	Apresentou-se ao paciente.		
	Confirmou a identificação do paciente.		
	Informou os passos da atividade a ser realizada.		
	Solicitou permissão para a realização da atividade.		
	Manteve a privacidade do paciente durante a troca da roupa de cama.		
Habilidades	Higienizou as mãos antes, durante e após o procedimento.		
	Observou a estética na colocação da roupa de cama.		
	Deixou o lençol protetor do colchão, o oleado e o traçado esticados para prevenir lesões.		
	Distinguiu a finalidade do tipo de cama em relação à necessidade dos pacientes.		
	Usou a técnica asséptica, evitando contaminação.		
Sustentabilidade	Descartou os resíduos resultantes do procedimento de forma correta.		
	Utilizou o material sem desperdício.		
	Utilizou água, papel-toalha e luvas de látex de forma sustentável.		
Biossegurança	Manteve postura ergonômica durante a arrumação do leito.		
	Observou a postura ergonômica do paciente.		
	Utilizou luvas de procedimento para fazer a desinfecção do leito.		

Capítulo 3 » Higienização das mãos como prática essencial de saúde			
Critérios	**Aspectos avaliativos**	**Sim**	**Não**
Planejamento	Planejou a ação de acordo com a especificidade da higiene.		
	Replanejou a ação de acordo com as situações adversas.		
Aspectos éticos e legais	Não negligenciou o ato de higienização das mãos antes dos procedimentos.		
	Refez a higienização das mãos durante o procedimento.		
Habilidades	Expôs a região das mãos e parte dos antebraços; arregaçou as mangas da roupa.		
	Removeu adornos das mãos e dos antebraços antes do procedimento.		
	Colocou o sabão líquido na palma da mão espalhando-o uniformemente.		
	Friccionou mecanicamente a palma da mão no mínimo cinco vezes.		
	Friccionou a palma da mão direita contra o dorso da mão esquerda entrelaçando os dedos e vice-versa.		
	Entrelaçou os dedos e friccionou os espaços interdigitais.		
	Friccionou todos os dedos com movimentos circulares.		
	Friccionou as unhas na palma da mão auxiliar, com movimentos circulares e com as pontas dos dedos unidas.		
	Lavou a torneira, caso não seja automática, ensaboando-a.		
	Enxaguou as mãos em água corrente, retirando todo o sabão.		
	Atentou para que os dedos não toquem a torneira, a parede e a pia durante o enxágue.		
	Enxaguou a torneira caso a tenha ensaboado.		
	Secou as mãos (sem sacudi-las) com papel-toalha descartável, iniciando pelas mãos e seguindo pelos punhos.		
	No caso de a torneira não ter sido lavada, utilizou papel-toalha na execução desse procedimento.		
	Descartou o papel-toalha na lixeira, sem tocá-la.		
Sustentabilidade	Descartou os resíduos resultantes do procedimento de forma correta.		
	Utilizou água e papel-toalha de forma sustentável, sem desperdício.		
Biossegurança	Manteve postura ergonômica durante a higienização das mãos.		
	Removeu adornos como relógio, pulseiras, etc.		
	Não tocou na lixeira ao desprezar o papel-toalha.		

Capítulo 4 » O ambiente terapêutico: unidade do paciente			
Critérios	**Aspectos avaliativos**	**Sim**	**Não**
Planejamento	Planejou a ação de acordo com a especificidade do tipo de cama.		
	Organizou a roupa de cama seguindo a ordem estabelecida, evitando movimentos desnecessários e reduzindo o tempo da técnica.		
	Posicionou o paciente confortavelmente.		
	Replanejou a ação de acordo com as situações adversas.		
Aspectos éticos e legais	Apresentou-se ao paciente.		
	Confirmou a identificação do paciente.		
	Informou os passos da atividade a ser realizada.		
	Solicitou permissão para a realização da atividade.		
	Manteve a privacidade do paciente durante a troca da roupa de cama.		
Habilidades	Higienizou as mãos antes, durante e após o procedimento.		
	Observou a estética na colocação da roupa de cama.		
	Deixou o lençol protetor do colchão, o oleado e o traçado esticados para prevenir lesões.		
	Distinguiu a finalidade do tipo de cama em relação à necessidade dos pacientes.		
	Usou a técnica asséptica, evitando contaminação.		
Sustentabilidade	Descartou os resíduos resultantes do procedimento de forma correta.		
	Utilizou o material sem desperdício.		
	Utilizou água, papel-toalha e luvas de látex de forma sustentável.		
Biossegurança	Manteve postura ergonômica durante a arrumação do leito.		
	Observou a postura ergonômica do paciente.		
	Utilizou luvas de procedimento para fazer a desinfecção do leito.		

Capítulo 5 » Medidas de higiene do paciente			
Critérios	**Aspectos avaliativos**	**Sim**	**Não**
Planejamento	Planejou a ação de acordo com a especificidade da higiene.		
	Selecionou o material observando a quantidade necessária.		
	Posicionou o paciente confortavelmente para a realização do procedimento.		
	Replanejou a ação de acordo com as situações adversas.		
Aspectos éticos e legais	Apresentou-se ao paciente.		
	Confirmou a identificação do paciente.		
	Informou os passos da atividade a ser realizada.		
	Solicitou permissão para a realização da atividade.		
	Solicitou o consentimento livre e esclarecido do ato de cuidado.		
	Manteve a privacidade do paciente durante a realização da higiene, utilizando biombo ou medida semelhante.		
Habilidades	Higienizou as mãos antes, durante e após o procedimento.		
	Utilizou adequadamente os equipamentos de proteção individual (luvas, óculos e máscara).		
	Iniciou o procedimento de higiene sempre com movimentos da parte distal para a proximal, sem misturar as compressas limpas com as sujas, e sem passar as compressas sujas em áreas limpas.		
	Utilizou os movimentos corretos para a higienização oral: dentes, gengiva, língua e bochecha.		
	Massageou os membros inferiores e a região dorsal, a fim de estimular a circulação.		
	Seguiu as etapas estabelecidas para a eficácia do procedimento técnico.		
	Usou a técnica asséptica, evitando contaminação.		
Sustentabilidade	Descartou os resíduos resultantes do procedimento no recipiente correto.		
	Utilizou o material sem desperdício.		
	Utilizou água, papel-toalha e luvas de látex de forma sustentável.		
Biossegurança	Manteve postura ergonômica durante a execução do curativo.		
	Observou a postura ergonômica do paciente.		
	Utilizou máscara para realizar o curativo.		
	Utilizou luvas para realizar o curativo.		

Capítulo 6 » Sinais vitais

Critérios	Aspectos avaliativos	Sim	Não
Planejamento	Planejou a ação de acordo com a especificidade da atividade.		
	Selecionou os materiais: termômetro, relógio, aparelho de pressão e escala de dor.		
	Posicionou o paciente confortavelmente para a realização do procedimento.		
	Replanejou a ação de acordo com as situações adversas.		
Aspectos éticos e legais	Apresentou-se ao paciente.		
	Confirmou a identificação do paciente.		
	Informou os passos da atividade a ser realizada.		
	Solicitou permissão para a realização da atividade.		
	Manteve a privacidade do paciente durante a realização do procedimento.		
	Informou os resultados da aferição, orientando em casos de alteração.		
Habilidades	Higienizou as mãos antes, durante e após o procedimento.		
	Utilizou os equipamentos de proteção individual adequadamente.		
	Verificou o pulso e, na mesma posição, a respiração, sem que o paciente percebesse, evitando alteração nas incursões respiratórias.		
	Testou inicialmente o nível da pressão sistólica, a fim de evitar pressão em excesso no braço do paciente.		
	Posicionou o manguito 2 cm acima da prega do braço.		
	Registrou corretamente os sinais vitais no prontuário.		
	Utilizou a escala de dor para mensurar a intensidade e servir de orientação na administração de medicação SOS.		
Sustentabilidade	Descartou os resíduos resultantes do procedimento no recipiente correto.		
	Utilizou o material sem desperdício.		
Biossegurança	Manteve postura ergonômica durante a execução do procedimento.		
	Observou a postura ergonômica do paciente.		
	Utilizou luvas de procedimento somente quando o paciente precisou de ajuda para secar as axilas.		

Capítulo 7 » Administração de medicamentos

Critérios	Aspectos avaliativos	Sim	Não
Planejamento	Planejou a ação de acordo com a ação e apresentação da droga.		
	Selecionou o material observando a dosagem e a via de administração.		
	Posicionou o paciente confortavelmente conforme a via de administração.		
	Replanejou a ação de acordo com as situações adversas encontradas no ambiente.		
Aspectos éticos e legais	Apresentou-se ao paciente.		
	Confirmou a identificação do paciente a fim de conferir se a administração seria aplicada no paciente certo.		
	Informou os passos da atividade a ser realizada.		
	Solicitou permissão para a realização da atividade.		
	Respeitou a autonomia do paciente a partir do consentimento livre e esclarecido, permitindo a ele o direito da recusa da medicação.		
	Manteve a privacidade do paciente durante a realização da administração de medicamentos por vias que expõem parte do corpo.		
Procedimento técnico	Higienizou as mãos antes, durante e após o procedimento.		
	Utilizou adequadamente os equipamentos de proteção individual.		
	Posicionou o paciente de acordo com as exigências técnicas da via de administração.		
	Utilizou a técnica dos nove certos para promover a segurança do paciente: **paciente certo, droga certa, via certa, dose certa, horário certo, documentação certa, ação certa, forma certa e resposta certa.**		
	Protegeu a roupa do paciente e a roupa de cama sempre que necessário.		
	Protegeu a ferida contra possíveis traumas mecânicos e infecções.		
	Administrou corretamente a medicação, aplicando as etapas da técnica.		
	Usou a técnica asséptica, evitando contaminação.		
	Registrou o procedimento de forma pertinente na folha de evolução de enfermagem, destacando a via de administração e possíveis intercorrências.		
Sustentabilidade	Descartou os resíduos resultantes do procedimento no recipiente correto.		
	Utilizou o material sem desperdício.		
	Utilizou água, papel-toalha e luvas de látex de forma sustentável.		
Biossegurança	Manteve postura ergonômica durante a execução do curativo.		
	Observou a postura ergonômica do paciente.		
	Utilizou máscara durante o preparo de soluções a serem administradas por via endovenosa.		
	Utilizou luvas de procedimento quando o preparo ou a administração de medicamentos exigiu.		

Capítulo 8 » Hemoterapia e atribuições da enfermagem

Critérios	Aspectos avaliativos	Sim	Não
Planejamento	Selecionou o material observando a quantidade necessária.		
	Replanejou a ação de acordo com as situações adversas.		
Aspectos éticos e legais	Orientou o paciente quanto ao procedimento.		
	Confirmou a identificação do paciente antes de iniciar o procedimento.		
	Solicitou permissão para a realização do procedimento.		
	Respeitou o direito de escolha do paciente/família em casos de impedimento religioso, repassando o problema para a enfermeira responsável técnica.		
Habilidades	Higienizou as mãos antes, durante e após o procedimento.		
	Puncionou outra veia periférica no caso de infusões simultâneas de outras soluções ou medicamentos.		
	Manteve o paciente em vigilância durante e após o procedimento.		
	Controlou os sinais vitais antes e a cada hora durante a infusão.		
	Controlou a velocidade e o tempo de infusão, registrando a hora do início e do fim do tratamento.		
	Inspecionou o sangue, identificando a presença de bolhas gasosas, coágulos ou coloração anormal.		
	Identificou sinais de reações adversas como reações hemolíticas e complicações infecciosas.		
	Interrompeu a infusão devolvendo o que restou no frasco ao banco de sangue, no caso de reações adversas.		
	Trocou o equipo da infusão quando ocorreu a administração subsequente de outra unidade de sangue.		
Sustentabilidade	Descartou os resíduos resultantes do procedimento no recipiente correto.		
	Utilizou o material sem desperdício.		
	Utilizou água, papel-toalha e luvas de látex de forma sustentável.		
Biossegurança	Manteve postura ergonômica durante a execução do preparo do corpo.		
	Utilizou luvas de procedimento.		
	Evitou a contaminação no momento do descarte dos resíduos (bolsa, jelco e equipo).		

Capítulo 9 » **Necessidades essenciais em nutrição**

Critérios	Aspectos avaliativos	Sim	Não
Planejamento	Planejou a ação de acordo com as características da via escolhida para o aporte nutricional do paciente.		
	Selecionou o material observando a quantidade e a qualidade.		
	Posicionou o paciente confortavelmente para a realização do procedimento.		
	Replanejou a ação de acordo com as situações adversas.		
Aspectos éticos e legais	Apresentou-se ao paciente.		
	Confirmou a identificação do paciente.		
	Informou os passos da atividade a ser realizada.		
	Solicitou permissão para a realização da atividade.		
	Respeitou a autonomia do paciente a partir do consentimento livre e esclarecido do ato de cuidado.		
	Manteve a privacidade do paciente durante a realização do cateterismo nasogástrico.		
Habilidades	Higienizou as mãos antes, durante e após o procedimento.		
	Manteve a cabeça do paciente elevada em, pelo menos, 30°.		
	Fez a higiene oral com frequência.		
	Manteve os lábios e as narinas do paciente lubrificados.		
	Fez movimentos de rotação da sonda diariamente.		
	Observou a quantidade e o aspecto da drenagem gástrica em casos de sonda em sifonagem.		
	Verificou se a sonda está no estômago antes de administrar alimentos ou medicamentos.		
	Verificou se o paciente está eliminando gases.		
	Fez o registro no prontuário.		
	Confirmou a presença de peristalse antes de retirar a sonda nasogástrica.		
	Retirou a sonda com movimento lento e constante.		
	Anotou a hora em que a sonda foi retirada e as reações do paciente.		
	Ao auxiliar o paciente durante a alimentação oral, posicionou-o confortavelmente, cortando os alimentos e aguardando o tempo de mastigação.		
Sustentabilidade	Descartou os resíduos resultantes do procedimento no recipiente correto.		
	Utilizou o material sem desperdício.		
	Utilizou água, papel-toalha e luvas de látex de forma sustentável.		
Biossegurança	Manteve postura ergonômica durante a execução do curativo.		
	Observou a postura ergonômica do paciente, mantendo a cabeceira da cama elevada.		
	Utilizou luvas de procedimento para realizar o cateterismo nasogástrico.		

Capítulo 10 » Necessidades de oxigenação e cuidados com o sistema respiratório			
Critérios	Aspectos avaliativos	Sim	Não
Planejamento	Planejou a ação de acordo com a natureza do procedimento.		
	Selecionou o material observando a quantidade e a qualidade.		
	Posicionou o paciente confortavelmente para a realização do procedimento.		
	Replanejou a ação de acordo com as situações adversas.		
Aspectos éticos e legais	Apresentou-se ao paciente.		
	Confirmou a identificação do paciente.		
	Informou os passos da atividade a ser realizada.		
	Solicitou permissão para a realização da atividade.		
	Respeitou a autonomia do paciente a partir do consentimento livre e esclarecido do ato de cuidado.		
Habilidades	Higienizou as mãos antes, durante e após o procedimento.		
	Orientou o paciente para mudança de hábitos, como o tabagismo.		
	Observou sinais de dispneia e cianose.		
	Identificou sinais de complicações respiratórias.		
	Utilizou cateter nasal superficial para a administração de concentrações baixas ou médias de oxigênio.		
	Utilizou cateter nasal profundo para a administração de concentrações moderadamente altas de oxigênio.		
	Utilizou máscara facial para a administração de oxigênio ou ar comprimido com alto teor de umidade.		
	Detectou precocemente a presença de vazamento nas conexões.		
	Certificou-se da existência de volume suficiente de oxigênio.		
Sustentabilidade	Descartou os resíduos resultantes do procedimento no recipiente correto.		
	Utilizou o material sem desperdício.		
	Utilizou água, papel-toalha e luvas de látex de forma sustentável.		
	Evitou o desperdício de oxigênio.		
Biossegurança	Manteve postura ergonômica durante a execução do curativo.		
	Observou a postura ergonômica do paciente.		
	Utilizou máscara para realizar o curativo.		
	Verificou a existência de vazamento de oxigênio.		

Capítulo 11 » Necessidades de eliminação

Critérios	Aspectos avaliativos	Sim	Não
Planejamento	Selecionou o material observando a quantidade necessária.		
	Replanejou a ação de acordo com as situações adversas.		
Aspectos éticos e legais	Orientou o paciente quanto ao procedimento.		
	Confirmou a identificação do paciente antes de iniciar o procedimento.		
	Solicitou permissão para a realização do procedimento.		
	Utilizou o biombo a fim de preservar a privacidade do paciente.		
Habilidades	Higienizou as mãos antes, durante e após o procedimento.		
	Utilizou tipo e tamanho de sonda adequados a cada procedimento.		
	Providenciou um lugar privativo e posicionou o paciente em posição confortável.		
	Considerou as diferenças anatômicas sexuais ao fazer a antissepsia genital e ao introduzir a sonda na uretra.		
	Utilizou material esterilizado.		
	Utilizou a técnica asséptica no preparo e manuseio do material esterilizado.		
	Fez a antissepsia local utilizando produtos sem álcool.		
	Testou o balão da sonda Foley caso seja indicado o cateterismo de demora.		
	Introduziu a sonda com suavidade através do meato uretral, suspendendo a operação em caso de resistência.		
	Em caso de paciente com cateterismo de demora: • inflou o balão atentando para a sua capacidade; • conectou a sonda ao sistema de drenagem; • fixou a sonda na coxa do paciente com esparadrapo; • manteve o coletor de urina em nível mais baixo que o paciente.		
	Registrou em prontuário o volume e as características da urina drenada.		
	Enemas		
	Aqueceu a solução (clister), mantendo a temperatura em 38°.		
	Manteve o paciente em posição adequada, em decúbito lateral esquerdo (posição de Sims).		
	Lubrificou a sonda antes de introduzi-la.		
	Orientou o paciente a fazer inspirações profundas durante a introdução da sonda.		
	Introduziu de 7,5 a 10 cm da sonda.		
	Deixou a solução do enema fluir lentamente.		
	Interrompeu o tratamento em caso de dor.		
	Pinçou a sonda para retirá-la.		
	Orientou o paciente a reter a solução por 10 a 15 minutos.		
	Forneceu a comadre ou encaminhou o paciente ao sanitário.		
	Observou as características e a quantidade das eliminações após o enema.		
	Prestou os cuidados higiênicos.		
	Fez o registro no prontuário (hora e efeito).		
Sustentabilidade	Descartou os resíduos resultantes do procedimento no recipiente correto.		
	Utilizou o material sem desperdício.		
	Utilizou água, papel-toalha e luvas de látex de forma sustentável.		
Biossegurança	Manteve postura ergonômica durante a execução do procedimento.		
	Utilizou luvas de procedimento.		
	Evitou a contaminação no momento do descarte dos resíduos.		

Capítulo 12 » Cuidados com o paciente portador de lesões cutâneas ou feridas

Critérios	Aspectos avaliativos	Sim	Não
Planejamento	Planejou a ação de acordo com as características da ferida.		
	Selecionou o material observando a quantidade e a qualidade.		
	Posicionou o paciente confortavelmente para a realização do procedimento.		
	Replanejou a ação de acordo com as situações adversas.		
Aspectos éticos e legais	Apresentou-se ao paciente.		
	Confirmou a identificação do paciente.		
	Informou os passos da atividade a ser realizada.		
	Solicitou permissão para a realização da atividade.		
	Respeitou a autonomia do paciente a partir do consentimento livre e esclarecido do ato de cuidado.		
	Manteve a privacidade do cliente durante a realização do curativo.		
Habilidades	Higienizou as mãos antes, durante e após o procedimento.		
	Utilizou adequadamente os equipamentos de proteção individual.		
	Limpou a ferida no sentido da área limpa para a contaminada.		
	Manteve o curativo permeável e úmido.		
	Protegeu a ferida contra traumas mecânicos e infecções.		
	Aplicou a cobertura corretamente, de acordo com as especificações técnicas.		
	Usou técnica asséptica, evitando contaminação.		
Sustentabilidade	Descartou os resíduos resultantes do procedimento no recipiente correto.		
	Utilizou o material sem desperdício.		
	Utilizou água, papel-toalha e luvas de látex de forma sustentável.		
Biossegurança	Manteve postura ergonômica durante a execução do curativo.		
	Observou a postura ergonômica do paciente.		
	Utilizou máscara para realizar o curativo.		
	Utilizou luvas para realizar o curativo.		

Capítulo 13 » Cuidados com o paciente terminal

Critérios	Aspectos avaliativos	Sim	Não
Planejamento	Planejou a ação com o respeito/reverência que o momento exige.		
	Selecionou o material observando a quantidade necessária.		
	Posicionou o corpo em posição supina, com bom alinhamento e com a cabeça ligeiramente elevada.		
	Replanejou a ação de acordo com as situações adversas.		
Aspectos éticos e legais	Estabeleceu uma relação humanizada frente às fases apresentadas pelo paciente terminal.		
	Manteve contato com os familiares para que eles acompanhassem o preparo do corpo.		
	Confirmou a identificação do morto, preenchendo corretamente as duas etiquetas de identificação.		
	Instalou o biombo antes de iniciar o procedimento a fim de preservar a privacidade do corpo inerte do paciente.		
	Na presença dos familiares, solicitou permissão para a realização da atividade.		
Procedimento técnico	Higienizou as mãos antes, durante e após o procedimento.		
	Tamponou os orifícios com algodão.		
	Retirou drenos e cateteres.		
	Fez curativos oclusivos nos orifícios abertos.		
	Higienizou o corpo retirando marcas de sangue e/ou secreções.		
	Vestiu o paciente, caso a família tenha trazido a roupa.		
	Utilizou lençol ou saco protetor do corpo finalizando esteticamente o pacote.		
	Evitou a autocontaminação com resíduos corporais durante o manuseio do corpo.		
Sustentabilidade	Descartou os resíduos resultantes do procedimento no recipiente correto.		
	Utilizou o material sem desperdício.		
	Utilizou água, papel-toalha e luvas de látex de forma sustentável.		
Biossegurança	Manteve postura ergonômica durante a execução do preparo do corpo.		
	Posicionou corretamente o morto a fim de evitar edema facial e drenagem de líquidos corporais.		
	Utilizou máscara, capote, luvas e óculos de proteção durante o preparo do corpo.		
	Evitou a contaminação no momento do descarte dos equipamentos de proteção individual.		